인공지능 안경

류영환

AIG: Artificial Intelligence Glasses

도서출판 대학서림

| 머리말 |

인공지능 안경에 대한 이야기를 시작하면서

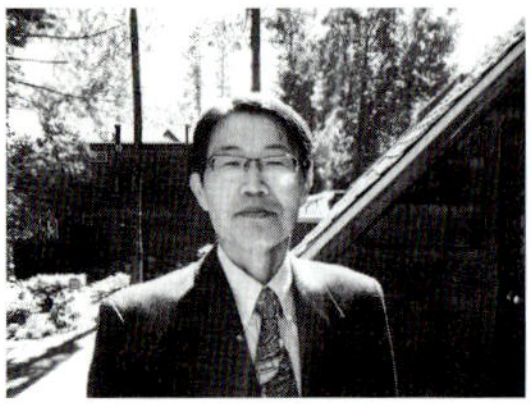

| 저자 주요 약력 |

- 성균관대학교 행정학 학사 및 석사
- 미국 피츠버그대학교 전략 마케팅 연수
- 미국 인디애나대학교 안경학 수학
- 신흥대학교 안경 광학 수학
- 자격증 : 미국 안경사(ABOC), 물류관리사
- 주요 저서 : 약사, 약국 그리고 셔터맨

미국 안경사 자격증을 유지하기 위해 계속 교육(CE: Continuous education) 과목을 공부하던 중 「조절 가능한 렌즈, 새로운 렌즈 범주(Adjustable Lenses, A New Lens Category)」란 주제의 과목을 접하게 되었다. 이 이야기는 전에는 접해 보지 못한 안경 발명품에 대한 강의였다. 이에 자극을 받아 이때부터 인공지능 안경의 발명을 위한 아이디어를 모으기 시작했다.

이즈음 모 대학교 안경광학과의 배려로 강의할 기회를 가지게 되었다. 요청받은 내용은 미국 안경제도에 대한 강의였다. 학생들에게 미국의 안경제도를 이야기한다는 것은 너무 진부한 이야기인 것 같고 동기 부여도 되지 않을 것 같았다. 그래서 미국의 안경제도나 시장 상황을 조금 설명하고 요즈음 초미의 관심거리인 자동 시력 조절 안경 발명에 대한 아이디어를 나누기로 마음을 먹었다. 이를 준비하던 중 평소 필자가 구상하는 인공지능 안경의 기본 컨셉을 재정비하면서 실현 가능성을 가늠해 보았다. 여러분도 읽어 보면 알겠지만 개인이 독자적으로 개발하기에는 너무나도 어려운 자금력과 기술력을 필요로 하고 있다. 그래서 필자의 생각을 만천하에 알림으로써 필자가 구상하는 인공지능 안경 개발을 위한 발명가들을 만나고 새로운 아이디어를 접하는 기회를 만듦으로써 그 실현 가능성을 높이기로 하였다.

본서 『인공지능 안경(AIG: Artificial Intelligence Glasses)』은 새로운 인공지능 안경의 개념, 인공지능 안경을 위한 지금까지의 노력, 인공지능 안경의 발명을 위해 필요한 기술, 인공지능 안경의 발전 단계, 그리고 필자가 고안하는 아이디어로서의 제1세대 인공지능 안경에 대해 이야기를 해 줄 것이다.

인공지능의 3대 요소는 사물에 대한 정확한 인식, 학습과 계산, 그리고 주어진 과제의 자율 수행이다. 이러한 인공 지능의 개념에 기반을 둔 인공지능 안경도 시력처방에 대한 명확한 인식, 시력처방의 변경, 그리고 변경된 시력처방에 따른 자율적인 렌즈 굴절력 변화란 3대 요소를 가진다.

읽어 보면 알겠지만 아이디어는 간단하다. 하지만 그 아이디어를 실현하기 위해 필요한 구성 요소들을 마련하는 일은 일부는 쉬운 숙제이겠지만 대부분의 경우 어려운 과제일 것이다. 인공지능 안경으로 가는 기초로서 지금까지의 시력조절 안경 발명품들을 연구하다 보면 필자가 구상하는 인공지능 안경의 발명이 가능하도록 해주는 아이디어와 영감을 얻으리라 생각한다.

광학에 주로 의존하던 안경은 새로운 흐름인 인공지능 안경에 있어 전자 제품화, 컴퓨터 제품화되어 가고 있다. 따라서 기존의 광학기기란 관점뿐만 아니라 전자 제품, 컴퓨터 제품에서 요구하는 복합적인 관점에서 안경을 바라보아야 인공지능 안경의 발명이 성공으로 연결될 수 있으리라 판단한다.

『인공지능 안경』은 독자들의 발명심(a mind of invention)을 자극하여 시력의 조절이 필요한 사람들에게 자동적인 시력의 조절이란 경이로운 도움을 주는 여러 방식의 인공지능 안경이 발명되는 초석이 되길 바란다.

2017년 2월

저자 류 영 환

목차

제1장 안경 발명의 기초

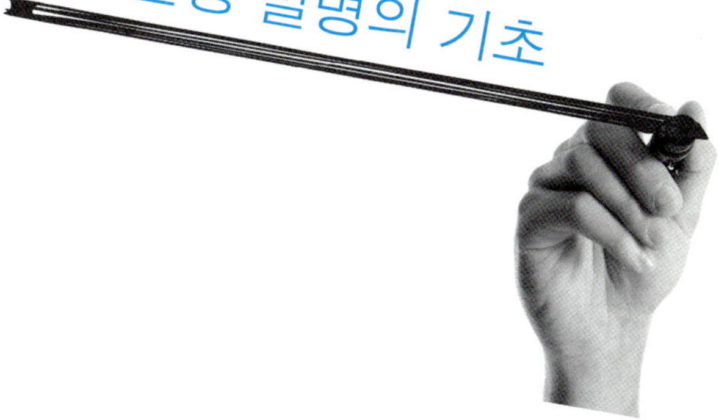

01
과학적 영감

함께 생각해 보자

- 발명이란?
- 발명의 기초는 무엇인가?

발명이란 무엇인가? 토마스 에디슨은 말했다. "1%의 영감과 99%의 노력"

하지만 노력을 뒷받침하는 것은 영감(inspiration)이다. 영감이 있어야 동기 부여도 되고 재미도 있다. 그러다 보니 자연스럽게 노력도 한다. 따라서 필자는 노력만큼 영감도 중요하다고 생각한다. 그래서 "50%의 영감과 50%의 노력"이 발명이다.

영감은 발명의 동기 부여이며 발명 대상을 중심으로 관련된 생각들의 조합이다. 따라서 주위에 영감을 자극할 요소들이 많으면 많을

수록 발명의 가능성은 더욱 높아진다. 만약 타잔처럼 정글 속에서만 산다면 생존하기 위해 짐승을 잡는 도구의 발명을 더욱 많이 생각할 것이고, 하늘을 나는 것에 관심이 많은 분위기 속에 사는 사람들은 다른 분위기에 사는 사람들보다 첨단 드론, 솔라 비행기, 날으는 옷(사람이 입으면 하늘을 날게 하는 옷)을 발명할 확률이 높을 것이다.

이 영감도 아무렇게나 생기는 것이 아니다. 수많은 상상이 이 사람과 저 사람, 이 책과 저 책 등을 통해 회자되는 이야기를 통해 전파된다. 이야기 속에 파묻혀 있으면 우리가 미처 생각하지 못한 것들이 우리를 새로운 세상으로 인도한다. 이렇듯 발명의 기초는 이야기(Story telling)이다. 이야기 속에서 툭툭 뛰어나오는 이미지들이 모여 영감(inspiration)을 만들고, 이 영감에 기초하여 하나씩 현실화 하여 눈에 보이게 하는 것이 발명이다.

발명이란

- 발명이란 50%의 영감과 50%의 노력
- 발명의 기초는 이야기(Story telling)
- 이야기속의 이미지 집합 ⇨ 영감 (inspiration) ⇨ 현실화 ⇨ 발명

1970년대 스필버그 감독의 영화 스타워즈에서 나오는 레이저 블레이드나 로봇 군인은 실제 전투에서 사용할 만큼 현실화되어 가고 있다. 톰 크루즈 주연의 미션 임파셔블에서는 배우가 눈을 깜빡여서 문서를 촬영하는 장면이 있는데 멀지 않아 실현될 것 같다. 왜냐하면 콘택트렌즈 속에 센서를 넣어 안압이나 당뇨를 알아내는 연구가 진행

중인데 이는 앞으로 콘택트렌즈 속의 소형 카메라의 가능성에 큰 도움이 될 것 같다.

이러한 것을 볼 때 발명가는 이야기에서 영감을 얻은 과학적 상상을 현실화하는 실천가이다.

인공지능 안경과 관련한 이야기는 공상과학 영화에 자주 등장한다. 캘리포니아 주지사였던 슈왈츠네거 주연의 로보캅이란 영화에서 로보트인 로보캅의 눈이나 최근에 여러 시리즈물로 나오는 토니 스탁(Tony Stark) 주연의 '아이언맨'이란 영화에서 보는 아이언맨의 눈은 바라보는 물체가 무엇인지 인식하게 하고 그 물체에 대한 자세한 정보를 알려주는 역할을 한다. 아이언맨의 눈과 함께 아이언맨의 전투복도 미래의 전투 장비로 각국에서 연구 중이다.

본서를 통한 필자의 인공지능 안경을 발명하기 위한 아이디어에서 독자들이 영감을 얻어 더 나은 아이디어로 세상을 편리하고 더 좋아지게 할 인공지능 안경을 발명하였으면 한다.

02
우리의 눈

인공지능 안경을 발명하기 위해서 우리 눈의 구조나 생리 등을 아는 것이 필요하다. 왜냐하면 안경은 어디까지나 우리 눈이 필요로 하는 것을 보완해 주는 기기이기에 우리 눈을 모르고선 논의 자체를 할 수 없지 않겠는가.

함께 생각해 보자

- 눈은 어떻게 생겼고 눈을 구성하는 부분은 어떤 것들이 있나?
- 눈의 각 부분은 어떤 일을 하는가?
- 눈의 시력 저하현상은 어떻게 분류되고 어떻게 정상 시력이 되게 하는가?
- 나이가 들어감에 따라 우리 눈의 구조나 시력은 어떻게 변하는가?
- 시력에 영향을 미치는 영양은 어떠한 성분들이 있고 어떠하게 작용하는가?

2.1 우리 눈의 구조와 생리

우리 눈은 정면에서 바라보았을 때 전면에서 후면으로 진행해 가면 〈그림 1-1〉에서 보는 바와 같이 제일 먼저 각막이 공막에 붙어 있고, 각막 뒤로 홍채와 홍채에 의해 만들어지는 동공이 있으며, 계속해서 수정체, 유리체, 망막으로 구성되어 있다. 수정체와 각막 사이에는 방수라 불리는 액체로 채워져 있다. 방수는 안압과 눈의 영양에 관계한다.

우리 눈의 각 부분의 기능에 대해 알아보자.

각막은 눈의 가장 바깥에 있어 빛을 굴절시키는 렌즈이다. 집에 비유한다면 창문(window)이라고 할 수 있다. 그래서 각막은 우리가 이를 통해 외부로 볼 수 있는 창문이다. 각막은 투명하여서 빛을 굴절시켜 지나가게 하는데 그 굴절력은 눈이 필요로 하는 총 굴절력의 약 70%에 해당하는 보통 약 40여 디옵터의 굴절력을 가진다.

홍채는 카메라의 셔터라고 보면 된다. 눈으로 들어오는 빛의 양을

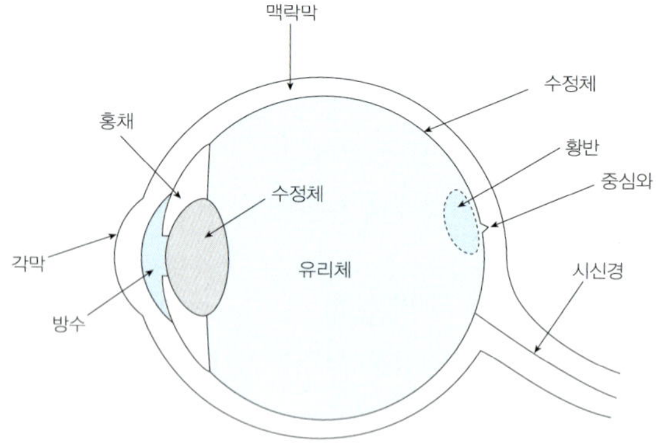

그림 1-1 우리 눈의 구조

조절한다. 홍채는 고무줄처럼 늘어났다 줄어들었다 하는 성질이 있다. 홍채가 이루는 구멍이 바로 동공이다. 홍채가 늘어날수록 동공은 작아지고 홍채가 줄어들수록 동공은 커진다. 밝은 곳에서는 홍채가 늘어나고 어두운 곳에서는 많은 빛을 받아들이기 위해 줄어든다. 그래서 밝은 곳에서 동공이 작고 어두운 곳에서는 동공이 커지는 이유이다.

수정체(crystalline lens)는 카메라의 렌즈에 해당하는 역할을 한다. 어느 정도 신축성이 있어 늘어났다 줄어들었다 하면서 눈의 조절 역할을 한다. 수정체의 조절 능력은 약 20 디옵터로 보고 있다.

유리체는 우리 눈이 구(sphere)의 형태를 유지하도록 해주며 내부는 투명한 겔(gel)로 채워져 있다.

망막은 카메라 필름과 같은 역할을 한다. 정상적인 시력을 가진 사람은 이미지의 초점이 망막에 형성된다. 망막이 포착한 주시하는 물체의 이미지는 시신경을 통해 두뇌의 후두엽(occipital lobe)으로 보내어진다. 후두엽은 우리가 바라보는 사물의 이미지를 인지하게 되는 영역으로 우리 머리의 뒤쪽 아랫부분에 있다. 망막에서 후두엽까지 연결되어 있는 시신경은 망막이 받은 물체의 이미지 정보를 우리 뇌의 후두엽까지 전달함으로써 우리가 바라보는 사물이 무엇인지 알 수 있게 해준다.

2.2 나이에 따른 눈의 변화

여러분들은 초등학교, 중학교나 고등학교를 다니는 아이들이 칠판 글씨가 잘 안보여 눈을 비비고 봐도 제대로 보이지 않아 공부를 할 수 없다고 불평을 하는 경우를 본 적이 있을 것이다. 또한 할아버지, 할머니가 "나이가 들어서 잘 안 보인다"라고 하면서 주머니 속에서 손바닥만한 돋보기를 꺼내 글을 읽는 모습을 이따금씩 보았을 것이다.

이렇게 나이를 먹어감에 따라 우리 눈의 시력도 변화를 한다. 정상 시력을 계속 유지해주면 좋지만 세상일이 그렇게 마음먹은대로 되는 것이 아니듯 우리 눈의 시력도 그러하다.

나이 들면서 변하는 주요한 변화를 살펴보자.

어릴 때에는 안구축이 빨리 늘어나는 등의 이유로 이미지가 망막에 도달하기 전에 초점을 이루는 근시를 경험하는 사람이 많다. 미국은 근시 인구가 전체 인구의 42%나 정도되며, 우리나라는 50% 정도나 된다고 한다. 우리나라 근시 인구의 점유율이 미국의 경우보다 더 많다는 것은 우리나라 사람들의 눈이 더 많은 스트레스와 피로를 느낀다는 것을 의미한다. 필자가 생각하는 그 주요한 이유는 미국에서 보기 드문 현상으로 우리나라 사람들은 어릴 때부터 입시경쟁과 관련한 과도한 학습에 의한 눈의 무리한 사용 그리고 미국 사람보다 눈에 대한 인식이나 건강 관리의 소홀 때문일 것이다.

40대로 접어들면서 눈의 변화는 더욱 많아진다. 이 나잇대부터는 노안이라 부르는 원시가 진행되고 동공 크기가 줄어들며, 수정체의 변형으로 인해 눈부심이 더욱 심해지고 색시각이 감퇴하기도 한다. 또한 눈물의 생산이 감소하여 건조한 눈을 경험하는 빈도가 높아진다. 주변시가 좁아지며 눈의 이상이나 질병이 생길 수도 있다. 일시적으로 시력이 좋아졌다 나빠졌다를 반복(fluctuating vision)하고, 눈에 뭔가 떠다니는 것을 보거나 번쩍임(flash)과 같은 현상을 느낄 수도 있다. 또한 백내장, 녹내장, 망막 퇴행(macular degeneration), 당뇨 망막병증(diabetic retinopathy), 유리체 분리(vitreous detachment) 등과 같은 질병이 발생할 수도 있다.

원시가 진행되면 가까운 곳이 잘 안보여서 독서용이라 불리는 돋보기 안경이 필요해진다. 일반 독서용 안경을 착용한 할아버지의 눈을 보면 마치 황소눈을 보는 것처럼 두툼한 안경 렌즈 너머로 할아버지 눈이 커다랗게 불쑥 튀어나와 있다. 필자의 할아버지도 두꺼운 돋보기 안경을 쓰고 계셨다. 어릴 때 쳐다 본 그 분의 안경너머로 보이는 렌즈가 만든 황소눈은 너무나도 우스꽝스러웠다.

동공을 크게 했다 작게 했다 하는 것이 홍채이다. 홍채의 근육이 노령화될수록 힘이 줄어든다. 따라서 동공은 투시되는 빛에 이전보다 덜 반응하게 되고 동공은 작아진다. 이런 연고로 어린이의 동공은 할아버지 동공보다 크다.

눈물샘에서 눈물을 생성하는 양이 적어지는 건조눈(dry eye) 현상을 경험하는 빈도가 많아진다. 이런 경우 눈이 따갑거나 타는듯한 느낌을 받는 경우가 있다. 대부분의 경우 깨끗한 물로 가볍게 씻어주거나 인공 눈물을 한두 방울 떨어뜨리면 건조눈이 해소된다고 알려져 있다.

건조눈의 해소와 관련하여 얼마 전부터 일본을 방문하면 구입해 오는 인기 품목 중의 하나가 아이봉(Eyebong)이란 눈 세척제가 있다. 아이봉을 제조한 회사에 따르면 아이봉은 눈의 이물질을 제거하고 각막을 보호하며 눈의 건조현상이나 피로를 줄여 준다고 한다. 구입하는 경우가 늘어나는 것을 지켜본 우리나라의 어느 제약업체는 2016년부터 아이봉의 공식 딜러가 되어 우리나라에 수입하여 판매를 한다고 한다.

아이봉을 구성하는 주요 성분 중의 하나로 콘드로이틴 황산 나트륨(sodium chondroitin sulfate)이 있다. 이 성분은 건조눈의 해소 및 각막 보호 효과가 있다고 알려져 있다. 그러나 메이요 클리닉(Mayo clinic)에 따르면 염증이 있는 각막과 정상인 각막에 콘드로이틴 황산 나트륨을 사용하여 시험을 한 결과 건조눈의 치료에는 별 차이가 없는 것으로 나타났다고 발표했다. 그래서 메이요 클리닉은 콘드로이틴 황산 나트륨이 건조눈 해소에 도움이 되는지 여부를 알아 내기 위해 더 많은 연구가 필요하다고 한다.

인터넷에 흘러 다니는 사용 후기에서 보면 아이봉은 눈건조증을 악화시킬 수도 있다고 적어 놓은 경우가 있고, 아이봉의 사용상 주의점에도 눈건조증 진단을 받은 사람은 아이봉을 사용하기 전에 약사나 의사와 상의하라고 되어 있다.

나이를 먹어감에 따른 또하나의 변화는 주변시가 약간씩 축소된다는 현상이다. 정상 눈의 경우 시야(visual field)는 약 170도 정도이고 이 중 100도는 주변시를 이루고 있다. 사람의 눈은 최고 주변시를 기점으로 볼 때 10년의 기간에 2도 정도의 주변시를 상실한다고 한다. 70대의 경우 주변시의 약 20도 정도를 상실한다고 한다. 그래서 할아버지, 할머니는 운전 시 특히 조심해야 한다.

2.3 시력에 영향을 미치는 영양

십수 년 전에는 수험생을 위해 머리가 좋아진다는 총명탕이 유행한 때가 있었다. 요즈음에는 학생들을 대상으로 집중력 강화주사제가 나와 자녀의 성적을 올리기를 희망하는 부모들의 마음을 유혹하고 있다고 한다. 일부 지역에서 대학입시를 치를 준비를 하는 고3 수험생은 물론이며 심지어 초등학생까지 이 집중력 강화주사를 맞는 것이 유행되고 있다고 한다. 이 집중력 강화 주사제는 일반 포도당 수액에다 은행잎 추출 성분인 징코민과 몇 가지 비타민을 혼합한 것이라 한다. 이에 대한 임상시험이나 그 결과는 없는 듯하다. 플라시보(placebo) 효과일지도 모른다. 하지만 우리 사회의 심각한 경쟁에서 생존하기 위한 과열된 노력은 이 주사제를 유행하게 하고 있다.

필자도 수년 전에 '총명 안경'이란 안경을 발명하려고 생각해 본적이 있다. 이 안경의 기능을 보면, 졸면 음악이 자동적으로 흘러나오거나 '졸지 마시요'란 음성이 나오며 일정 시간 이상 졸면 안경에서 작은 뭉툭한 침이 나와 머리를 약간 자극해 준다. 이에 그치지 않고 안경 림 하단에 조그마한 낭이 있는데 별도로 마련된 버튼을 누르거나 일정 각도 이하로 고개를 떨구면 자동적으로 그곳에 저장된 산소가 배출되어 착용자의 두뇌를 맑게 하고 눈의 피로를 감소시키거나 제거하여 공부가 더욱 잘되게 하는 것이다.

이처럼 산소의 공급이나 음악, 음성, 침 자극 등이 우리 눈의 피로를 없애주는 기능을 하지만 우리 눈이 제대로 기능하기 위해 더욱 중요한 것은 계속적인 적정 수준의 영양소의 공급이다. 영양의 결핍은 우리 눈의 이상이나 질병의 원인이다. 우리 눈의 영양 상태를 매일매일 알려 주고 무엇을 먹으라고 조언해 주는 안경이 있다면 어떠할까? 이러한 안경은 어떤 구조로 어떻게 만들 수 있을까?

눈과 관련한 영양소는 눈의 기능과도 연관되고 인공지능 안경의 발명을 위해 고려해야 할 변수 중의 하나이다. 이 뿐만 아니라 이는 향후 안경의 도움 없이 약물에 의한 시력조절의 가능성에 대한 연구와 개발을 위해 필히 파악해 두어야 할 아주 기초적인 것이다. 본서는 약물이나 영양에 의한 직접적인 시력조절 아이디어 대한 내용을 다루지 않는다. 하지만 언젠가는 이에 대한 아이디어를 함께 나눌 수 있는 기회가 있었으면 한다.

얼마 전 어느 대학교의 안경광학과 학생을 대상으로 특강을 위해 그 대학교를 방문하였을 때였다. 그 곳 교수님 중의 한 분이 자신의 시력을 위해 일본 판클의 엔킨이란 알약을 복용하고 있다고 했다. 그의 말을 듣고, 엔킨이 어떤 약인지 궁금하여 찾아 보았다. 그 약의 제조회사 설명에 따르면 40대 이상의 사람이 엔킨을 먹으면 눈 초점조절 능력이 향상된다고 했다. 그래서 이 약을 복용하면 신문, 책 등을 볼 때 잘 안 보이는 불편함을 어느 정도 완화시켜준다고 한다. 그래서 이 약의 성분이 무엇인가 한 번 보았다. 그 성분은 루테인, 아스타잔신(astaxanthin), 시아니딘-3-글루코사이드(C3G: cyanidin-3-glucoside), DHA(docosahexaenoic acid: omega-3 fatty acid), 빌베리 및 검은콩 종피 추출물이었다. 하지만 어떻게 이러한 성분들이 눈 초점 능력을 향상시키는가에 대한 작용 메커니즘이나 분석적 설명은 없었다. 모두 일반적으로 알려진 눈의 영양소의 조합일 뿐 특별한 비법이나 새로운 화학 물질은 아닌 것 같다. 따라서 그 알약 이름 뒤편에는 영양 보조제란 말이 붙어 있었다.

우리 시력에 영양을 주는 영양소를 파악해 보면 우리도 이와 비슷한 알약을 만들 수 있지 않을까라는 생각도 해 본다.

지금까지 발견한 시력에 영향을 주는 영양소나 성분들이 많지만 중요하다고 생각하는 몇 가지 성분만 추려서 생각해 보자.

- 비타민류: 비타민 A, B, C 및 E
- 구리, 아연
- 황, 시스테인(cysteine)
- 카로테노이드(carotenoid)
- 은행 빌로바(Ginkgo biloba)와 빌베리 추출 성분인 안토시아닌(anthocyanin)
- 오메가 3 지방산(Omega-3 Fatty Acids)

2.3.1 비타민류

비타민 A 결핍은 로돕신의 공급을 방해한다. 로돕신은 낮은 조명과 밤에 보는 시력에 영향을 미치는 색소이다. 비타민 A는 각막 및 결막을 보호하고 야맹증과 망막 기능에 좋은 영향을 준다. 소간, 당근, 살구에 많이 함유되어 있다.

비타민 B는 시신경에 영양분을 공급하는 기능과 관련되어 있고 땅콩, 바나나, 닭고기, 감자, 돼지고기에 많이 함유되어 있다.

비타민 C는 노안 진행을 완화시키고 백내장의 위험을 감소시킨다고 알려져 있다. 우리 눈의 수정체 외피에 비타민 C가 집중되어 있어 투명한 수정체를 유지하게 해준다. 오렌지, 브로콜리, 감귤, 과일, 딸기, 양배추, 피망, 양파에서 많이 발견된다.

비타민 E는 수정체 단백질 변성에 의해 생기는 백내장을 예방해주고 시력 감퇴를 늦추어 준다고 알려져 있다. 참치, 고구마, 깨, 고등어, 아몬드, 헤이즐넛, 현미, 해바라기씨에 많이 함유되어 있다.

2.3.2 구리(Copper)와 아연(Zinc)

구리 결핍은 근시의 가능성을 높여 준다고 한다. 구리가 우리 눈의 망막에서 발견된다. 구리 결핍은 주변시와 색시각(color vision)의 상실과 관계된다고 한다. 구리는 소간, 우유, 땅콩, 새우, 연어, 초콜릿에 풍부하다.

아연은 우리 눈의 망막, 맥락막에 많이 분포되어 있다. 아연이 부족하면 백내장은 물론 시력 손상, 야맹증에 걸리기 쉽다. 아연은 비타민A가 야맹증의 위험을 낮추어 주도록 조력한다. 아연을 충분히 섭취하면 노화에 따른 시력 감퇴를 늦춘다. 아연은 굴, 가재, 게, 연어, 쇠고기, 우유, 계란에 풍부하다.

계란은 아연, 오메가 3 지방산, 루테인이 풍부하다고 알려져 있다.

2.3.3 황, 시스테인

황(sulfur), 시스테인(cysteine: 황함유 아미노산)은 백내장으로부터 눈의 수정체를 보호하는 역할을 한다. 황을 많이 함유한 음식으로 브로콜리, 양배추, 마늘, 케일(kale)이 있다. 시스테인은 또한 망막의 건강 유지에도 도움을 주는데, 소고기, 해바라기씨, 치즈, 돼지고기에서 많이 발견된다.

2.3.4 카로테노이드(Carotenoid)

카로테노이드는 비타민 등과 함께 눈에 중요한 영향을 미치는 항산화 물질(antioxidants)이다. 산화(oxidation)는 프리래디컬(free radicals)을 생성하는 화학 반응으로 세포의 손상을 주는 연쇄작용을 가져올 수 있다. 프리래디컬은 우리 몸에 들어온 산소의 불완전한 환원으로 불안한 전기 이온이 만들어지는 것을 말한다. 프리래디컬은 아주 불안정하기에 안정을 얻기 위해 다른 복합체와 빨리 반응한다. 이 안정화 반응은 주변에 있는 분자의 전기 이온을 빼앗는 형태로 나타난다. 주변에 있는 분자가 전자를 빼앗기면 다시 이 분자는 프리래디컬이 되고 이 프리래디컬이 다시 안정화를 이루기 위해 주위의 다른 분자의 전기 이온을 빼앗는다. 이렇게 체인 효과가 연속적으로 일어난다. 결과적으로 우리의 살아있는 세포를 파괴하는 결과를 가져온다. 이런고로 프리래디컬은 몸의 노화현상, 면역력 약화에 의한 질병 등과 관련이 있다.

항산화 물질은 이러한 프리래디컬의 연쇄작용을 종료시켜 다른 분자(molecules)의 산화를 억제해 주는 물질이다. 따라서 항산화 물질의 신체 내 투입은 프리래디컬로 인해 손상될 수 있는 세포를 보호하는 역할을 한다. 즉, 항산화 물질은 어떤 물체가 산소와 접촉하여 생기는 화학적 변화인 산화현상을 거부하는 물질로 신체 세포의 산화 억제를 통해 신체가 노화하는 것을 방지하는 역할을 한다.

항산화 물질은 우리 눈과 관련하여 황반(macula)이 태양에 의해 손상되는 것으로부터 보호하는 역할을 하며 백내장이나 시신경 손상의 억제에 관련이 되어 있다고 알려져 있다.

황산화 기능을 가지는 영양소의 예로 비타민 C와 E, 카로테노이드를 들 수 있다.

카로테노이드의 주요한 기능으로는 항산화 기능이 있어 암을 강력히 저지하는 기능이 있고 일부 카로테노이드는 신체에서 비타민 A로 변환되어 시력과 신체의 발달에 영향을 미친다. 항염증과 면역 기능도 있어 심장혈관계 질환을 예방하는데 도움도 준다.

카로테노이드란 분류에 속하는 주요 물질로 루테인(lutein), 제아산신(zeaxanthin), 라이코펜(lycopene), 베타 카로틴(beta carotene)), 아스타잔신(astaxanthin)이 있다. 카르테노이드는 식물이 합성하는 노란, 오렌지 및 빨간 색소(pigment)이며 식물이 광합성을 할 때 빛 에너지를 흡수하도록 돕는다.

우리 눈에서 카로테노이드가 발견된다. 우리 눈에는 선글라스의 기능을 하는 부분이 있다. 눈을 보호하는 내장 선글라스는 황반 색소(macular pigment)이다. 이 황반 색소는 망막의 중심에서 발견되는 노란 색소로 된 장소인 중심와(fovea)이다. 황반 색소는 카로테노이드 분류에 속하는 루테인과 제아산신이 보통 1:2의 비율로 구성되어 있다. 우리 눈에 유해한 보라 및 파란빛을 흡수하고 포토 리셉터(photo receptor)를 보호하여 황반의 기능유지에 도움을 준다. 또한 대조 민감성(contract sensitivity)과 시력을 향상하고 눈부심을 완화시켜주는 역할을 한다.

베타 카로틴은 항산화 성분을 가진 식물의 색소인 카로테노이드 성분 중 하나에 속하는 물질이다. 인체에 들어가면 비타민 A로 변형되어 그자체로 비타민 A로 여겨질 정도이다. 이는 눈의 세포와 조직 손상을 방지하는 역할을 한다. 살구, 당근, 시금치, 케일, 칸타로프(cantarope) 등에 풍부하다.

루테인과 제아산신은 강력한 항산화제이며 계란, 옥수수, 케일, 빨간 포도, 시금치, 호박, 푸른 채소에 많다고 한다. 우리 눈의 수정체,

망막, 황반에 높은 밀도로 분포되어 있다. 루테인과 제아산신은 우리 눈의 망막과 수정체에서 발견되는 유일한 카로테노이드이다.

두 성분 모두 프리레디컬을 억제하여 황반에 있는 눈의 티슈(tissue)를 보호한다. 해로운 고에너지 가시광선(400~500nm 사이의 보라 및 파란색 광선)을 걸러주는 선글라스 역할에 도움을 주며 더 나은 시력, 특히 희미한 빛이나 눈부심 문제를 완화해주는데 도움을 준다고 알려져 있다. 또한 백내장 위험을 감소시켜 주고, 눈의 멜라닌 색소 감소를 방지하며 나이에 따른 황반 퇴행을 완화시켜 준다고도 알려져 있다.

제아산신이 풍부한 시금치, 케일, 브로콜리(broccoli)를 많이 섭취한 사람은 그렇지 않은 사람보다 백내장에 걸리는 경우가 50% 감소했다는 연구 결과가 있다. 하지만 어떤 연구 결과에 따르면 야채나 과일에서가 아닌 다른 물질에서 루테인이나 제아산신 성분을 추출하여 만든 보조제(suppleiment)를 매일 복용하더라도 백내장 수술이나 시력 손상의 진행에 통계적으로 의미있는 효과의 차이를 발견할 수 없었다고 한다.

황반 색소 광학적 밀도(Macular pigment optical density)를 측정하는 검사를 통해 우리 눈에 루테인과 제아산신이 얼마나 있는가를 측정할 수 있다.

라이코펜이 사람의 건강에 미치는 영향에 대한 논란은 있지만 동물실험 등에서 라이코펜이 풍부한 음식을 섭취한 경우 나이 관련 눈의 이상을 늦추거나 예방에 도움이 된다는 발표가 있다. 단독 효능 발생 여부는 논란 중이나 항산화 작용을 하며 나이 관련 황반 퇴행의 위험을 감소시켜주는 성분으로 알려져 있다. 토마토에 풍부하다.

아스타잔신도 카로테노이드에 속하는 성분으로 비타민 E, 베타 카로틴, 루테인이나 제아산신보다 더욱 강력한 항산화제이다. 비타민E 보다 14배, 베타 카로틴보다 54배나 강력한 항산화작용이 있다는 연구 결과가 있다. 시력 상실, 백내장, 나이 관련 황반 퇴행, 녹내장 등의 억제에 도움을 준다고 한다. 연어나 조개 등에 풍부하다. 이 성분은 눈의 피로, 흐릿해짐, 복시에 도움주고 눈의 수정체가 더욱 쉽게 초점을 이루도록 눈의 능력과 깊이 인식(depth perception)의 향상, 안압 유지 및 눈의 염증 감소에 관여한다고 한다.

2.3.5 은행 빌로바와 빌베리 추출 성분인 안토시아닌

은행 빌로바와 빌베리 그룹은 주변시(peripheral vision)에 좋은 영향을 준다는 연구 결과가 있다. 은행잎 빌로바 추출 성분은 망막의 시력 관련 보라 요소(visual purple component)의 생성을 자극하여 야간시를 향상시켜주며 황반 퇴행, 망막 박리로부터 보호해주는 역할을 한다.

또한 이 성분은 눈의 혈액 흐름에 관여하여 시신경을 보호하고 면역 체계에 영향을 주어 녹내장의 원인을 억제하는 역할을 하며 몸에 비타민 E를 축적되게 하여 백내장의 위험을 감소시켜 준다.

이뿐만 아니라 시력을 향상시키는데 관여하며 손상된 시야의 회복에 영향을 준다.

빌베리의 추출 성분 안토시아닌은 야간시에 긍정적인 영향을 미친다고 한다. 망막세포에서의 로돕신 생성을 촉진하여 심한 근시나 망막 박리를 예방하고 흐린 빛, 야간운행이나 장시간 컴퓨터 작업시 시력에 도움을 주는 등 시력 향상에 도움을 준다.

로돕신은 시력을 향상에 도움을 주는데 망막의 간체(rods)에서 발견되는 색소이다. 빛에 아주 민감하다.

2.3.6 오메가 3 지방산

오메가 3 지방산은 눈의 건강에 영향을 미치는 세포막을 구조적으로 지지하는 역할을 한다. 정상적인 소아 시력 발달에 관여하며 보통 모유에서 많이 발견되는 성분이다. 충분히 섭취하면 시력이 더욱 좋아지며 황반 퇴행의 위험이 감소하며 눈건조증이 완화되거나 제거된다. 또한, 이 영양소는 눈 내부의 유수(intraocular fluid)를 제대로 배출하도록 도움을 주며 높은 안압이나 백내장을 방지해 준다고 알려져 있다.

지금까지 살펴본 것은 눈의 영양이나 질병 예방 및 노화 진행 완화를 위한 보조제 수준의 언급이었다.

안경에 대한 시력조절과 마찬가지로 약물이나 영양소에 의한 시력조절이 되게 하려면 가장 관심을 두고 연구해야 되는 눈의 부분은 각막, 수정체, 그리고 망막이다. 왜냐하면 눈의 굴절력을 관장하는 부분은 각막과 수정체이며 사물의 이미지를 인식하는 부분은 망막이기 때문이다.

여러 문헌 등을 살펴보았으나 아직 조사가 더 필요한지 모르겠지만 직접 시력조절 효과를 볼 수 있게 하는 약물은 아직 발명되지 않은 것 같다. 왜냐하면 벌써 그러한 약이 나왔다면 이미 눈을 케어하는 업계에서 그 약에 대한 소문이 회자되었을 터인데 아직 그러한 소문은 들리지 않기 때문이다.

2.4 우리 눈의 시력 교정을 위한 접근법

우리 눈의 시력 교정을 위한 접근법으로 안경, 콘택트렌즈, 수술, 약물, 안구 운동 등을 고려해 볼 수 있다.

필자도 그러하지만 많은 사람이 사용상 불편함이나 감염의 위험 때문에 콘택트렌즈를 사용하기보다는 안경을 사용하는 것을 선호하는 사람이 많다. 시력 교정과 관련한 수술은 각막 절제와 관계되는 라식 수술이나 눈렌즈를 교체하는 백내장 수술 등이 있다. 안구 운동에 의한 접근법은 안근육의 단련이나 안구와 관련된 부분의 건강한 눈운동을 통해 시력을 개선시키거나 악화를 방지하는 접근법이다. 필자가 중학교 시절 부산 서면의 어느 눈 운동 실습소를 몇 번 방문하여 근시를 개선해 보려고 한 적이 있다. 그 때에는 실시하는 방법이 너무나도 미덥지 못하고 효과도 없어 계속 참가는 하지 않았다. 하지만 이러한 방법도 발전되면 시력개선의 한 방법일 수도 있다. 약물에 의한 접근법은 앞에서도 약간 언급했지만 직접적으로 시력을 교정하는 약물은

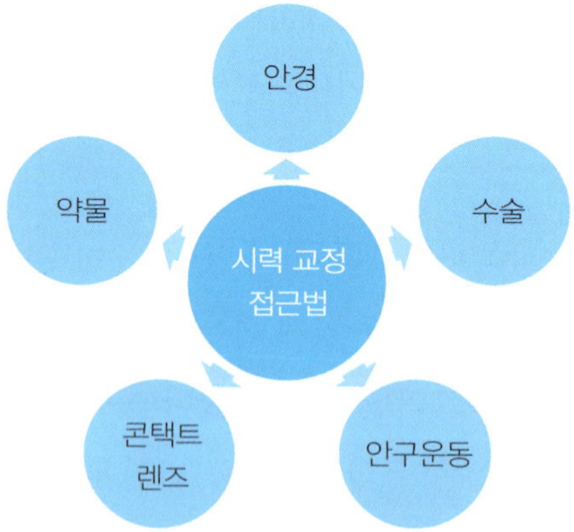

그림 1-2 시력 교정 접근법

아직 개발되지 않았다. 단지 영양 보조제를 통한 시력개선을 추구하거나 시력 저하를 예방하는 차원에서 사용되고 있다. 앞으로 약물에 의한 직접적인 시력 교정이 이루어지길 기대한다. 본서에서는 안경에 의한 접근법도 인공지능 안경에 의한 시력의 자동조절에 대한 아이디어를 다룰 것이다.

03

시력 저하현상과 안경에 대한 기본 이해

함께 생각해 보자

- 어떤 시력이 정상 시력인가?
- 시력 측정은 어떻게 하는가?
- 20/20이나 20/40은 무엇을 뜻하는가?
- 가장 이상적인 시력조절 상태는?
- 시력이 저하되는 이유는?
- 정상적인 눈을 가진 사람이 가질 수 있는 기본적인 시력 저하의 세가지는 무엇인가?

정상 시력과 시력의 측정

우리 주위에서 20/20 시력이란 말을 자주 접하게 된다. 20/20 시력이 바로 정상 시력이다. 20피터(6미터) 떨어진 곳에서 표준 시력 차트를 보았을 때 시력 차트가 요구하는 크기나 그 이상 크기의 글자를 읽을 수 있으면 20/20 시력인 정상시력을 가졌다고 말한다. 물론 시력차트가 20/20에 해당하는 글자보다 작은 글자를 읽을 수 있으면 그 만큼 두 번째 숫자가 작아진다. 즉, 20/10이나 20/5와 같이 뒤의 숫자가 20보다 작은 수치의 시력을 가졌을 경우 이 시력을 가진 사람은 정상보다 시력이 좋다는 것을 의미한다. 반대로 20/30이나 20/50과 같이 뒤의 숫자가 20보다 큰 수치의 시력을 가졌을 경우 이 시력을 가진 사람은 정상보다 시력이 나쁘다는 것을 의미한다.

시력 측정을 위해 사용하는 차트는 여러가지가 있으나 시력 측정 현장에서는 스넬렌 차트를 가장 많이 사용하고 가끔 틈블링 E 차트(tumbling E chart)를 사용하기도 한다.

스넬렌 차트는 1862년 네널란드의 안과 의사인 허만 스넬렌(Herman Snellen)이 발명한 시력 측정 차트이다. 글자의 크기를 11종류(라인)로 하여 20피트 떨어진 곳에서 시력을 측정한다. 맨 위의 첫번째 라인에 있는 가장 큰 글자만 읽을 수 있으면 그 환자는 20/200의 시력을 가졌다는 것을 말해주고, 맨아래인 열한번째 라인에 있는 가장 작은 글자까지 읽을 수 있으면 20/5의 시력을 가졌다는 것을 의미한다.

스넬렌 차트를 가지고 많은 사람을 대상으로 테스트를 하여 얻은 경험 자료를 분석한 결과 스넬렌 차트의 8번째 라인을 읽을 수 있는 사람이 가장 많았던 것 같다. 그래서 8번째 라인을 20/20으로 규정한 것 같다.

사람은 20/20이 정상 시력이고 다른 동물들을 조사한 결과, 보통 고양이는 스넬렌 차트의 2번째 라인에 있는 크기의 글자나 그보다 큰 글자만 읽을 수 있다고 판단하여 20/100이 정상이라고 보고, 대다수의 개는 라인 3이상을 읽을 수 있다고 판단하여 20/70을 그리고 일반적으로 달리는 말은 라인 7이상을 읽을 수 있다는 자료가 모여서 20/25가 정상 시력이라고 정한 것 같다. 사람이 다른 동물보다 시력이 좋은 모양이다. 고양이의 눈이 최악인 것 같다.

20피트 떨어진 거리에서 측정하는 스넬렌 차트도 있지만 좁은 공간에서도 시력을 확인하기 위해 사용하는 간이 축소형 스넬렌 차트도 있다. 인디애나 대학의 안경과에서 축소 간이형 차트를 얻었는데 누가 발명하였는지 알 수 없다. 간이 축소형 스넬렌 차트는 글씨 크기를 거리 축소에 비례해서 작게 만든 차트이다. 손에 이 차트를 들고 보통 독서 거리인 1피트(30cm 정도) 정도 떨어진 곳에 두고서 시력을 측정한다.

스넬렌 차트에 대해 조금 더 설명하고자 한다. 스넬렌 차트의 정상치로 규정하는 라인 8이하의 라인에 있는 글자를 읽을 수 있으면 정상 시력인 20/20을 가졌다고 하는데, 20/20에서 앞의 20은 20피터(약 6미터) 떨어진 거리에서 시력을 측정함을 의미하고, 뒤의 20은 정상적인 사람이 20피터 거리에서 라인 8 이하의 라인에 있는 글씨를 읽을 수 있다는 것을 말한다.

만약 20/100이라는 시력 측정 결과가 나왔다면 그 환자는 20피터 떨어진 곳에서 라인 2나 라인 1의 글자만 읽을 수 있지만, 정상인 사람의 경우에는 100피터 떨어진 곳에서도 읽을 수 있는 글자 크기란 것을 의미한다. 역으로 20/5라는 시력 측정 결과가 나왔다면 그 환자는 20피터 떨어진 곳에서 스넬렌 차트에 나타나는 모든 글자를 읽을 수 있으나 정상 시력을 가진 사람은 5피터 거리까지 차트에 접근해야 모든 글자를 읽을 수 있다는 것을 의미한다.

시력 이상이란?

시력 조절의 가장 이상적인 상태는 우리 눈이 스스로 20/20의 시력을 평생 유지하도록 하는 것이다. 하지만 현실은 그러하지 않다. 그러다보니 수많은 사람이 어릴 때부터 안경을 착용한다. 필자도 중2때부터 안경을 착용하기 시작해서 아직까지 사용하고 있다.

시력이 떨어지는 이유는 나이에 따른 구조적인 이유, 눈의 질병, 눈의 피로 등이 있다. 안경은 이 모든 경우에 대처하지 못하고 근시, 원시, 난시, 사시(accommotive esotropia; crossed eye) 및 차이시(anisometropia)의 문제를 해결하기 위해 사용한다.

근시(myopia; near sighted)가 있는 사람은 가까이 있는 것은 잘 볼 수 있지만 멀리 있는 것은 흐릿하게 보인다. 이는 주로 2가지 눈의 이상 때문이다. 즉, 눈의 구조(eye's physical length)가 광학적 길이(optical length)보다 길게 되어 있거나 각막이나 수정체의 굴절력이 비정상적으로 강화되기 때문에 생기는 현상으로 주시하고 있는 물체의 이미지가 망막에 도달하지 못하고 망막 앞에서 초점이 이루어지기 때문이다. 근시는 오목 렌즈로 교정한다. 미국의 경우 2011년 기준으로 전체 인구의 약 42%가 근시를 가진다고 하며 75%가 어떤 이유이든 안경을 가지고 있다고 한다.

원시(hyperopia; far sighted)가 있는 사람은 멀리 있는 물체는 제대로 볼 수 있지만 가까이 있는 물체는 제대로 볼 수 없다. 이는 근시의 경우와는 정반대의 원인에 기인한다. 즉, 주로 눈의 구조가 광학적 길이보다 짧거나 각막이나 수정체의 굴절력이 약화되기 때문에 생기는 현상으로 주시하고 있는 물체의 이미지가 망막 뒤에서 초점이 이루어지기 때문이다. 원시는 누구나 경험하는 현상으로 일반적으로 40대가 되면 시작되는 시력 감소현상이다. 원시는 볼록 렌즈로 교정한다. 원시용 안경을 보통 독서용 안경이라 부른다. 독서용 안경이 없는 할아버지나 할머니의 경우 신문의 글을 읽으려고 돋보기를 사용하는 모습을 우리 주변에서 자주 볼 수 있다. 이 돋보기가 바로 볼록 렌즈이다.

난시(astigmatism)는 주시하는 물체가 선명하게 보이지 않고 흐릿하게 보이는 경우이다. 그래서 난시를 가진 사람은 물체를 보기 위해 눈을 찌푸리기도 한다. 난시를 가진 눈은 각막이 동그란 형태라기보다는 타원의(oval shape) 형태로 생긴 경우가 대부분이다. 타원 형태는 럭비공이라 생각하면 이해가 쉬울 것이다. 이 럭비공 형태의 각막에 우리가 좌표 평면에 x, y의 두 개의 축을 두듯 서로 직각이 되는 두개축의 연장선, 즉 경선(meridian)을 그었다고 했을 때, 한쪽의 경선이 90도 떨어진 다른 경선보다 시력에 영향을 줄 만큼 많이 커브가 되어 있기 때문이다. 이로 인해 빛이 망막 위에 한 개의 초점을 이루기보다는 망막 앞, 뒤 또는 둘다의 위치에 여러 개의 초점을 이루기 때문에 난시를 경험한다.

대부분의 사람은 0.5 디옵터에서 1.25 디옵터 정도의 난시를 가지고 있다고 한다.

난시는 기본적으로 3가지로 분류될 수 있다.

먼저, 난시를 초래하는 눈의 부분에 따라 각막난시와 수정체 난시(lenticular astigmatism)로 분류할 수 있다. 대부분은 각막의 형태 변화에서 난시가 초래되나 일부의 경우는 수정체 형태 변화에서 오기도 한다.

두번째로 이미지의 초점이 망막의 어디에 맺히는가에 따라 근시 난시(myopic astigmatism), 원시 난시(hyperopic astigmatism) 및 복합 난시(mixed astigmatism)로 구분한다. 근시 난시는 망막의 앞에 초점이 맺히는 난시이고 원시 난시는 망막의 뒤에 초점이 맺히는 난시이며, 복합 난시는 망막 앞뒤 모두에 초점이 맺히는 난시이다.

마지막으로 안경에 의한 교정과 관련하여 가장 의미 있는 분류이다. 각막의 축 방향인 경선 중 난시를 거론할 때 사용하는 경선을 주경선(principal meridian)이라 한다. 주경선은 난시를 가진 각막의 가장 굴곡이 심한 경선과 가장 편평한 경선을 말한다. 2개의 주경선이 직각으로 되어 있는지에 따라 규칙 난시(regular astigmatism)와 불규칙 난시(irregular astigmatism)로 구분한다. 즉, 2개의 주경선이 서로 90도 떨어져 있으면 규칙 난시이고 서로 90도로 떨어져 있지 않으면 불규칙 난시라 한다.

불규칙 난시는 눈의 수술시 각막이 상처를 입거나 각막이 점차적으로 얇아지는 질병인 '원뿔모양 각막 진행(keratoconus: 원추 각막이라고도 부름)'으로 인해 각막의 표면이 불규칙적으로 되어 나타나는 난시이다. 이는 수술에 의한 경우도 있으나 보통 콘택트렌즈로 교정한다.

규칙 난시는 근시나 원시가 있으면 이를 먼저 구면 렌즈(spherical lens)로 교정한 후 난시 정도에 따른 원주 렌즈(cylindrical lens)로 교정한다.

사시(strabismus; crossed eye)는 우리 눈의 근육이 안구를 움직이는 역할을 하는데 왼쪽 눈의 근육과 오른쪽 눈의 근육의 균형 상태가 다른 경우 또는 한쪽 눈의 근육들 간에 불균형에 의해 일어나는 현상이다.

이 경우에는 안경에 프리즘 도수를 넣어 해결한다.

차이시(anisometropia)는 두 눈의 시력 차이가 있는 경우를 말한다. 왼쪽 눈과 오른쪽 눈의 시력 차이를 없애주는 각기 굴절력이 다른 렌즈를 적용하면 된다.

04
교정 렌즈

함께 생각해 보자

- 우리 눈이 근시, 원시, 난시나 사시일 경우 렌즈를 사용하여 교정하는데 렌즈는 어떤 원리를 이용한 것인가?
- 프리즘을 정의하시오
- 안경을 위한 시력처방에 표기되는 렌즈의 종류
- 난시를 교정하기 위해 사용하는 렌즈와 원리
- 구면 굴절력과 베이스 커브의 관계
- 프리즘 디옵터란?
- 안경 렌즈 물질

우리 눈의 시력이 저하되면 그 증상이 근시, 원시 또는 난시에 있는가에 따라 구면 렌즈나 원주 렌즈로 교정한다. 이는 렌즈에 빛이 부딪힐 때 굴절되는 현상을 이용한 것이다. 렌즈는 두개의 프리즘을 마주보게 합한 것이다라고 보면 된다.

렌즈의 굴절력의 단위는 디옵터(D: diopter)이다. 디옵터는 초점거리(FL: focal length)의 역수이다.

D=1/FL, FL=1/D

프리즘은 백색광(white light)을 무지개와 같은 색깔 스펙트럼(spectral colors)으로 분산시키고 지나가는 빛을 굴절시킨다. 프리즘이 빛을 분산시키기에 프리즘을 통해 보는 물체는 실제와 다른 곳에 있는 것으로 지각된다.

물체의 이미지를 다른 곳에 있는 것처럼 옮겨져 보이게 하는 프리즘의 성질에 기반한 해리포터의 망토, 즉 투명 망토를 개발하려는 노력들이 경주 중이다. 이러한 노력의 중심에 있는 것이 메타 물질(metamaterial)이다. 메타 물질은 이 물질로 커버한 사물은 바라보는 사람의 눈으로 인식할 수 없게 하는 특수 프리즘이다. 이러한 연구 노력 중 하나의 예는 로체스터 망토로 이름 지어진 여러 프리즘의 조합이다. 2014년, 뉴욕주에 소재한 로체스트 대학교(University of Rochester, NY)의 연구원으로 있는 최요셉(Joseph Choi)이 로체스터 망토(Rochester Cloak)이란 투명 망토(invisible Cloak)를 개발하였다고 발표했다. 아주 초기 단계의 투명 망토로 저렴한 일반 프리즘 여러 장을 일직선 상에 띄움 띄움 놓아 프리즘에 가린 물체는 보이지 않고 물체 뒤의 배경은 보이도록 할 수 있었다.

프리즘은 보통 삼각형의 모양의 유리나 플라스틱으로 만들어지는데 〈그림 1-3〉에서 보듯이 한쪽 끝은 가장 두껍고 다른 쪽 끝은 가장 얇다.

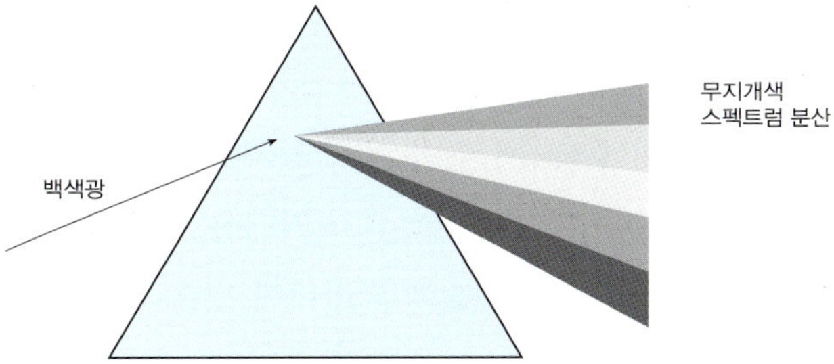

그림 1-3 프리즘에 의한 빛의 굴절과 분산

4.1 안경 렌즈의 종류

안경 렌즈는 구면 렌즈(spherical lens), 원주 렌즈(cylindrical lens) 및 프리즘 렌즈로 나누어 볼 수 있다.

4.1.1 구면 렌즈

구면 렌즈는 렌즈가 굽은 방향에 따라 〈그림 1-4〉에서 보듯이 빛을 수렴시켜 주는 볼록 렌즈와 빛을 발산시키는 오목 렌즈가 있다. 두 개의 프리즘이 서로 만나는 부분인 렌즈의 중심부를 통과하는 빛은

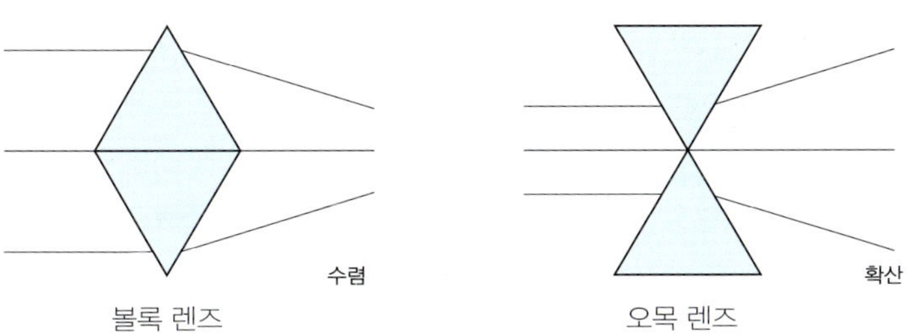

그림 1-4 볼록 렌즈와 오목 렌즈, 빛의 진행 방향

직진한다. 이 중심부를 렌즈의 광학적 중심점(optical center)이라 한다. 광학중심점은 안경에 있어 아주 의미심장하게 중요한 위치를 차지하고 있다. 안경 렌즈의 광학중심점은 우리 눈의 동공과 일치해야 한다. 동공과 일치하지 않는 경우 우리 눈은 어지러움, 눈의 피로나 이미지 왜곡현상을 경험하게 된다. 렌즈의 굴절력이 낮은 경우 약간의 불일치는 착용자에게 별로 영향을 주지 않을 수 있으나 렌즈의 굴절력이 높을수록 불일치 정도가 심할수록 어지러움, 눈의 피로나 이미지 왜곡도 상대적으로 악화된다. 따라서 안경을 조제할 때에는 우리 눈의 동공과 안경 렌즈의 광학중심점이 일치되게 해야 한다.

볼록 렌즈는 할아버지의 돋보기를 생각하면 된다. 볼록 렌즈로 글을 보면 글씨가 크게 보인다. 원시를 교정하는데 사용한다. 가까이 있는 글씨가 잘 안보일 때 볼록 렌즈로 된 안경을 쓰면 잘 보인다. 그래서 원시용 안경을 독서용 안경(reading glasses)이라고 부르기도 한다.

오목 렌즈로 물체를 보면 작아진다. 오목 렌즈를 신문지에 갖다 대어 보면 글씨가 더욱 작아 보인다. 자라나는 아이들은 보통 눈의 굴절력이 너무 높거나 눈의 축 길이가 정상적인 초점이 형성되는 거리보다 길기에 이미지의 초점이 맺어지는 거리가 짧아진다. 이러한 연고로 빛은 망막에서 초점을 이루어야 하는데 그러지 못하고 망막 앞에서 초점이 형성된다. 이 경우에는 오목 렌즈를 통해 초점이 망막에서 형성되게 교정해 준다.

구면 렌즈는 일차적으로 오목 렌즈나 볼록 렌즈로 분류된다. 이를 생긴 형태에 따라 더 자세하게 분류를 하면 〈그림 1-5〉에서 보듯이 양면 오목 렌즈(biconcave lens), 양면 볼록 렌즈(biconvex lens), 일면 오

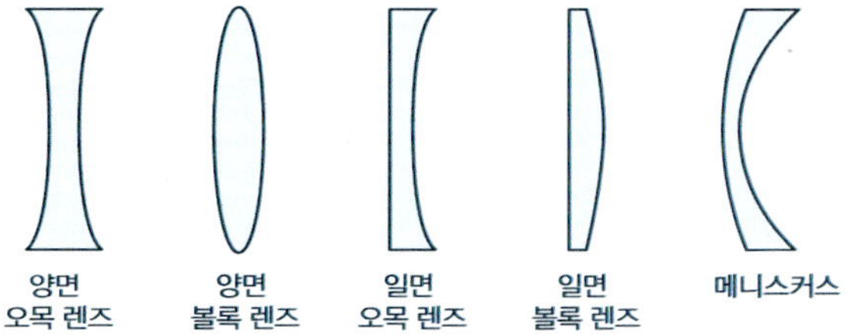

그림 1-5 렌즈의 종류

목 렌즈(plano concave lens), 일면 볼록 렌즈(plano convex lens), 메니스커스(meniscus)로 나눌 수 있다.

안경 렌즈의 가장 일반적인 렌즈 형태는 메니스커스 렌즈이다. 〈그림 1-5〉에서 보듯이 대부분의 메니스커스 렌즈는 각 지어진 프리즘 면(angular prismatic surface)으로 만들어지기보다는 굽은 표면(curved surface)으로 되어 있다.

보통 안경 렌즈는 렌즈 클락이나 렌즈 미터로 그 도수를 파악한다. 구면 렌즈의 경우 보통 앞면 부분과 후면 부분이 각각 도수를 가지고 있다. 그래서 전체 렌즈의 굴절력(TSP: Total spherical power)을 계산할 때에는 앞면의 굴절력(FSP: Front spherical power)과 후면 굴절력(RSP: Rear spherical power)을 합산한다.

구면 렌즈의 굴절력: TSP = FSP + RSP

예로, FSP가 (−) 4.50 D이고 RSP가 (−) 1.50 D이면 TSP는 (−) 6.00 D가 된다.

4.1.2 원주 렌즈

원주 렌즈는 쉽게 말하면 긴 유리 물컵에 든 물을 생각해보면 된다. 그 유리컵에 글자를 가져다 대면 글이 뿌옇게 휘어져 보인다. 이렇게 뿌옇게 휘어져 보이는 것이 바로 난시현상이다. 이런 난시현상을 완화시키기 위한 렌즈는 표면의 두께가 대칭적이기 보다는 주시자가 처한 난시의 상황에 따라 다양한 표면 두께의 렌즈가 필요하다. 이를 위해 보통 반쪽 원통형으로 만든 렌즈가 원주 렌즈이다.

한 점(one point)에 이미지의 초점을 이루게 도와주는 구면 렌즈와는 달리, 원주 렌즈는 어떤 일직선(a line)상에 초점을 이루게 한다. 원주수(cylinder number)는 난시 교정 수치이며 디옵터로 측정한다.

원주 렌즈는 축도 중요한 요소이다. 축은 난시의 지향(orientation: 지향방향)을 나타낸다. 이는 0도에서 180도까지의 단위로 측정한다.

4.2 비구면 렌즈와 베이스 커브

안경 렌즈를 디자인하는 개발자의 조그마한 꿈은 항상 자신이 개발하는 렌즈가 이를 사용하는 사람에게 선명한 자연시를 제공하는데 있다. 수많은 렌즈가 개발되고 있지만 아직도 완전한 자연시를 제공해야 한다는 당위성에 비추어 보면 미흡한 점이 많다. 최근의 디지털 자유형 렌즈가 프로그래시브 렌즈의 이미지 찌그러지는 현상을 다소 완화하였다. 하지만 아직 더 많은 연구와 노력이 필요하다.

우선 안경 렌즈가 가진 고질적인 문제점인 주변 수차에 대해서 알아 보자.

4.2.1 주변 수차

안경을 착용한 사람은 안경 렌즈의 광학중심점을 통해 사물을 보아야 렌즈가 제공하는 굴절력의 혜택을 제대로 받을 수 있다. 하지만 우리의 눈이 렌즈의 광학중심점으로부터 벗어나 사물을 보게 되면 이미지가 흐려보이거나 찌그러지는 등 실제와는 달리 보이는 현상인 수차(aberration)를 경험하는 경우가 있다.

이는 주로 우리 눈이 똑바로 있는 사물을 쳐다보는 것이 아니라 주위의 사물을 쳐다볼 때 일어나는 현상이다. 즉, 안경 착용자의 시선이 안경 렌즈의 광학축(optical axis)과 불일치로 인하여 렌즈 성능이 저하되는 것이다.

주변 수차 중 중요한 것으로 경사광 수차(oblique aberration), 굴절력 에러(power error), 구면 수차(spherical aberration), 코마 수차(coma aberration), 이미지 일그러짐(distortion), 그리고 색 수차(chromatic aberration)를 열거해 볼 수 있다.

경사광 수차는 말 그대로 렌즈 표면에 도달하는 비스듬히 들어 오는 광선(경사광: the olique light rays)이 렌즈 성능을 떨어뜨리는 것을 말한다. 이로 인해 안경을 착용한 사람은 렌즈가 제공하기로 되어 있는 만큼의 시력 효과를 보지 못하고 시야가 축소되는 것을 경험한다.

기존의 단초점 렌즈든 프로그래시브 렌즈이든 간에 이러한 불편한 현상은 피할 수 없었다. 하지만 렌즈의 자유형(free-form) 가공기술이 도입되면서 다른 종류의 수차와 함께 경사광 수차도 상당 부분 완화할 수 있게 되었다.

굴절력 에러는 초점을 제대로 이루지 못하는 현상(defocusing)으로 광학 중심점으로부터 시선이 멀어져감에 따라 처방 굴절력과 차이가 나는 것을 말한다. 이로 인해 선명하게 사물을 볼 수 없으며 불편함이나 어지러운 증상을 경험할 수도 있다.

구면 수차(spherical aberration)란 빛이 렌즈의 구면 표면을 통과한 후에 예정된 곳이 아닌 다른 곳에 초점을 이루기에 나타나는 수차이다. 이 수차는 시야의 선명도를 떨어뜨려 깨끗한 이미지를 보는 것을 방해한다. 이의 해결을 위해 비구면(aspheric) 렌즈를 사용하기도 한다.

코마 수차(coma aberration)는 광축으로부터 입사광의 거리 차이 때문에 발생한다. 혜성 같이(comet like) 이미지 끝에 꼬리를 희미하게 드리운다. 구면 수차는 초점이 형성되는 장소가 잘못된 반면, 코마 수차는 이미지 확대에 에러가 있는 경우이다. 코마 수차는 안경을 착용한 사람이 바라보는 주변 이미지의 질을 저하시킨다. 렌즈의 굴곡률을 높이거나 다른 렌즈와 결합 등을 통해 코마 수차를 완화할 수 있다.

이미지 일그러짐(distortion)에 대한 설명으로 많이 사용하는 것은 정사각형이다. 정사각형을 볼 때 모서리 부분과 주변부가 깎인 술통형(barrel)처럼 보이거나 정사각형의 각 변이 초승달 모양처럼 안쪽을 향해 들어간 핀 쿠션(pin cushion)처럼 보이는 현상이다. 술통형 현상은 오목 렌즈에서, 핀쿠션 현상은 볼록 렌즈에서 나타난다. 이미지 일거러짐은 이미지의 선명도와 관계없다. 이는 이미지의 크기와 모양에 관계한다. 그래서 기하학적 재생산(geometric reproduction)이란 말을 사용하여 설명하기도 한다.

색 수차(chromatic aberration)는 렌즈를 통과하는 빛의 종류(파란색광, 노란색광 등)별 파장이 다르기 때문에 생기는 현상이다. 렌즈 물질의 굴절력은 빛의 파장과 상관관계가 있다. 즉, 동일한 물질 내에서 파란색광은 붉은 색광보다 더 많이 굴절한다. 이렇게 렌즈를 통과하는 빛이 색깔별로 굴절되는 정도가 틀려 나타나는 현상이 색 수차이다. 한 개의 렌즈만으로 색 수차를 배제할 수 없기에 광학적 성질이 다른 렌즈와 결합하여 색 수차를 완화하고 있다.

이러한 주변 수차를 해결하기 위한 방법으로 사용하는데는 여러 방법이 있으나 본서에서는 주요한 방법으로 두 가지—비구면 렌즈와 베이스 커브—를 설명하고자 한다.

4.2.2 비구면 렌즈

비구면 렌즈(aspheric lens)란 말 그대로 렌즈의 표면이 구면이 아니게 디자인된 렌즈를 말한다. 비구면 렌즈를 디자인한 이유는 구면 렌즈의 단점을 보완하기 위함이다.

즉 , 구면 렌즈가 고질적으로 가진 주변 수차, 특히 구면 수차를 완화하거나 제거하고, 구면 렌즈보다 더욱 무게가 가벼울 뿐만 아니라 두께가 얇아 편안함과 미용상 효과를 제공한다.

구면 볼록 렌즈의 경우 중심이 두껍고 주변부는 얇게 만들어져 있다. 구면 렌즈의 굴절력이 강해질수록 이에 비례하여 중심부는 더욱 두꺼워진다. 이로 인해 렌즈의 중심이 불툭 튀어나와 보기에도 좋지 않을 뿐만 아니라 구면 렌즈 착용자는 바라보는 사물의 이미지 확대 효과를 경험하며 안경 너머로 보이는 착용자의 눈이 커져 보이는 황소눈을 보여 준다.

구면 오목 렌즈의 경우는 볼록 렌즈와 정반대 현상을 보여 준다. 오목 렌즈는 중심부는 얇으나 주변부로 갈수록 두꺼워진다. 굴절력이 강해질수록 이에 비례하여 주변부는 더욱 두꺼워진다. 이로 인해 렌즈의 주변부가 너무 두꺼워져 외관상 보기에도 좋지 않으며 안경테 선택에 애를 먹을 수 있다. 너무 두꺼운 주변부로 인해 자신이 원하는 안경테가 주변부를 탑재할 만큼 안경테 림의 홈 크기가 되지 않는다면 자신이 원하는 안경테를 선택할 수 없다. 또한 구면 렌즈 착용자는 바라보는 사물의 이미지 축소 효과를 경험하며 안경너머로 보이는 착용자의 눈이 작아져 보이게 된다.

하지만 비구면 렌즈를 착용하면 이러한 문제점들을 완화하거나 제거할 수 있다. 즉, 비구면 렌즈를 사용함으로써 주변수차를 제거하거나 완화하여 보다 선명한 주변 시력을 가지게 되며, 이미지 축소나 확대 현상이 감소하거나 제거되어 더욱 선명하고 자연스러운 시력을 보장 받게 되고, 상대방이 착용자의 눈을 쳐다볼 때 비정상적으로 확대되거나 축소되지 않는 렌즈 뒤의 자연스러운 눈을 볼 수 있게 되며, 렌즈의 중심이나 주변부가 너무 튀어 나오지 않는 등 착용자의 이미지를 보다 나아 보이게 할 뿐만 아니라, 주변부의 두께를 줄여주기에 안경테 선택의 제한이 없도록 해준다.

4.2.3 베이스 커브

베이스 커브란 일반적으로 렌즈 제조자가 렌즈 전면(front)에 부여한 렌즈의 굴곡량(amount of curvature)이다. 베이스 커브의 수치가 클수록 더 급격한 커브를 가진다. 제로(zero) 베이스 커브는 렌즈의 전면이 편평하게 되어 있다는 의미이다.

베이스 커브를 잘못 선택하면 어떻게 될까?

베이스 커브가 크면 클수록 렌즈의 굴절력은 강해진다. 선명하고 넓은 시야를 제공하기 위해 베이스 커브를 렌즈에 적용한다. 그래서 베이스 커브는 렌즈의 주변 영역에서 광학적 성능과 밀접한 관련이 있다. 따라서, 잘못된 베이스 커브를 선택하면 조금전 설명한 주변 수차의 영향을 받아 시력이 저하되는 현상을 경험한다. 즉, 주변시가 축소되거나 이미지가 흐려 보이거나 왜곡된 이미지를 보는 경우가 발생한다.

베이스 커브의 선정에 영향을 주는 요소는 무엇인가?

먼저, 렌즈 제조자의 추천에 따른 베이스 커브의 선택이 가장 중요하다.

베이스 커브의 굴절력은 착용자의 렌즈 굴절력을 고려하여 결정한다. 렌즈 제조사에 따라 차이가 있기 때문에 특별히 별도 적용할 이유가 없는 한 기본적으로 제조자가 추천하는 베이스 커브를 적용해야 한다.

특별한 이유의 중요한 예로서, 기존 안경 착용자가 안경테를 바꾸거나 동일한 안경을 재구매할 경우 그 구매자의 기존 렌즈 베이스 커브를 적용하는 것이 원칙이다. 왜냐하면 그 안경의 구매자가 새로운 베이스 커브를 적용한 안경을 착용함으로써 불필요하게 강요되는 불편함을 경험해야 하고 새로운 베이스 커브에 적응하는데 다소 시간이 걸리기 때문이다. ANSI에 따르면 베이스 커브의 허용치는 0.75 디옵터이다. 하지만 제조자는 최소 1.00 디옵터 이상의 단계로 베이스 커브를 제공하고 있다. 일반적으로 베이스 커브 오차가 1.00 디옵터 이상일 때 착용자가 불편을 느낀다고 한다.

현재 안경원이나 안경 가공 랩에서 자신들의 표준 베이스 커브를 사용하는 경우가 있는 데 필자는 이 표준은 오래 전 CR 39 시절부터 사용되어 온 것이라 새로운 다양한 렌즈들이 개발되어 나오는 지금에는 그 표준을 버리고 각 제조자가 추천하는 베이스 커브를 기본적으로 적용해야 한다고 생각한다. 물론 제조자의 추천 베이스 커브가 없는 경우는 필요악으로 사용할 수 있겠지만….

필자가 〈표 1-1〉에서 보듯이 CR39, 트라이벡스 그리고 폴리카보네이트, 이렇게 3가지 렌즈를 가지고 제조자가 추천하는 베이스 커브를 비교해 보았다. 여기 표에서는 구면 렌즈의 굴절력만 비교했으나 제조자는 원주 렌즈의 굴절력도 반영한다. 원주 렌즈의 굴절력을 반영하더라도 큰 차이는 없으나 다소 수치에 차이가 있다.

렌즈의 음의 굴절력이 클수록 작은 디옵터의 베이스 커브를 권하고, 양의 굴절력이 클수록 큰 디옵터의 베이스 커브를 제조자들은 추천하고 있다. 또한 구면 렌즈보다는 비구면 렌즈의 베이스 커브 범위가 확연히 크다. 비구면 트라이벡스의 경우 5.25 D 차이가 났으나 CR 39은 3.50D, 폴리카보네이트는 3.75 D의 차이만 보여 주었다.

하지만 렌즈 물질에 따라 베이스 커브의 범위가 차이나는지 여부는 이 표만 가지고 알 수가 없다. 왜냐하면 구면 CR39 렌즈와 구면 폴리카보네이트 렌즈를 비교하면 동일한 비교 구간인 (−) 6.00 D에서 +2.00 D에서 렌즈간 제공되는 베이스 커브의 차이는 단지 0.25 D(= 3.75 D − 3.50 D)이기에 이를 차이가 난다고 확정적으로 말하기 어렵기 때문이다. 단지 범위와 관련하여 언급할 수 있는 것은 〈표 1-1〉에서 보듯이 CR39는 일반적으로 폴리카보네이트보다 더 큰 베이스 커브

표 1-1 렌즈 물질별 제조자 추천 베이스 커브의 비교

(단위: 디옵터)

렌즈의 구면 굴절력	CR 39	트라이벡스 (비구면 렌즈)	폴리카보네이트
− 6.00	2.50	1.25	1.00
− 4.00	4.00	3.25	2.00
− 2.00	5.00	5.50	3.00
+ 1.00	6.00	5.50	4.75
+ 2.00	6.00	7.50	4.75
베이스 커브 범위	2.50~6.00	1.25~7.50	1.00~4.75
베이스 커브 차이	3.50	5.25	3.75
굴절력	1.498	1.53	1.58
아베수	58	45	30

를 모든 구면 굴절력 범위에 걸쳐 적용하고 있다는 것이다.

베이스 커브는 특히 얼굴을 감싸주는 랩어라운드(wraparound) 렌즈에 더욱 의미가 있는데, 스포츠용으로 주로 사용되는 랩어라운드형 안경의 일반적인 베이스 커브는 + 8.00 D이다. 랩어라운드형 렌즈는 올바른 베이스 커브가 적용되지 않으면 오차가 클수록 주변 이미지 왜곡현상이 더욱 심해진다. 콘택트렌즈의 경우 거의 대부분 8.00 D에서 9.00 D 사이의 베이스 커브를 제공하고 있다. 2016년 9월 기준으로 존슨앤드존슨의 일일 착용 아큐브는 8.50 D와 9.00 D의 2가지 베이스 커브를 제공하고, 알콘의 옵틱스와 코퍼비전의 바이오피니티는 8.60 D의 베이스 커브를 제공하고 있다.

두번째로 사용하고자 하는 안경테, 미용상 고려, 렌즈 물질 등도

베이스 커브를 선택할 때 고려해야 한다. 렌즈의 베이스 커브가 작으면 작을수록 렌즈는 얇아지고, 가벼워지며, 더욱 납작해진다. 작은 곡률을 가진 볼록 렌즈의 경우 렌즈 중심의 두께가 얇으며, 작은 곡률의 오목 렌즈는 렌즈의 주변부가 얇아져 미용상 이점을 준다. 또한 곡률이 낮은 렌즈는 확대나 축소가 덜하기에 착용자의 이미지를 더욱 자연스럽게 해준다. 고곡률의 렌즈는 이따금씩 일반 안경테에 탑재할 수 없는 경우가 있으나 저곡률의 렌즈는 일반적으로 이러한 문제가 없다. 또한 무게도 가볍기에 착용자에게 더욱 편안함을 준다.

그러나 미용상 이점을 누리는 데 치중하다 보면 렌즈의 광학적 성능을 제대로 누리지 못할 수 있다. 그래서 이러한 경우에는 비구면 렌즈를 사용하여 미용상 효과를 보면서 주변 수차를 완화시킨다. 하지만 〈표 1-1〉에서 보듯이 비구면 렌즈는 베이스 커브 변화에 더욱 민감하다. 따라서 비구면 렌즈인 경우 제조자가 추천하는 베이스 커브를 사용할 필요성이 더욱 강조된다.

4.3 원주 렌즈에 의한 난시의 교정

난시는 구면 렌즈로 근시나 원시를 먼저 해결한 뒤에 원주 렌즈로 난시를 교정한다. 구면 렌즈의 초점이 하나의 점이지만 원주 렌즈의 초점은 일직선(line)이다. 구면 렌즈의 초점인 광학적 중심이 무도수이듯 원주 렌즈의 광학적 중심인 경선도 무도수이다. 원주 렌즈의 초점을 이루는 경선은 원주축(cylinder axis)이 된다. 이 원주축은 0도에서 180도까지 1도 단위로 측정된다.

원주 렌즈와 구면 렌즈가 결합한 렌즈를 토릭 렌즈(toric lens)라 부른다. 토릭 렌즈를 설명할 때 사용하는 방법은 파워 크로스(power cross: '굴절력 십자 표시'로 번역되는데 영어 그대로 사용하는 편이 더 간편한 것 같아 '파워크로스' 그대로 사용하고자 한다)를 사용하는 방법이다.

파워 크로스는 렌즈 표면의 두 개의 경선을 의미한다. 보통 설명을 쉽게 하기 위해 드는 예는 무도수 경선과 +4.00 디옵터 경선이다. 이 모델에서의 두 경선은 서로 직각이다. 렌즈 표면의 커브는 렌즈 클락이나 렌즈 미터를 가지고 측정한다. 여기 예에서 원주 렌즈를 렌즈 미터로 측정하면 〈그림 1-6〉에서와 같이 30도 축에서 +1.00 디옵터, 45도 축에서 +2.00 디옵터, 60도 축에서 +3.00 디옵터가 나타난다.

시력처방의 경우 구면 렌즈의 굴절력, 원주 렌즈의 굴절력 그리고 원주축(cylinder axis) 순으로 표기된다. (−) 3.50−(−) 0.50×180이란 처방을 예로 들어 보자.

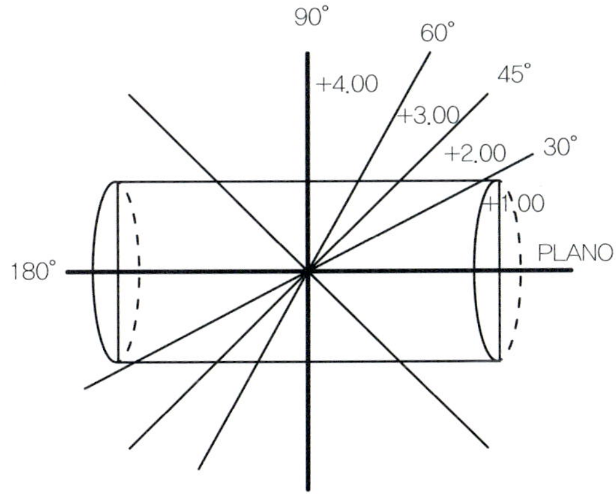

그림 1-6 무도수 경선과 +4.00 디옵터 경선을 가진 원주 렌즈

이 시력 처방에서 맨 앞의 (−) 3.50은 이 처방으로 시력을 교정 받을 사람에게 렌즈의 굴절력이 (−) 3.50 D인 구면 렌즈를 사용해야 한다는 것을 의미한다. 그 다음에 적힌 (−) 0.50은 굴절력이 (−) 0.50 D인 원주 렌즈를 구면렌즈 위에 적용해야 함을 뜻한다.

처방맨 마지막의 180은 원주축이 180도이란 것을 의미한다.

원주 렌즈의 축이 180도나 90도에 있을 경우 시력처방

이때는 90도 떨어져 있는 다른 경선에서의 구면 굴절력은 시력처방의 구면 굴절력과 원주 굴절력을 그대로 더하면 된다. 예를 들면, +1.25−0.50×180이란 처방의 경우 180도 축에서의 굴절력은 +1.25 D이고 90도 축에서의 굴절력은 +1.25 D에다 (−) 0.50 D를 더한 값인 +0.75 D이다. 여기에서 주의할 점은 처방전에서 축의 의미는 명기된 축에서 난시를 교정할 원주 굴절력이 필요없다는 것을 의미한다. 명기된 축으로부터 90도 떨어진 경선에 원주 굴절력이 실려야 하는 것을 뜻한다.

이를 생각하면서 예를 든 처방을 다시 해석해 보자. 이 처방의 안경 착용자가 시력교정을 위해 필요한 구면 굴절력은 +1.25 D이고 난시 교정을 위해 필요한 원주 굴절력은 (−) 0.50 D이다. 원주 굴절력의 축이 180도 있다고 되어 있는데, 이는 착용자의 눈의 180도 경선에는 난시 교정을 위해 추가되는 굴절력은 필요 없으며 90도 떨어진 경선인 90도 경선에 (−) 0.50 D를 적용해 주어야 함을 의미한다.

이를 숙지하기 위해 다음 빈칸을 채워보면 더욱 정확히 알 수 있을 것이다.

문제

처방	180도에서의 굴절력	90도에서의 굴절력
(−) 2.00−0.25×180		
+2.00−0.25×90		

쉽게 풀었으리라 생각한다. 답은 다음과 같다.

처방	180도에서의 굴절력	90도에서의 굴절력
(−) 2.00−0.25×180	(−) 2.00 D	(−) 2.25 D
+2.00−0.25×90	+ 1.75 D	+ 2.00 D

원주 렌즈의 축이 45도나 135도에 있을 경우 시력처방 시 90도와 180도에서의 굴절력

이 경우에는 90도와 180도 모두를 위한 값으로 원주 굴절력을 반으로 나누어 구면 렌즈 값에 적용하면 된다. 예로 (−) 2.00−0.50×45란 처방의 경우 (−) 0.50 D를 반으로 나눈 값인 (−) 0.25 D를 (−) 2.00 D에 적용한 값인 (−) 2.25 D가 180도와 90도에서의 굴절력이 된다.

이해를 돕기 위해 이에 대한 문제를 풀어 보자.

처방	180도에서의 굴절력	90도에서의 굴절력
(−) 2.00+1.00×45		
+2.00−0.50×135		

이 역시 쉽게 풀었으리라 생각한다. 답은 다음과 같다.

처방	180도에서의 굴절력	90도에서의 굴절력
(–) 2.00+1.00×45	(–) 1.50	(–) 1.50
+2.00–0.50×135	+ 1.75	+ 1.75

마지막으로 90도 떨어진 경선의 굴절력을 계산하는 일반적인 공식은 시력처방에 명기한 축의 경우 구면 굴절력을 그대로 사용하고 90도 떨어진 축에서의 굴절력은 구면 굴절력과 원주 굴절력을 합한 값이다. 예를 들면 (–) 2.00+1.00×15란 시력처방에서 15도 경선에서의 렌즈 굴절력은 구면 굴절력인 (–) 2.00 D이고 15도에서 90도 떨어진 105도 경선에서의 렌즈 굴절력은 구면 굴절력인 (–) 2.00 D에다 원주 굴절력인 +1.00 D를 합한 (–) 1.00 D가 된다.

문제를 한 번 풀어 보자.

처방	시력처방 축에서의 굴절력	시력처방축에서 90도 떨어진 축에서의 굴절력
(–) 2.00+1.00×05		
+2.00–0.50×170		

원리를 알면 초등학교 산수 문제처럼 쉽게 풀었으리라 생각한다. 답은 아래와 같다.

처방	시력처방 축에서의 굴절력	시력처방 축에서 90도 떨어진 축에서의 굴절력
(–) 2.50+1.00×05	(–) 2.50 D	(–) 1.50 D
+2.00–0.50×170	+ 2.00 D	+ 1.50 D

4.4 프리즘 렌즈에 의한 교정

프리즘 렌즈는 사시를 교정하기 위한 렌즈이다. 단위는 프리즘 디옵터(prism diopter)를 사용한다. 단위 프리즘 디옵터 즉, 1 프리즘 디옵터는 〈그림 1-7〉에서 보듯이 렌즈로부터 1미터 떨어진 거리에서 빛을 1cm 꺾어지게 한다는 의미이다. 프리즘 디옵터의 표시는 역삼각형 모양의 Δ(델타)를 사용하고 시력처방에는 추가(add)란에 '0.5 Δ BI' 이라는 식으로 표시한다.

프리즘 디옵터는 렌즈의 굴절력 (D)과 cm 단위의 중심 이탈 거리(d)와의 차이를 곱한 것이다. 중심 이탈 거리(d: decentration distance)는 렌즈의 광학 중심으로부터 우리 눈의 동공 중심이 떨어져 있는 거리를 cm 단위로 표시한 것이다.

$$\text{프리즘 디옵터 공식 } \Delta = Dd$$

빛이 프리즘을 통과할 때 프리즘은 빛을 자신의 베이스를 향해 꺾어지게 하는데, 프리즘을 통해 보는 사람이 느끼는 이미지는 프리즘 베이스와는 반대 방향으로 움직인다. 이는 망막이 이미지를 거꾸로 보이게 하기 때문이다.

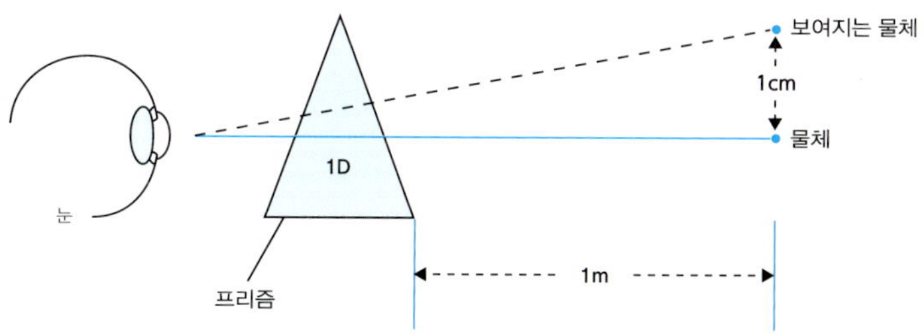

그림 1-7 단위 프리즘 디옵터

프리즘의 베이스(base: 기저라고 보통 번역하는 것 같다)는 빛의 꺾이는 방향과 관계하기 때문에 중요한 의미가 있다. 프리즘 베이스는 4가지로 분류한다. 즉 프리즘의 가장 두꺼운 부분이 어디를 향하고 있는가에 따라 안쪽 베이스(base in: BI), 바깥 베이스(base out: BO), 위쪽 베이스(base up: BU) 및 아래 베이스(base down: BD)의 4가지이다.

BI는 프리즘의 가장 두꺼운 부분이 우리의 코가 있는 쪽으로 향하는 것이고, BO는 우리의 귀가 있는 쪽으로 향하며, BU은 하늘을 향하여 있고, BD는 땅을 향해 있다고 생각하면 된다.

프리즘 디옵터를 반영한 처방의 예를 들어보자.

(−) 1.25−0.50×70 0.5 Δ BO이란 시력처방을 가진 사람은 근시임과 동시에 난시 및 사시도 가지고 있다. 그래서 70도 축에서 (−) 1.25 D의 구면 렌즈, (−) 0.50 D의 원주 렌즈 및 0.5 BO의 프리즘 렌즈로 교정한다는 의미의 시력처방이다.

앞에서 보듯이 구면 렌즈, 원주 렌즈 및 프리즘 렌즈란 분류 외에 안경 렌즈는 초점의 수에 따라 단초점(single vision) 렌즈, 이중 초점(bi-focal), 다초점(multipocal)의 렌즈가 있으며 가공 방식에 따라 고정형(fixed form)과 자유형(free-form) 렌즈로 분류된다. 또한 다초점 렌즈에서 독서용, 중간 거리용 및 원거리 시력을 모두 지원하기 위해 점진적으로 도수를 분포시킨 렌즈를 프로그래시브 렌즈라 한다.

표 1-2 렌즈 물질별 굴절률과 아베수

물질	굴절률	아베수(abbe value)
크라운 유리	1.523	59
CR-39	1.498	58
트라이벡스	1.53	45
폴리카보네이트	1.58	30
고굴절 플라스틱	1.60	36
	1.67	32
	1.70	36
	1.74	33
	1.81	25
랜털 유리(lantal glass)	1.89	31

4.5 안경 렌즈 물질

안경 렌즈에 사용되는 물질로는 크라운 유리(crown glass), CR-39 플라스틱, 트라이벡스(Trivex), 폴리카보네이트와 고굴절 플라스틱 등이 있다. 각 렌즈 물질의 특성은 〈표 1-2〉와 같이 굴절률(refractive index)은 1.498~1.89까지이며 아베수(abbe value)는 25에서 59까지 분포하고 있다.

렌즈를 선택할 때 고려하는 변수로서 안경 렌즈의 안전성, 두께, 무게, 빛의 퍼짐 그리고 구입자의 주머니 사정 등이 있다.

두께는 굴절률과 반비례 한다. 굴절률이 높은 렌즈일수록 빛이 꺾이는 정도가 심하다. 따라서 동일한 시력처방 교정을 위해 사용하는 렌즈는 굴절률이 낮은 렌즈를 사용할 때보다 높은 렌즈를 사용할 때 그 렌즈의 두께는 더욱 얇아지게 된다.

렌즈 선택시 고려하는 중요한 점으로 굴절력 외에 아베수가 있다. 아베수란 빛이 렌즈를 지나갈 때 렌즈가 서로 다른 빛의 파장들(wavelengths)을 얼마나 퍼지게 하는가에 관한 수치이다. 사용하는 렌즈의 아베수가 낮을수록 빛의 파장들이 보다 많이 분산되어 우리의 눈이 성가신 색 수차(chromatic aberration)를 더욱 많이 느끼게 된다. 역으로 아베수가 높을수록 일출이나 일몰시 긴 파장의 햇살 또는 야간 운전시 마주오는 차의 전조등에 의해 생기는 성가신 빛의 퍼짐현상을 적게 경험하게 된다.

색 수차란 렌즈가 모든 색의 파장들을 동일한 초점 평면(focal plane)에 가져갈 수 없을 때 나타나는 것으로 색 파장들이 초점 평면이 아닌 다른 곳에 초점을 이루는 현상이다.

색 수차는 렌즈의 주변부(peripheral)를 통해 볼 때 가장 잘 인식되나 광학 중심을 통해 볼 때 거의 인식되지 않는다.

또한 일반적으로 모든 렌즈가 안전성 검사인 드롭볼 테스트(drop ball test)를 합격하여 시판이 되지만 안전도에 대해 한층 강화된 경우가 있다.

아이들 렌즈의 경우 잘 부숴지지 않는 안전도가 높은 렌즈를 사용해야 한다. 주위로부터 들은 이야기이다. 한국에서 유학 온 고등학교에 다니는 학생이 착용하고 있는 안경 렌즈가 무언가에 부딪혀 산산조각이 났다. 학교의 간호 선생님이 학생의 엄마에게 연락을 하자마자 그 학생의 엄마는 부랴부랴 학교로 달려 갔다. 렌즈가 부딪혀 부숴진 직후 간호 선생님이 육안으로 보았을 때 다행히 눈이나 눈주위에 박힌 렌즈 조각은 없었고 렌즈의 부서진 가루만 일부 붙어 있었다. 학교의 간호 선생님은 이런 가루를 닦아 내고 학생의 엄마를 기다리고 있었다. 학교에 허겁지겁 온 학생의 엄마를 보자 간호 선생님은 눈 주위의 렌즈 부서러기를 이미 다 딱고 치웠으나 혹시 모르니 안과 검사를 해보라고 권했다. 그래서 그 학생의 엄마는 아이를 데리고 병원 응급실로 급히 갔다. 그 곳 안과 의사에게 아이의 눈을 검사하도록 했다. 그 안과 의사는 아무 이상도 없고 렌즈 조각도 발견할 수 없었다고 했다. 그러고 나서 그는 고개를 갸우뚱거리면서 그 안경을 어디에서 구입했느냐고 물었다. 학생의 엄마는 그의 질문에 아이에게 문제있는 안경을 사주었는가 싶어 볼멘소리로 꺼져가는 목소리로 대답했다. “외국에서요….” 그러자 그는 더 이상 묻지 않고 “미국에서는 이렇게 약한 렌즈를 활동성이 강한 아이들에게 사용할 수 없는데…”라고 이해할 수 없다는 톤으로 말을 했다고 한다.

이렇게 미국에서 아이들 안경에는 반드시 눈보호 렌즈로 알려진 폴리카보네이트나 트라이벡스 렌즈를 사용해야 한다.

폴리카보네이트는 아주 튼튼하여 아이들이 장난을 치거나 부딪쳐도 잘 깨어지지 않는다. 그래서 폴리카보네이트는 항공기의 창문에 사용된다.

폴리카보네이트는 무게도 고굴절 플라스틱보다 더 가볍다. 트라이벡스도 폴리카보네이트 수준으로 튼튼한 데 굴절력은 다소 낮으나 아베수는 높아 빛 퍼짐이 적다.

요즈음 크라운 유리를 사용하는 경우는 드문 것 같다. 가격이 저렴할 뿐만 아니라 아베수는 최고로 좋은 59이고 굴절률도 CR-39보다 좋지만 유리의 특성상 무겁고 잘 부서지기 때문인 것 같다.

플라스틱 렌즈 중에 가장 많이 쓰이는 CR-39는 가격이 저렴해서 제일 많이 사용된다. 주머니 사정이 안 좋으나 안경이 꼭 필요한 구매자에게는 최적의 렌즈이다.

아무튼 굴절률과 아베수 모두 높은 수치의 렌즈가 좋은 렌즈이며 안전도나 주머니 사정 등 사용자의 특성에 맞는 고려를 해야 한다.

05
안경테

함께 생각해 보자

- 안경테는 어떻게 구성되어 있는가?
- 안경테의 크기를 나타내어 주는 표기는 어떤 식으로 하는가?
- 안경테를 만드는 물질은 어떠한 것들이 있고 그 특성은 어떠한가?

5.1 구성

안경테는 〈그림 1-8〉에서 보듯이 렌즈를 탑재하는 림(rim), 림과 림을 연결하는 브릿지(bridge), 각 림의 코쪽 아래 방향에 붙어 착용자의 얼굴에 제대로 피팅되도록 조절해주는 코받침(nose pad), 귀에 걸 수 있게 끝 부분(안경 다리끝: temple tip 혹은 ear piece)이 굽어 있는 길쭉한 부분은 안경다리(temple), 각 림의 귀 방향 끝 상단에 붙어 있으면서 힌지(hinge)를 통해 안경다리와 연결되는 부분인 엔드 피스(end piece)로 구성되어 있다.

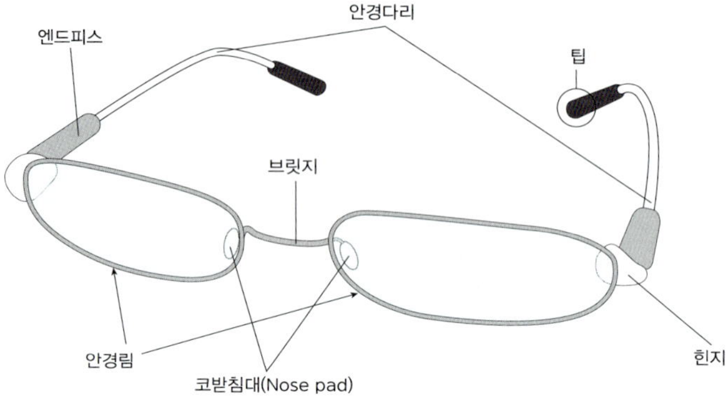

그림 1-8 안경테를 구성하는 각 부분

5.2 안경테 각 부분의 측정

안경 다리의 안쪽 부분을 보면 세개의 숫자가 하이픈(-)으로 연결된 것을 볼 수 있다. 이는 안경테의 크기를 나타내어 준다. 이 숫자는 모두 mm 단위이다. 제일 첫번째의 숫자는 탑재되는 안경 렌즈의 폭을 말하고 두번째 숫자는 브릿지 길이를 의미하며 마지막 숫자는 안경다리의 길이를 알려준다. 예로 안경다리 안쪽에 50-18-138이라고 적혀 있으면 이는 탑재되는 안경 렌즈의 폭(eye size)은 50mm이고, 브릿지는 18mm이며, 안경다리는 138mm이다.

안경의 치수를 말해주는 기본 치수는 앞의 예에서 말한 3가지 치수에다 렌즈 높이란 치수를 합한 4가지이다. 즉 안경의 치수를 말할 때 꼭 필요한 기본 4가지는 〈그림 1-9〉에서 보듯이 렌즈 폭, 브릿지 길이, 안경다리 길이 및 렌즈 높이이다.

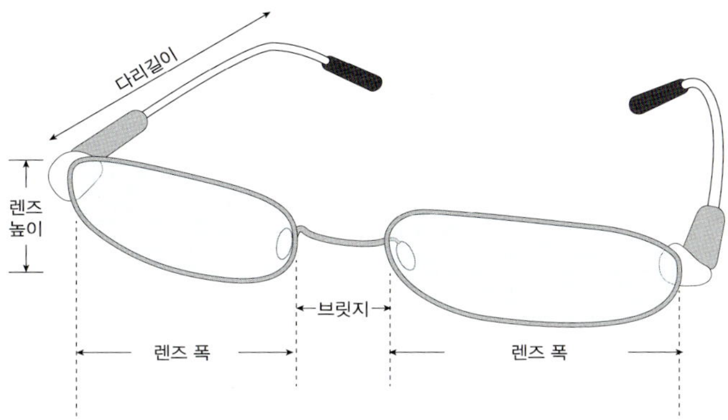

그림 1-9 안경 각 구성 부분의 측정

5.3 안경테의 물질

안경테를 만드는 물질은 플라스틱, 금속 및 콤비-대체로 세가지로 분류한다. 플라스틱 안경테는 질(Zyl), 셀룰로즈 프로피오네이트(cellulose propionate), 폴리아마이드(polyamide) 및 TR 90을 사용하며 금속테는 모넬(monel), 티타니움(titanium), 베릴리움(beryllium), 스테인레스(stainless steel), 플렉손(flexon) 및 알루미늄(aluminium)을 사용하여 만든다. 콤비는 말 그대로 플라스틱 물질과 금속 물질을 함께 이용하여 만든 안경테이다. 앞의 세가지 분류에 속하지 않는 것으로 아주 드물지만 나무, 코끼리의 상아나 물소뿔을 사용하여 만든 안경테도 있다.

5.3.1 플라스틱

질(zyl)

셀룰로즈 아세테이트(cellulose acetate)라고도 부르는 플라스틱이다. 이 물질은 강하고 신축성이 있으며 가벼우며 피부에 자극이 적다(저자

극성: hypoallergenic)고 알려진 물질이다. 안경테 디자인시 색깔을 자유롭게 구사할 수 있다.

셀룰로즈 프로피오네이트(cellulose propionate)

나이론에 기초한 플라스틱으로 가볍고 저자극성 물질이다. 셀룰로즈 아세테이트보다 생산비가 저렴하다.

폴리아마이드(polyamide)

나이론의 일종으로 색깔을 보존하는 능력이 뛰어나다. 아주 얇고 가벼운 안경테를 만들 때 사용한다. 표면이 아주 강해서 긁힘이나 화학적 반응에 강하다. 피부에 알레르기를 일으키지 않는 저자극 물질이다.

TR 90

최근에 가장 많이 사용하는 플라스틱 물질이다. 굽혔다 폈다 해도 다시 원래의 모습으로 돌아오는 메모리(memory) 성질이 있어 플라스틱 티타니움(plastic titanium)이라고 언급되기도 한다. 내구성이 강하며 유연하고 가볍다. 유연하고 가벼운 성질로 인해 편안한 착용감을 준다.

울템(Ultem)

미국의 제너널 일렉트릭이 2007년 개발한 물질이다. 가볍고 튼튼하고 신축성이 있어 항공기 내부에 사용된다. 얼마 전까지만 해도 이 물질을 안경테에 적용하여 우리나라의 일부 안경테 업체는 내수는 물론이고 수출하여 돈을 제법 벌었다고 한다. 하지만 중국업체의 카피 공세로 인해 더 이상 큰 돈을 만질 수 있는 아이템이 되지 못한다고 하는 아쉬운 소리를 최근에 들었다.

울템은 비정형 열변환 폴리에서리마이드(amorphous thermoplastic polyetherimide)로 입방 cm당 1.27그램의 밀도를 가지고 있으며 앰버(amber) 색이나 투명한 색을 띈다. 화학식은 $(C_{37}H_{24}O_6N_2)n$이다.

금속보다 50% 이상 가벼우며 플라스틱의 일종이라 여러 형태로 자유롭게 모양을 만들 수 있다. 작용 온도 대역이 높다. 어떤 문헌에 의하면 울템 안경테는 섭씨 170도까지 전혀 모양이 변형되지 않는다 고한다. 일반적으로 섭씨 영하 30도에서 영상 230도까지의 온도에 내성이 있다고 알려져 있다. 여름철 차량내에 울템 안경테를 두어도 변형될 염려를 할 필요가 없다고 한다. 또한 탄력성이 뛰어난 것으로 알려져 있다.

5.3.2 금속테

모넬(monel)

니켈(nickel) 68%, 구리 30%, 철 2%로 합금한 금속이다. 강하고 땜질(welding)도 가능하나 표면 부식으로 인한 변색이 단점이다. 니켈은 피부에 알레르기를 일으키며 안경테의 표면 부식을 가져다주는 주범이다. 모넬의 니켈 성분으로 인해 피부에 알레르기를 일으킬 수 있다는 것이 모넬의 단점이다.

티타니움(titanium)

철만큼 강하지만 철과 달리 가볍고 저자극성이며 부식에 강하다. 알루미늄보다 더 가볍고 신축적이다. 또한 메모리 성질이 있어 어느 정도 구부리거나 꼬이게 해도 원래의 형태로 돌아간다. 따라서 충격에 강하고 지속성(durability)이 있다. 가격이 비싼 것이 흠이다.

베릴리움(beryllium)

변형을 주더라도 원래의 모습으로 돌아가는 메모리 성질이 있고 스틸(steel)보다 6배 정도 강하며 알루미늄보다 30% 정도 가볍다고 알려져 있다. 쉽게 녹쓸거나 바래지지 않으며 내구성이 강하며 여러 색깔의 안경테를 만들 수 있다. 하지만 일부 사람에게 알레르기 반응이 나타났다고 알려져 있다.

스테인레스(stainless steel)

철을 기본으로 하여 카본 스틸(carbon steel), 크로미움(chromium) 등을 섞어 만든 합금이다. 부식력이 낮으며 내구성이 있으며 강하며 가볍다. 또한 피부에 자극을 주지 않는다.

플렉손(flexon)

1960년대 초 미국의 미사일 열 방패용으로 티타니움에 기초한 금속합금을 개발하려는 노력이 플렉손 개발의 시초였다고 한다. 안경테용 플렉손은 1998년 마촌(Marchon)이란 안경 제조업체가 최초로 도입하였다.

플렉손은 티타니움에 기초한 금속 합금이다. 메모리 성질이 있고 일반 금속보다 25% 가량 가볍다. 니켈(nickel)이 함유되지 않아 저자극성이다.

여러 색깔의 안경테가 가능하다. 부식이 잘 되지 않는 장점도 있다.

알루미늄(aluminium)

다른 금속보다 아주 부드러워 깍거나 홈을 파거나 글이나 모양을 새기기가 상대적으로 쉽다. 이런 성질로 인해 미용 효과를 높여주는 안경테에 사용한다. 쉽게 녹슬지 않으며 강하고 가볍다. 단점으로 비용이 많이 들며 알루미늄 안경테의 조절이나 표면에 칠하기가 쉽지 않다. 또한 일단 부숴지면 수리할 수가 없다. 따라서 요즈음에는 잘 사용하지 않는다.

마그네슘(magnesium)

티타니움이나 알루미늄보다 가볍고 가격이 비싸기에 하이엔드(high-end) 안경에 많이 사용된다. 내구성이 강하며 저자극성 금속이다.

06

최근 안경 연구 및 제품에 대한 두가지 경향

함께 생각해 보자

- 최근 안경 제품과 연구의 주요한 2대 흐름은 무엇인가?
- 구글 글래스가 실패한 이유는 무엇인가?
- 2016년 미국 라스베가스에서 열린 CE쇼에서 출품된 안경은 어떤 특징을 가졌는가?
- 전통적인 개념의 안경은 어떠한 안경인가?

2008년 모바일폰의 렌즈를 만드는 업체의 대표를 만나 필자가 아이디어 수준에서 제시한 몇가지 안경 관련 제품을 프레젠테이션하고 함께 개발하자고 제의를 한 적이 있다. 그중 한 가지 품목은 모바일폰 안경이었다. 안경에다 모바일폰을 장착하여 이를 착용한 사람이 어디에 있든 손쉽게 전화를 걸거나 받을 수 있게끔 하는 것이 주요 기능이었다. 특히 운전 중이거나 운동을 하고 있을 때 전화를 하거나 받을 때 아주 유용할 것이라 기대를 하니 크게 성공할 것 같은 희망도 가

져보았다. 그 당시 비디오 카메라 기능은 프라이버시 침해로 인한 법적 제재로 사업이 실패할 가능성이 높다고 판단하여 넣지 않는 것으로 하여 프레젠테이션을 하였다. 하지만 여러 이유로 진행이 좌절되고 말았다.

안경은 시력교정용으로 사용되어 왔다. 그러나 필자가 모바일폰 안경이란 아이디어를 가지고 시도했듯이 최근에는 시력교정용이 아닌 다른 용도로 사용되는 안경이 출시되고 있다. 구글 글래스를 필두로 여러 업체에서 스마트 안경이란 컨셉의 안경을 내놓고 있다. 스마트 안경이란 기본적으로 시력조절의 기능은 고려하지 않으면서 정보 교환을 포함한 커뮤니케이션이나 건강상태 체크 혹은 위치 확인 그리고 비디오 현실(VR)이나 증강 현실(AR)을 사용한 오락 등을 위해 개발된 안경으로 음성이나 비디오 혹은 정보 전달, 수신 및 저장 기능을 제공하는 안경을 말한다.

GPS, 모바일 폰, 카메라 등 많은 첨단 기능을 가진 최초의 스마트 안경으로 여겨지는 구글 글래스는 2013년 4월부터 일부 고객만을 대상으로 출시되었다. 그 뒤를 이어 여러 업체들이 스마트 안경을 출시하고 있다.

2014년 1월 라스베가스에서 열린 가정용 전자쇼(Consumer Electronic Show)에 의료용이지만 에바나(Evana)가 자신의 스마트 안경을 착용하면 안경을 통해 피부를 볼 수 있는 안경을 출품하였다. 2016년 1월 라스베가스에서 열린 가정용 전자쇼(Consumer Electronic Show)에 소니, 부직스(Vuzix), 칼 제이스(Carl Zeiss) 등 여러 업체가 스마트 안경을 선보였다. 소니는 로체스터 옵티컬(Rochester Optical)의 스마트 골드 렌즈

(Smart gold lens)를 채용한 스마트 안경을, 칼 제이스(Carl Zeiss)는 구글 글래스와 달리 별도 헤드셋 없는 일반 안경 형태이며 정보가 렌즈 안으로 곧바로 들어가게끔 하는 스마트 안경 렌즈의 프로토타입을 출품했다. 이들은 시력교정용이 아닌 건강 체크, 오락 등의 용도로 사용되는 안경이다. 삼성이나 LG도 스마트폰에 이어 증강 현실이나 가상 현실용 스마트 안경을 통한 다음 먹거리를 찾고 있다고 한다. 이렇듯 스마트 안경이 붐을 이루고 있다. 하지만 폭넓고 다양한 기능을 가진 구글 글래스는 2015년에 와서 시장에서 갑자기 사라졌다. 그 이유는 여러가지가 있지만 가장 큰 이유로 프라이버시를 심각하게 침범하는 몰래 찍을 수 있는 비디오 녹화 기능이 대중들에게 큰 거부감을 주었기 때문이라고 필자는 생각한다. 따라서 근자에 출시되는 스마트 안경은 구글 글래스가 상품화에 실패한 것에 주목하여 범용화보다는 특수용으로 전환하는 움직임이다. 구글 글래스를 거부하게 했던 가장 큰 원인인 비디오 기능은 한정된 용도로 제한하고 건강 목적의 스마트 안경, 증강 현실용 스마트 안경식으로 특화된 제품이 출시되는 것 같다.

전통적인 안경의 입장에서 보면 이단자적인 이런 신개념의 안경 제품개발의 경향과 전통적인 안경의 입장을 고수한 채 기존의 고정 시력 안경이 아닌 시력조절 안경의 움직임이 나타나고 있다. 아직 자동 시력조절 안경이 되기 위해 갈 길은 멀어 보이지만 수동 시력조절 제품이 출시되고 있으며 일부 업체는 자동 시력조절 안경의 아이디어를 특허화 하는 등 어느 정도의 진전을 보이고 있다.

스마트 안경의 전개에 따른 전자적 기술의 발전은 전통적인 안경 개념인 시력교정 안경의 인공지능화를 위해 변증법적으로 융화 발전

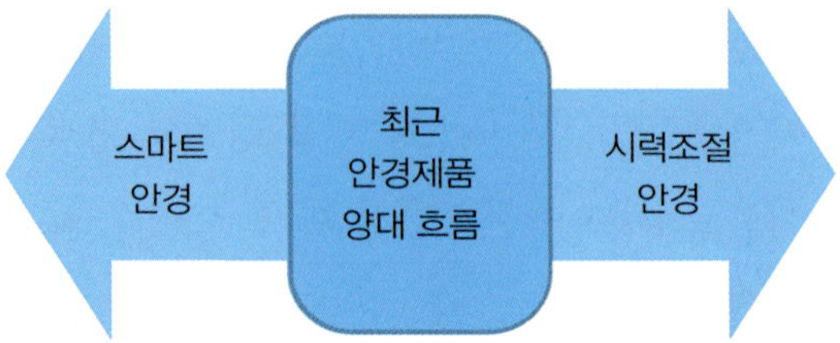

그림 1-10 최근 안경 제품의 양대 흐름

되고 있다. 즉, 자동 시력조절 기능을 주 기능으로 하면서 GPS, 정보 스크린, 건강 체크 등 부가기능을 선택적으로 고려하는 안경으로 진행될 가능성이 높다.

제2장 인공지능 안경의 개념 설정

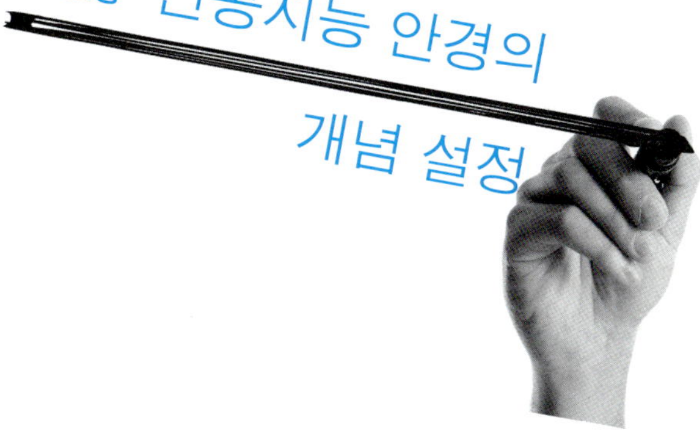

01
인공지능 안경의 개념 설정

함께 생각해 보자

- 인공지능이란?
- 인공지능의 기본 요소는 무엇인가?
- 인공지능 안경이란?
- 인공지능 안경이 되기 위한 기본 요소는 무엇인가?
- 안경은 시력조절 기능에 따라 어떤 식으로 발전되어 왔는가?
- 제1세대 인공지능 안경과 차세대 인공지능 안경이란?

2016년 3월 컴퓨터와 사람의 역사적인 바둑 게임이 우리나라의 서울에서 열렸다. 출전 선수는 구글 딥마인드팀이 개발한 인공지능 컴퓨터인 알파고(AlphaGo)란 선수와 우리나라 바둑계의 거두인 이세돌 9단이었다. 결과는 놀랍게도 4대 1로 알파고의 승리였다. 이를 지켜본 전세계는 인공지능 컴퓨터 시대가 도래함을 피부로 느끼게 되었다.

2016년 4월 서울을 방문한 에릭 거버(Eric Gerber: A. K. Kerney의 사장)는 AI가 어떤식으로 전개될 것인지에 관한 자신의 의견을 피력했다. 그는 앞으로 약 7년간 알파고처럼 기계 학습(machine learning)을 통하여 AI가 발전되고 특정 분야에만 국한되어 활용되겠지만 향후 20년 뒤에는 인간의 감정을 느끼는 수준까지 발전할 것이라고 예상했다. 현재 사람이 생각하는 것을 AI에게로 보내고, AI가 습득한 정보를 사람에게 다시 보내는 연구가 진행 중이라고 한다. 이 연구가 성공하면 사용자의 필요에 따라 AI에게 요청하면 AI가 요청된 지식이나 정보를 제공할 수 있는 온디맨드(On-demand) 시대가 도래할 것을 점쳤다.

AI는 사람의 언어로 된 문자나 음성을 이해하고 대화 상대의 감정까지 읽어낼 수 있는 수준으로 발전되고 있다. AI는 반복되는 유형을 읽어내는 방식으로 여러 서비스를 자동화할 수 있다. 이에 대한 예를 들면, 최근 구글은 웹의 검색창에 타이핑을 쳐서 검색하는 것이 아니라 말을 함으로써 필요한 자료를 볼 수 있게 하고 있다. 다른 예로, 우리나라의 방송 작가들의 상상력은 아주 뛰어난 것 같다. 2016년 가을에 방송되고 있는 연속극인 "더케이투"에서 우리는 인공지능(AI)이 구현하는 미래 중 몇 가지 단면을 엿볼 수 있다. 이 극에서 AI는 좀처럼 찾기 어려운 사람을 찾아주는 기능을 한다. 누군가가 아무 생각없이 찍은 디지털 사진 속의 배경에 들어 있는 사람의 얼굴이 AI와 연결되면 AI는 그 사람이 누구이고 그 장소는 어디인지를 즉각 알려준다. 또한 "더케이투"에는 재벌기업 JSS를 주 무대로 하고 있다. JSS는 특별한 공간인 "클라우드 나인"이란 비밀스러운 사무실을 두고 있다. 그 사무실에는 AI와 연결되어 있어 AI에게 질문을 하면 곧바로 생생한 정보를 음성으로 척척 알려준다. 물론 AI는 정보에 대한 엄청난 데이터베이스를 가지고 있거나 네트워크로 연결되어 있음을 전제하고 있다. 이것은 미래의 상상 속의 이야기이지만 그리 먼 미래의 이야기인 것 같지 않다. 이미 얼굴이나 홍채 인식 시스템은 여러 분야에서 사용되고 있으며, 각종 정보에 대한 빅데이터 작업은 여러 곳에서 착실히 진행되고 있기에 이러한 노력을 전세계를 커버하는 네트워크로 연결한다면 "더케이투"에서 선보인 AI의 기능은 금방 실현할 수 있다고 생각하기 때문이다.

이렇게 우리의 세상은 기술적으로 발빠른 발전을 해가고 있고 인공지능 기술은 이제 안경도 그 변화의 물결에 합류하게 하고 있다. 이러한 시도에는 애들렌즈(Adlens), 딥옵틱스(Deep Optics)의 자동 시력조절 안경 연구나 마이크로 소프트의 싱(Seeing) AI 안경 등이 있으며 이에 대한 관심과 노력이 점점 늘어나고 있다. 싱 AI는 아주 초보적인 특수용 인공지능 안경으로 시각 장애인을 위해 고안되었다.

인공지능 안경을 정의하기 위해 우선 인공지능이란 무엇인가에 대한 규명부터 해야 할 것 같다. 회자되고 있는 인공지능에 대한 정의들을 요약해 보면 다음과 같다.

"인공지능은 사람처럼 일하며 반응하는 지적인 컴퓨터이다. 인공지능은 음성이나 전자적 방법으로 사람과 커뮤니케이션을 하고, 스스로 학습하여 높은 수준의 AI로 진화하며, 주어진 과제를 스스로 해결한다."

이상적인 인공지능 컴퓨터는 스스로 알아서 해준다는 것이다. 정확하게 사물을 인식하고 효율적으로 자료를 입수하여 사람의 두뇌처럼 그러나 감정이 아닌 사실에 입각한 판단을 하고, 판단에 머무르는 것이 아니라 그 판단한 결과를 알려주고 나아가서는 조처를 하게 해주는 컴퓨터이다.

이러한 역할을 원활히 수행하기 위해서는 필요한 분야를 제대로 지원할 수 있는 소프트웨어가 하드웨어 못지 않게 중요하다. 우리 몸에 비유하면 인공지능 안경에 있어 소프트웨어는 우리 신체가 활동하게 해주는 신경과 같은 역할을 한다. 즉, 인공지능 안경은 소프트웨어가 제공하는 프로그램에 따라 자동으로 작동된다. 그러므로 인공지능 안경을 위한 프로그램 개발 능력은 인공지능 안경이 성공하기 위한 절대 절명의 요소이다.

이러한 정의와 설명을 통해 볼 때, 인공지능의 3대 핵심 요소는 i) 사물에 대한 정확한 인식, ii) 정보를 수집, 분석 및 가공할 수 있는 학습 및 계산 능력, 그리고 iii) 이를 바탕으로 스스로 주어진 과제를 해결할 수 있는 능력이라고 할 수 있다.

표 2-1 인공지능 안경의 인공지능 요소

인공지능	인공지능 안경
사물 인식적 요소	착용자의 변화하는 시력을 스스로 실시간 파악
학습과 계산	변화하는 시력에 따른 시력처방의 자동 계산
스스로 과업 수행	새로운 시력처방에 따른 렌즈 굴절력을 스스로 조절하여 착용자가 주시 거리에 관계 없이 편안한 자연시를 가지게 해 줌

인공지능의 3대 핵심 요소

- 사물에 대한 정확한 인식
- 학습 및 계산 능력(정보 수집, 분석 및 가공 능력)
- 스스로 과제의 해결

인공지능 안경의 정의를 인공지능 컴퓨터의 정의에서 말하는 바를 사용하여 정의해 보고자 한다.

이상적인 인공지능 안경은 스스로 알아서 착용자의 시력을 20/20으로 조정해 준다는 것이다. 정확하게 착용자의 상태를 인식하고 효율적으로 착용자의 시력에 관한 정보를 입수하여 사람처럼 그러나 감정이 아닌 사실에 입각한 판단을 하고, 판단에 머무르는 것이 아니라 그 판단한 결과에 따라 착용자의 시력을 최적이 되게 렌즈 굴절력을 안경 스스로 조절해 주는 안경이다.

인공지능 안경의 개념

- 스스로 알아서 착용자의 시력을 20/20으로 조정
- 정확한 착용자의 시력 상태 정보 입수
- 입수된 정보를 시력조절에 반영

이렇게 인공지능 안경은 안경과 컴퓨터의 복합 산물이다. 이 안경은 사람처럼 지능을 가져 착용자의 시력 등을 모니터링, 분석하고 적합한 시력처방을 산출할 뿐만 아니라 이를 렌즈에 반영시켜 최적의 시력인 20/20이 되게 하는 안경이다. 따라서, 인공지능 안경도 단순히 안경테와 렌즈만으로는 불가능하며 수행하고자 하는 자동조절 기능에 적합한 소프트웨어 및 하드웨어를 구비해야 한다.

이런 인공지능 안경에 대한 기본 정의를 기준으로 안경의 진화를 함께 간략히 살펴보면서 필자가 생각하는 인공지능 안경에 대해 구체적으로 설명해 보고자 한다.

안경은 시력조절의 기능에 따라 역사적으로 고정 시력 안경기, 수동 시력조절 안경기, 인공지능 안경기로 진행되고 있다. 고정 시력 안경기는 다시 단 초점, 이중 초점, 다 초점, 프로그래시브 안경 그리고 자유형으로 순차적으로 진행되어 왔으며, 수동 시력조절 안경기의 안경은 앨버레즈(Alvarez) 안경, 광학유수 안경, 광학유수 및 플렉시블(휘임) 렌즈 안경으로 분류되는데, 이 안경들 모두 비슷한 시기에 발명되어 함께 발전되어가고 있다. 인공지능 안경기의 안경은 미래의 안경으로 원시와 근시의 자동 시력조절에 주안을 둔 제1세대 인공지능 안경(AIG1)과 제1세대 인공지능 안경에서는 고정되어 자동 시력조절이 되지 않았던 난시와 사시 등을 자동조절하고 GPS기능이나 음성 소통 등 일부 스마트 기능을 가진 차세대 인공지능 안경(AIGN), 그리고 굴절력 뿐만 아니라 눈의 생리나 구조적 변화도 감안하여 시력을 조절해 주는 차차세대 인공지능 안경(AIGN2)으로 구분하고자 한다.

제1세대 인공지능 안경(AIG1: Artificial Intelligence Glasses, the 1st generation)은 원시 및 근시를 가진 사람을 위한 자동 시력조절 안경으로 우리 눈의 굴절력 변화만을 변수로 하여 렌즈를 자동조절시키는 안경이다. AIG1은 사람이 바라보는 사물의 이미지가 맺히는 초점거리를 파악하는 센서, 센서가 보내온 정보를 받고, 이를 착용자가

20/20 시력으로 볼 수 있도록 시력처방으로 계산하여 전송하는 처리 유닛, 처리 유닛에서 보내온 시력처방에 따라 굴절력을 변화시키는 렌즈, 렌즈와 처리 유닛 및 센서와 커뮤니케이션 하게 하는 무선 커뮤니케이션 장치, 이런 모든 기능을 수행하도록 에너지를 충전하고 보급하는 솔라 에너지부, 그리고 이런 모든 장치들을 탑재할 수 있는 안경테로 이루어진다.

차세대 인공지능 안경(AIGN: Artificial Intelligence Glasses, the next generation)은 원시 및 근시는 물론 난시 및 사시 등도 착용자의 상태에 따라 자동조절해 준다. 제1세대 인공지능 안경의 경우 기술의 난이도로 인해 난시와 사시 등은 옵션으로 하여 착용자가 안경원에서 시력검사를 하고 이에 따른 난시나 사시의 처방을 착용할 구면 렌즈에 적용한다. 그러하기에 난시와 사시의 처방을 일단 렌즈에 적용하고 나면 착용자의 사정에 따라 자동으로 변경하지 못한다. 변경하려면 안경원에 가서 렌즈를 새로 주문해야 한다. 그러나, 차세대 인공지능 안경은 제1세대 인공지능 안경 도입 후의 꾸준한 기술개발로 난시와 사시 등도 착용자의 사정에 따라 자동으로 조절해 준다. 이 뿐만 아니라 로우비전, 망원시, 야간시도 가능하도록 조절해주며 GPS, 혈당 체크 등 스마트 기능도 일부 제공하기 시작한다. 마지막으로 차차세대 인공지능 안경(AIGN2: Artificial Intelligence Glasses, the next 2nd generation)에 대해서 생각하는바에 대해 간략히 언급하고자 한다. AIGN2는 착용자의 시력 이상에 의한 원시, 근시, 난시 그리고 사시의 자동조절 뿐만 아니라 착용자의 생리적 변화에 의한 시력 변화도 인식하고 조치할 수 있는 인공지능 안경이다. AIGN2는 근시, 난시, 원시 등 사람 눈의 이상에 기인한 시력조절이 가능한 AIG1이나 AIGN 수준에서 한걸음

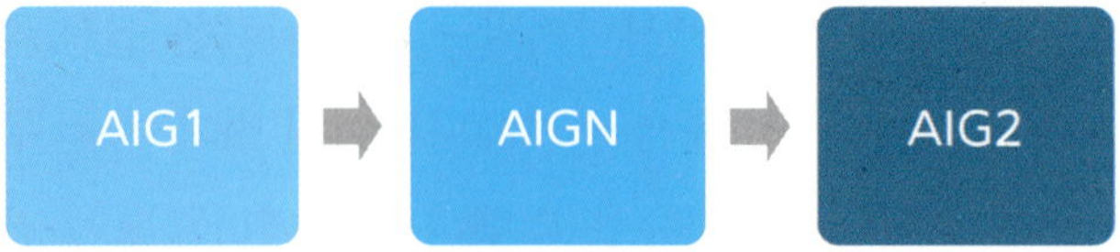

그림 2-1 AIG 아이디어의 제품개발 전개 방향

나아가 우리 눈의 이상에 기반한 시력조절은 물론이며 눈의 생리나 구조 변화를 감지하고 이를 렌즈의 굴절력에 적용하는 지능적 작용, 이를 위한 클라우드 기반 서비스로부터 필요한 데이터를 입수하고 분석 및 처리하여 최적의 20/20 시력을 제공하는 다기능 인공지능 안경이다.

02

인공지능 안경의 실현 가능성에 대한 기대

함께 생각해 보자

- 1980년대 말 예상해 본 컴퓨터가 바꿀 세상은 어떠했는가?
- 인공지능 안경이 해결하고자 하는 것은 무엇인가?
- 시력용 교정 렌즈의 단계별 발전을 이야기해 보자.

1989년 삼성전자는 앞으로의 전자사업은 컴퓨터와 그 관련 기기의 사업이 중요하다고 판단하여 컴퓨터 부분을 별도로 신설했다. 삼성전자 해외인사 업무를 보고 있던 필자는 새로운 트렌드를 배우고 앞으로 폭넓은 기회를 얻을 것 같아 컴퓨터 부문으로 전배 신청하여 컴퓨터 수출기획 업무를 보게 되었다. 그 당시 개인용 컴퓨터에 대해 기술력이 바닥이던 삼성이 컴퓨터 사업을 하기로 했기에 외부로부터 많은 컴퓨터의 달인들을 모셔왔다. 그중 한 분이 미국 왕 컴퓨터에서 근무하다가 삼성 컴퓨터에 스카웃된 한성수 씨였다. 그를 필자의 상사로 모시게 되어 많은 것을 배우게 되었는데….

당시 그가 수시로 말하는 컴퓨터 사용으로 벌어지는 미래에 대한 이야기는 믿을 수 없었다. 컴퓨터로 호텔 예약을 하고 비행기표를 구매하며 일상에 필요한 물건도 구입한다. 경찰이 실시간으로 조그마한 손바닥 피시(palm pc)로 차량이 수배중인지를 조회하며… 등등.

당시 우리나라는 컴퓨터 사용이 아주 제한적이고 문서는 타이핑으로 하던 시절이라 이런 이야기는 까마득한 마치 우주 공상 영화 속에서나 나오는 이야기를 듣는 것 같았다. 언제 그런 날이 올꼬???

하지만 이것은 현실이 되고 이제는 아주 자연스러운 것이 되어 버렸다.

컴퓨터를 활용한 거래가 늘어남과 동시에 이에 비례하는 문제점도 늘어났다. 그래서 미국은 90년대부터 급증하기 시작하는 인터넷 거래를 규율하기 위해 단일 주 법을 위한 전국 컨퍼런스 위원회(National Conference Commission on Union State Laws)란 법률 단체가 통일 컴퓨터 정보 전송법(Uniform computer information transaction act)을 1999년 제안했다. 이를 2000년에 메릴랜드(Maryland) 주가, 2001년에는 버어지니아(Virgina) 주가 이를 반영한 자신의 주법으로 입안하여 적용하고 있다.

다시 삼성으로 돌아가서,

미래의 인터넷 사용을 재빠르게 감지한 삼성은 이 분야 기술을 확보하기 위해 재빠르게 수많은 투자를 하였다. 이러한 투자 덕분에 초기에는 적자로 애물 단지였지만 2000년대 와서 모바일폰 갤럭시로 다시 태어나서 이젠 전 세계의 돈을 쌍끌이 하고 있다. 이는 이전의 전자제조의 황제인 소니를 물리치게 된 배경이 되었다.

자, 안경 이야기로 가보자.

근자에 와서 삼성, 소니, LG 등 전자업체의 거인들은 증강현실(augmented reality)에 많은 투자를 하고 있다. 스마트란 개념을 1990년대 스마트 칩이라고 사용하기 시작하면서 2000년대 와서는 스마트 모바일폰으로 적용 확대하고 이제는 스마트 안경이라는 개념으로 확대 적용하고 있다. 전자업체의 거인들이 TV용 3D 안경을 도입하여 안경에 발을 담근 뒤 이제는 아예 스마트 안경이란 개념으로 시력교정 안경이 아닌 오락이나 건강 체크 등의 용도로 안경을 발전시키고 있다. 이렇게 시력교정이란 전통적 입장을 벗어난 이단자적인 안경의 개념을 내어 놓고 있다.

물론 VR이나 AR 안경 기술도 시력교정 안경 기술에 기여할 가능성을 전혀 배제하는 것은 아니다. 하지만, 진작 안경이 필요한 고객의 입장에서 보면 이러한 안경 기능의 변화는 이들에게 당장에는 직접적으로 그리 큰 도움이 안되는 것 같다. 미래에는 아마 한몫할 수 있으리라 생각되지만….

전통적인 기능이란 입장에서 볼 때, 안경은 시력의 교정이 기본이고 고객의 입장에서 편하고 잘 보이면 된다. 이 편함 뒤에는 여러 가지 의미가 있다. 안경을 착용한 사람은 다 알겠지만 시력교정용 안경을 구입한 후 시간이 지나면 또 구입해야 한다. 자라는 아이들은 성장하면서 변화하는 시력에 따라 안경을 자주 바꿔야 한다. 그리고 나이가 40대 중후반대로 접어들면 가까이 있는 글을 잘 읽을 수 없게 된다. 이제는 독서용 안경까지 필요하다. 그러다 보니 나이 먹는 만큼 여러 종류의 안경을 가지게 된다. 근시용, 독서용, 이중 초점 그리고 프로그래시브 안경 등등… 더구나 각기 다른 용도의 안경도 구입한 후 시력이 잘 맞지 아니해서 한두개 이상 더 구입하는 경우가 있다. 여러 종류의 안경 기능을 모두 제공하면서도 구입 후 시력이 잘 맞지 않는 문제를 해결해 주는 안경은 없을까? 인공지능 안경이 이 문제에 답해 주리라 기대한다.

그리고, 시력교정용 렌즈는 단초점, 이중 초점, 다초점, 프로그래시브의 형태로 변화를 해 왔다. 이것도 모자라 이제는 자유형(freeform)으로 진화하고 있다. 하지만 이러한 렌즈들은 일단 처방에 따라 조제를 하여 안경에 탑재하면 더 이상 조절할 수 없는 렌즈이다. 따라서 이러한 렌즈들은 우리가 추구하는 자동 시력조절을 기본으로 하는 인공지능 안경에 비하면 구석기 시대의 유물이 될 수 있다.

인공지능 안경의 발명을 앞당기기 위해서는 인공지능 안경과 관련하여 지금까지 어떠한 노력들이 진행되었고 진행되고 있는지를 살펴보는 것이 필요하다. 그 노력들을 유심히 분석해 보면 인공지능 안경의 발명을 위한 단서들을 발견하리라 생각한다.

제3장 인공지능 안경으로 가는 노력들

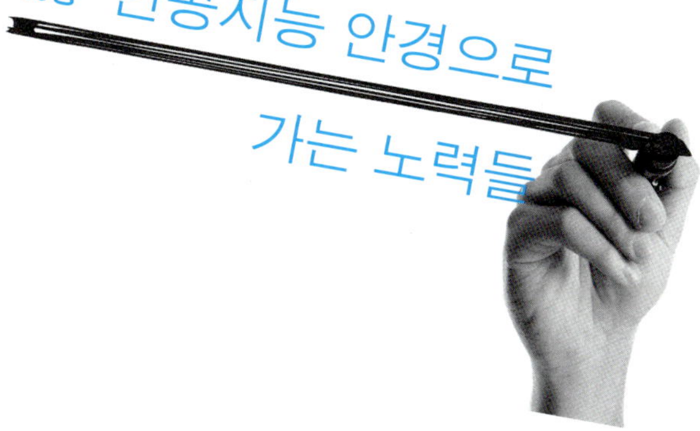

01
시력 조절용 안경을 위한 지금까지의 노력들

함께 생각해 보자

- 시력조절 안경은 어떠한 것들이 있는가?
- 최초의 시력조절 안경에 대한 시도는 언제로 보는가?
- 언제부터 본격적인 시력조절 안경이 출시되고 있는가?
- 출시된 시력조절용 안경들이 채용한 주요한 기술은 무엇인가?

문헌상 거론되고 있는 최초의 시력조절 안경은 1879년 프랑스 특허청에 등록된 쿠스코(Cusco)의 다이나몹토미터(dynamoptometre)이다. 쿠스코는 1880년 발간된 「라 네이처(La Nature)」란 전문지에 자신이 발명한 다이나몹토미터에 대해 소개를 했다. 그러나 쿠스코는 이 제품의 프로토타입(Prototype)을 만들 수 있었으나 기술적으로 상품화할 능력이 부족하여 판매는 실현되지 않았다고 한다.

그 뒤에도 알게 모르게 시력조절용 안경 개발을 위한 노력이 경주되고 있었지만 2000년대 와서야 비로소 가시적인 시력조절 안경이 출시되고 있다.

출시된 시력조절용 안경으로서 2005년 네덜란드인 프레데릭 얀 애스벡(Frederik Yan Asbeck)이 중심이 되어 발명한 포커스스펙스(FocusSpecs), 2009년 영국인 조슈아 실버(Joshua Silver)가 발명한 애드스펙스(AdSpecs), 미국인 스테펀 커틴(Stephen Kurtin)이 발명하여 2009년

표 3-1 2000년대 출시된 시력조절 안경 제품과 기저 기술

출시 연도	제품명	발명가/발명회사	채용 기저 기술
2005	포커스스펙스 (FocusSpecs)	프레데릭 얀 애스벡 (Frederick Yan Asbeck) 등	앨버레즈(Alvarez) 겹침 렌즈 슬라이딩 기술
2009	애드스펙스 (AdSpecs)	조슈아 실버 (Joshua Silver)	유수 주입 방식
	슈퍼포커스 (SuperFocus)	스테펀 커틴 (Stephan Kurtin)	유수 주입과 플렉시블 렌즈
2011	이머전시 (EmergenSee)	애들렌즈 (Adlens)	앨버레즈 겹침 렌즈 슬라이딩 기술
	엠파워 (emPower)	픽셀 옵틱스 (PixelOptics)	전자 시력조절
	피오뷔 (p.o.v.)	애들렌즈 (Adlens)	유수 주입 방식
2012	아이쥬스터스 (Eyejusters)	아이쥬스터스 (Eyejusters)	앨버레즈 겹침 렌즈 슬라이딩 기술
2015	포커스 (Focuss)	애들렌즈 (Adlens)	유수 주입과 플렉시블 렌즈 (가변광학기술)

미국에 출시한 슈퍼포커스(SuperFocus), 영국의 애들렌즈(Adlens)가 개발하여 2011년 일본에 처음 출시한 이머전시(EmergenSee)와 피오뷔(p.o.v), 2015년 출시한 애들렌즈 포커스(Adlens Focuss), 2011년 미국의 픽셀 옵틱스(PixelOptics)가 발명한 엠파워(emPower), 그리고 영국기업 아이쥬스터스(Eyejusters)가 개발하여 2012년 출시한 아이쥬스터스가 있다.

이를 〈표 3-1〉에 정리해 두었다. 참조바란다.

2016년에 와서는 스타트업 벤쳐 딥옵틱스(Deep Optics)가 옴니포컬스(Omnifocals)를, 애들렌즈(Adlens)가 제2세대 포커스(Focuss)란 자동 시력조절 안경을 개발하려고 경주하고 있다. 아직 극복해야 할 기술은 많지만 조만간 이러한 제품이 나올 것으로 기대한다.

시력조절 안경의 공통적인 목표는 자연스러운 20/20 시력의 구현에 있다. 그래서 착용자가 원하는 거리의 사물을 선명하게 보도록 하기 위해서는 렌즈가 여러 곳에 초점을 이루어 굴절 에러를 보완해 주어야 한다. 즉 보는 물체가 달라짐에 따라 변화되는 초점거리별 렌즈 굴절력을 즉각적으로 최적화 되게 하는 렌즈가 필요하다.

렌즈 굴절력의 조절을 위한 시도는 액상 크리스털에 의한 방법, 휘어지는 플렉시블 렌즈와 광학 유수(optical fluid)에 의한 방법, 렌즈를 겹치는 방법, 광학 유수량 조절에 의한 방법 등으로 대분될 수 있다.

액상 크리스털에 의한 방법을 취한 안경은 옴니포컬스(프로토타입의 제시 수준이며 완제품은 개발중임), 엠파워란 제품이 있으며, 플렉시블 렌즈와 광학 유수에 의한 안경은 슈퍼포커스 및 애들렌즈의 포커스, 앨버

렌즈 겹침 렌즈 슬라이딩 기술을 채용한 아이쥬스터스와 애들렌즈의 이머전시, 마지막으로 광학 유수량 조절에 의한 방법은 애드스펙스 및 애들렌즈의 피오뷔가 있다.

이에 대한 내용을 〈표 3-2〉에 정리해 보았다. 참조하길 바란다.

그리고 이하에서 시력 조절을 위한 렌즈의 기술에 따라 출시되거나 개발될 안경에 대해 상세하게 살펴보자.

표 3-2 시력 조절을 위한 렌즈의 기술적 접근

시력 조절 렌즈 기술	안경 제품(출시 연도)
겹침 슬라이딩 렌즈	포커스스펙스(2005), 이머전시(2011), 아이쥬스터스(2012)
광학 유수량 조절 렌즈	애드스펙스(2009), 피오뷔(2011)
광학 유수 + 플렉시블 렌즈	슈퍼포커스(2009), 포커스(2015)
액상 크리스털 렌즈	엠파워(2011), 옴니포컬스 (미정)

02

겹침 슬라이딩 렌즈 방식을 통한 노력

함께 생각해 보자

- 겹침 슬라이딩 렌즈를 통한 시력을 조절하는 원리는 무엇인가?
- 겹침 슬라이딩 렌즈 원리에 의한 제품으로 어떤 안경이 출시되었는가?
- 출시된 제품들의 주요 특징은 무엇인가?
- 제품들이 해결해야 될 과제는 무엇인가?

겹침 슬라이딩 안경이란 기본적으로 앨버레즈 렌즈의 원리에 따라 시력 조절을 하게끔 개발된 안경이다. 루이스 앨버레즈(Luis Alvarez)가 1968년 겹침 슬라이딩 안경의 기술을 개발했다. 그가 발명한 겹침 슬라이딩 렌즈는 그의 이름을 따라 앨버레즈 렌즈라고 불리게 되었다.

상품화된 겹침 슬라이딩 안경으로 2005년 출시된 포커스스펙스, 2011년 출시된 이머전시, 그리고 2012년 출시된 아이쥬스터스가 있다.

우선, 겹침 슬라이딩 안경의 기초인 앨버레즈 렌즈 원리를 먼저 살펴 보고 출시된 세가지 제품에 대해 살펴보자.

왼쪽과 오른쪽 안경테 림에 탑재되는 앨버레즈 렌즈는 각각 2개의 렌즈 부분으로 구성된다. 2개의 렌즈 부분은 각각 한 면씩 평편한 부분이 있어 서로 맞대어서 미끄러질 수 있게 해 놓았다. 이는 이동이 용이하게 함으로써 렌즈의 겹치는 부분 상태에 따라 굴절력이 달라지게 하기 위함이다. 즉, 렌즈를 이동시켜 겹치는 부분에 볼록한 부분이 많아질수록 + 굴절력이 높아지고, 오목한 부분이 많아질수록 (-) 굴절력이 높아진다.

〈그림 3-1〉에서 보듯이 각 렌즈 부분은 비대칭적 물결 모양으로 되어 있다. 2개의 렌즈 부분은 서로 간에 완전히 도치(inversion)된 형상을 취하고 있다. 따라서 2개의 렌즈 부분을 완전히 겹쳐 놓으면 굴절력이 없는 상태가 된다.

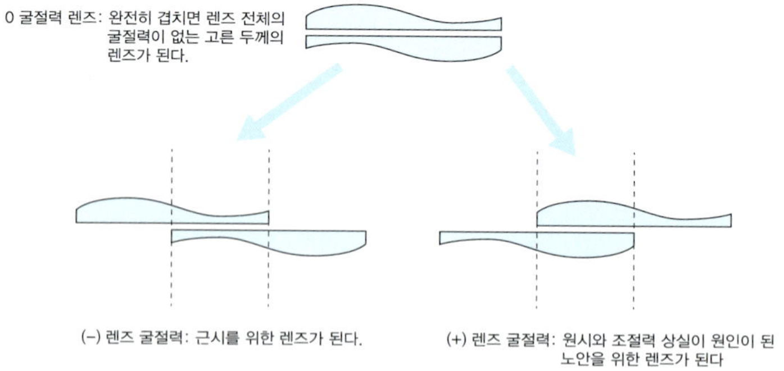

그림 3-1 앨버레즈의 겹침 슬라이딩 렌즈의 원리

2.1 포커스스펙스

포커스스펙스(FocusSpecs)는 프레데릭 얀 애스벡(Frederik Yan Asbeck)이란 네덜란드 사람이 발명한 안경이다. 이 안경의 발명에 동기를 부여한 사건은 2002년 그 당시 학생이던 프레데릭이 아프리카 탄자니아를 방문했을 때였다. 그는 시력 케어의 필요성이 절실하지만 사회 시스템상 시력을 케어해 줄 전문가가 제대로 없을 뿐만 아니라 가난해서 비싼 안경을 구입할 여력이 없는 많은 사람들이 있다는 것을 알게 되었다.

그가 네덜란드로 귀국한 후 자신의 졸업 논문을 '조절 가능한 안경'이란 주제로 발표했고 이 안경의 개발을 위한 프로젝트를 통해 〈그림 3-2〉에 그려진 포커스스펙스를 발명했다. 이 발명을 위해 그의 의붓아버지인 얀 벨드(Jan Veld)가 재정적 지원을 해줌으로써 마침내 포커스스펙스를 대량 생산할 수 있었다.

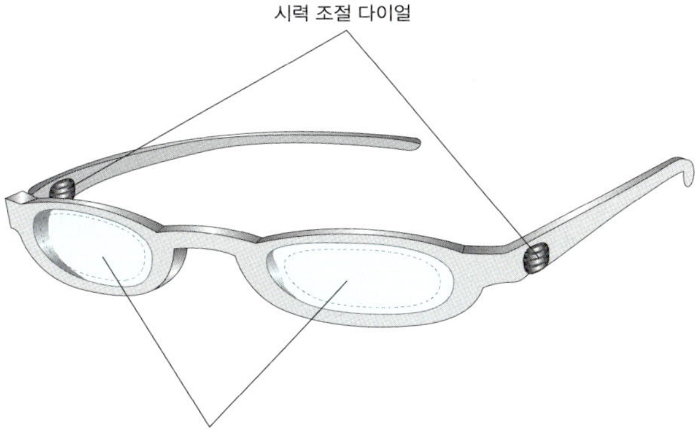

그림 3-2 포커스스펙스(FocusSpecs)와 제품

개발자 프레데릭의 개발 동기에 기인하여 포커스스펙스를 저개발국에 원조하기 위해 2004년 네덜란드에 근거를 둔 포커스 온 비전(Focus on Vision)이 설립되었고 1개 판매할 때마다 1개는 저개발국에 원조한다는 원조 프로젝트를 시행하고 있다.

2005년 포커스스펙스가 발명된 후 지금까지 가난한 나라에 많은 포커스펙스를 무상으로 원조하고 있다.

노스케롤나이나 주의 둘함(Durham, NC)에 근거를 둔 미국의 판매 지사는 제품명 그대로인 포커스스펙스(FocusSpecs)를 회사명으로 사용하고 있다.

주요 특징

포커스스펙스는 근시 교정용과 원시교정용의 2가지로 나누어 판매되고 있다. 근시 교정용의 굴절력 조절범위는 (–) 1.00 디옵터에서 (–) 5.00 디옵터까지이며, 원시 교정용(독서용)의 경우 + 0.50 디옵터에서 +4.50 디옵터까지이다. 교정 굴절력 차이를 제외하고 기본 플랫폼의 사양이나 특징은 동일하다.

포커스스펙스 판매자가 소개하는 기본 플랫폼에 대한 설명은 다음과 같다.

- 안경이나 콘택트렌즈 긴급 상황시 완벽한 백업(back-up) 안경이다.
- 어느 환경에서나 즉각적으로 조절 가능하다.
- 왼쪽 렌즈와 오른쪽 렌즈가 각각 독립적으로 조절되어 더욱 선명한 시력을 제공한다.

• 구면 굴절력만 조절하는 렌즈이다. 난시 조절은 할 수 없다. 따라서 운전을 하거나 중장비를 작동할 때에는 사용하지 말아야 한다.

안경테 색깔은 검정, 갈색 및 빨강의 3가지가 제공된다.

근시 교정용 선글라스와 원시교정용 선글라스도 판매한다.

겹침 렌즈 부분의 이동에 의한 시력 조절

포커스스펙스는 이를 사용하는 사람이 직접 겹침 슬라이딩 렌즈 부분을 이동하여 자신의 시력을 조절하도록 되어 있다. 2개의 렌즈 부분을 이동하는 메커니즘은 〈그림 3-3〉에서 보는 것과 같이 안경테에 붙인 조절 레버이다. 왼쪽과 오른쪽 안경테에 각각 한 개씩 탑재한 조절 레버를 돌리면서 착용자 자신의 시력을 조정하는데 그 조절 방법은 간단하다.

포커스스펙스가 소개하는 조절방법은 다음과 같다.

한쪽 눈을 가리고 개방된 눈은 시력 차트를 본다. 안경테에 탑재된

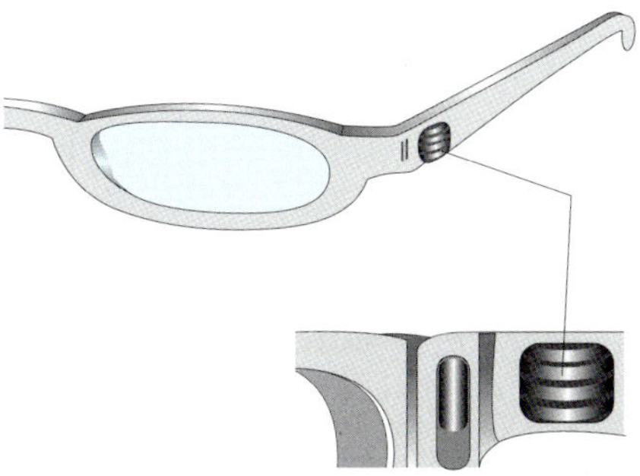

그림 3-3 포커스스펙스의 조절 레버

조정 레버를 천천히 앞뒤로 돌리면서 시력 차트의 글씨가 선명할 때까지 조절한다. 개방된 눈의 시력이 조절되고 난 뒤 가렸던 눈을 개방시키고 개방되었던 눈을 가리고 동일한 방법으로 시력을 조절한다. 조절된 후 렌즈 굴절력이 돌발적으로 바뀌면 이를 다시 복원하기 위해 안경테의 조절 레버 옆에 있는 인디케이터(indicator)를 사용한다.

또한, 포커스스펙스 측은 제품이 모래나 물에 접하지 않도록 주의해야 한다는 것을 강조한다. 이는 겹침 렌즈 간의 슬라이딩에 의해 시력을 조절하기에 겹침 렌즈 사이에 모래나 이물질이 들어가면 조절 기능의 상실이나 렌즈의 파손 등 문제가 야기되기 때문일 것으로 추측한다. 안경은 3개월만 품질보증한다.

기본적으로 비처방 안경

독서용 안경판매에서 처방 렌즈, 비처방 렌즈와 관련하여, 미네소타 주는 +3.25 디옵터 이상 굴절력 안경이나 OTC 이중 초점 안경은 처방없이 판매할 수 없고, 뉴욕 주는 +2.75 디옵터 이상 굴절력 안경이나 OTC 이중 초점 안경은 처방없이 판매할 수 없으며, 로드 아일랜드 주는 +2.50 디옵터 이상 굴절력 안경이나 OTC 이중 초점 안경은 처방 없이 판매할 수 없다. 그래서 기본적으로 포커스스펙스는 비처방 안경이 기본이나 각 주에서 규제하는 바에 따라 안경을 구매하려면 일정 굴절력 이상을 요할 경우 처방이 필요하다.

아마존 사이트와 포커스스펙스 자체의 사이트 등을 통해 판매되고 있다. 통상 소비자 판매가격은 개당 19.95달러(선글라스는 개당 29.95달러)에 판매되고 있다.

소비자 지적 사항

여러 장점에도 불구, 판매되고 있는 포커스스펙스에 대한 개선점과 관련하여 아마존 사이트에서 발췌한 몇 가지 소비자 불만 사항을 간단히 언급하고자 한다. 이는 AIG 발명시 예상되는 품질문제를 파악하여 미리 대비하기 위해 살펴보는 것이다.

- 오른쪽 렌즈가 광학적으로 결함이 있다. 그래서 아주 성가시게 하고 있다. 오른쪽 렌즈의 일부분만 선명하게 볼 수 있었기에 제대로 보기 위해 머리의 위치를 자주 옮겨야 했다.
- 왼쪽 렌즈는 전혀 조정이 되지 않았다. 저렴한 독서용 안경보다 못한 것 같다.
- 시야가 좁아지는 것을 경험했다. 흐릿한 창문의 조그마한 구멍을 통해 보는 것 같다. 약간의 어지러움증도 경험했다.
- +1.25 디옵터의 교정이 필요한데 이것도 제대로 조절해 주지 못했다. 거기에다 안경이 무겁고 두껍다.
- 시력 조절은 된다. 하지만 너무 흐려 제대로 볼 수가 없다. 근시인 나의 엄마도 착용해 보았지만 나의 경우와 동일하게 제대로 볼 수 없었다.
- 주변부가 흐릿했다. 그 결과, 시야가 좁아졌다.
- 광고에서 제품을 소개하는 그대로 기능하지 않았다.
- 여러 번 착용한 뒤에 안경다리가 떨어져 버렸다.
- 안경테 크기가 작아 어린이를 위한 안경이다.
- 단지 (−) 2.00 디옵터의 교정 굴절력이 필요하지만, 한쪽 렌즈는 (−) 2.00 디옵터까지 조절되지 않았다.

포커스스펙스의 역사적 의미

포커스스펙스는 세계 최초로 상품화된 사용자 시력 조절 안경이다. 또한 세계 최초로 상품화된 앨버레즈 원리를 적용한 겹침 슬라이딩 안경이다. 포커스스펙스의 상품화로 안경의 역사는 고정식 안경 단계를 넘어 시력 조절 안경이란 제2의 안경 혁명기를 맞이하였다. 포커스스펙스를 필두로 더욱 활발한 시력 조절 안경의 연구와 가시화된 제품들이 계속해서 출시되었다.

2.2 애들렌즈의 이머전시와 어드자스터블즈

애들렌즈는 앨버레즈 방식인 파도 모양의 2개의 부분 렌즈를 겹쳐 굴절력을 변화시켜주는 안경으로 이머전시를 탄생시킨 뒤 그 개선된 버전으로 어드자스터블즈를 개발하여 판매하고 있다.

2.2.1 이머전시

안경업계의 어떤 이는 이머전시(EmergenSee)가 출시 되자 다음과 같은 찬사를 보내면서 경의의 표현을 하였다.

"단순히 안경다리에 있는 나사를 돌리면 안경이 새로운 시력으로 조절된다. 나사를 돌려 초점을 조절한다는 점에서 망원경과 아주 많이 닮았는데, 시력조절 가능한 안경은 800여 년 전 이탈리아에 서 안경을 처음 발명한 이후 비전 케어에 있어 혁명을 일으킬 것이다."

안경업계의 인사들로부터 이렇게 뜨거운 반응을 받으면서 2011년 애들렌즈의 신기술 제품인 이머전시가 세상에 나오게 되었다.

애들렌즈의 이머전시는 네덜란드 소재 브라쥐 대학(Vrije University)의 롭 반 더 하이데(Rob Van Der Heijde) 연구팀과 연계하여 개발된 제품이다. 긴급할 때에 사용한다는 의미에서 이름을 이머전시라고 명명했다고 한다. 착용자가 안경다리에 붙은 다이얼을 돌려 겹침 슬라이딩 렌즈 부분의 위치가 바뀌게 함으로써 근거리와 원거리 초점을 자신의 시각 요구에 따라 점진적으로 조정할 수 있는 안경이다.

애들렌즈는 2005년 영국 옥스포드(Oxford)에서 설립된 안경회사로 조절 가능한 렌즈 기술의 개발 및 개발된 제품의 판매를 하고 있는 회사이다. 이 회사는 제임스 첸(James Chen), 조슈아 실버(Joshua Silver)가 공동 설립자로 참가하였고 와버그 핀쿠스(Warburg Pincus)가 자금을 투자하였다. 와버그는 2년 뒤 지분을 캐나다의 아스펙스아이웨어 그룹(Aspex Eyewear Group of Canada)에 넘겼다. 미국 메사츄세츠 주 보스톤에 미국 지사를 두고 있고 인터넷, TV 광고, 홈디포(Home Depot)의 매장을 통해 판매하고 있다.

애들렌즈가 소개하는 이머전시는 다음과 같다.

"이머전시는 시력 재난 상황을 완화하기 위해 재난당한 사람의 안전과 복지를 위해 사용될 수 있다. 굴절력이 계속적으로 변화될 수 있기에, 이 안경은 가족 모두가 공동으로 나누어 사용할 수 있고 일시적으로 시력의 변동이 심한 경우에도 사용할 수 있다."

겹침 슬라이딩 안경이기에 사용자가 스스로 굴절력이 없는 상태에서 겹쳐진 렌즈의 부분을 서로 어긋나게 움직여 주면 + 굴절력이나 (−) 굴절력이 나타난다. 이렇게 조정되는 굴절력의 범위는 (−) 6.00에서 + 3.00까지인데, 이는 구면 굴절력 조절용 안경이 필요한 사람의 90%를 커버한다고 한다.

안경테에 사용되는 물질은 TR90이며, 렌즈는 폴리카보네이트를 사용한다. 이머전시는 2011년 4월 일본에서 최초로 출시되었고, 최초 출시 당시 가격은 4,980엔(약 6만 원)이였다.

소비자 반응을 찾아 보았으나 문헌으로 된 것은 찾아 볼 수 없었다.

2.2.2 어드자스터블즈

애들렌즈의 2016년 상품 라인을 기준으로 볼 때 앨버레즈 방식인 파도 모양의 2개의 부분 렌즈를 겹쳐 굴절력을 변화시켜주는 안경은 어드자스터블즈를 기본 사양으로 한다. 이 애들렌즈 어드자스터블즈의 플랫폼 위에 파생 스타일을 추가로 내어 놓고 있다. 노란 색조를 렌즈에 넣은 인터페이스(Interface), 선글라스 효과를 넣은 선다이얼(Sundial)이 있고 안경테를 다소 패션화시킨 존 레넌(John Lennon)이 있다.

앨버레즈 방식을 취하기 때문에 겹쳐진 파도 모양의 렌즈를 이동하여 근거리, 원거리 그리고 중간 거리와 같이 거리별 시력을 조절하여 선명한 비전을 가지게 한다. 렌즈의 이동은 착용자가 스스로 안경다리에 붙은 다이얼을 돌려 조정하게끔 되어 있다. 각 렌즈의 굴절력 범위는 (−) 6.00에서 + 3.00 디옵터이다.

또한 안경의 각 렌즈는 독립적이며 개별적으로 굴절력을 조절할 수 있기에 보다 나은 양안시를 제공한다. 구면 굴절력만 조정해 주도록 디자인 되어 있기에 난시는 교정시킬 수 없다.

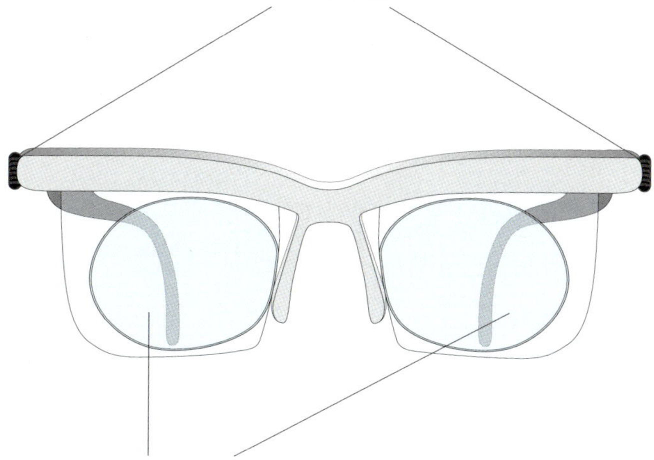

그림 3-4 애들렌즈의 어드자스터블즈

렌즈는 충격에 강한 폴리카보네이트로 되어 있다. 안경테는 TR 90 이란 물질을 사용하였다. 조정할 수 있는 코받침이 있으며 안경 크기는 49-22-141(단위: mm; 안경테 림의 한 쪽 렌즈 부분의 크기-브릿지-안경 다리의 길이)이며 무게는 17그램이다. 판매되고 있는 가격은 모델에 따라 20달러(약 2만 5천원)에서 70달러(약 8만 5천원)까지 있다. 구입한 지 30일 이내이면 이유 불문하고 반품을 받아준다고 광고하고 있다.

소비자의 지적 사항

AIG 개발시 예상되는 품질문제에 참조하기 위해 아마존 판매 사이트(2016년 5월 1일 게재)에 어드자스터벌즈를 구입한 사람들이 제품의 문제점들을 댓글 형식으로 언급한 것을 보았다.

- 외부와 내부의 플라스틱 렌즈가 쉽게 긁힌다.

- 장비(equipment) 작업이나 독서 등을 위해 시력조절이 용이하다고 했는데 이들 작업 시 제대로 볼 수 있도록 조절되지 않았다.
- 컨셉은 좋지만 원거리, 독서, 컴퓨터 작업 등 서로 다른 거리에서 작업시 제대로 시력이 조절되지 않았다.
- 비록 + 1.75에서 + 2.75 영역에서는 문제가 없었지만 일반적으로 책의 글자를 선명하게 볼 수 없었다. 그리고 수많은 왜곡현상을 경험하였다.
- 제대로 시력을 조절할 수 없어 반품했다.
- 노브(knob)를 가진 플라스틱은 조잡하고 흔들리며 이중 레이어 플라스틱 렌즈는 심지어 부드럽게 슬라이딩되지 않는다.
- 구입한 다음날 렌즈가 바닥으로 떨어져 못쓰게 되었다.
- 주변부 왜곡현상이 나타났다.
- 커다란 얼굴을 가지고 있는 데 안경테가 너무 작다. 안경테나 얼굴에 너무 꼭 끼어서 불편하다. 또한 렌즈 사이즈가 너무 작아 시야가 좁게 보이고 심한 주변부 왜곡현상을 경험한다.

어드자스터블즈의 역사적 의미

현재 가장 활발하게 판매되고 있는 앨버레즈 원리를 이용한 시력조절 안경이다. 아마존, 이베이 등 온라인 상점은 물론이고 월마트, 홈디포, 시어즈 백화점 등의 오프라인 상점에서도 판매되고 있다. 앨버레즈 원리 이용한 안경으로 상업화에 성공한 제품이다.

2.3 아이쥬스터스

아이쥬스터스는 영국의 기업 아이쥬스터스(Eyejusters)가 애드스펙스(AdSpecs)를 발명한 죠수아 실버의 발명에 영감을 얻어 개발한 안경으로 2012년 4월에 처음 출시되었다. 영국의 윌레미즌 겔드롭(Willemijn Geldrop) 등 엔젤 투자자들로부터 자금 지원을 받아 발명하였다. 이 제품을 개발한 발명가들은 저개발국에 살기에 자신들의 시력교정에 필요한 안경을 제대로 구하지 못하는 사람들에게 도움이 되기를 희망하면서 개발하였다고 한다. 따라서 저비용이면서 착용자가 안경 전문가의 도움 없이도 스스로 자동조절할 수 있도록 디자인되었다.

아이쥬스터는 저개발국의 사람들을 위해 무상으로 제공되기도 하는데, 이에 관련된 봉사활동과 관련하여 전해지는 일화가 하나 있다.

제품이 출시된 해인 2012년 아프리카 모로코에 소재한 어느 고등학교의 영어 프로그램에 참여하고 있는 학생들에게 아이쥬스터 안경이 증정되었다. 가난하여 안경을 구입할 수 없었던 근시가 있는 학생들이 아이쥬스터스 안경을 증여받아 착용함으로써 이제는 칠판을 선명하게 볼 수 있게 되었다고 좋아했다. 이 당시 그 학교에서 자원봉사를 하던 어떤 사람은 이를 보고 "한 짝의 안경이 학생들의 학습능력을 아주 많이 높여 줄 것이다"라고 말하면서 생활형편이 어려운 학생들에게 안경이 증정되는 것을 보고 함께 좋아하였다고 한다.

기본 구조 및 기능

아이쥬스터스는 앨버레즈류의 렌즈, 통상의 안경테 및 렌즈 조절을 위한 다이얼로 구성되어 있다. 즉, 통상의 안경이다. 단지 앨버레

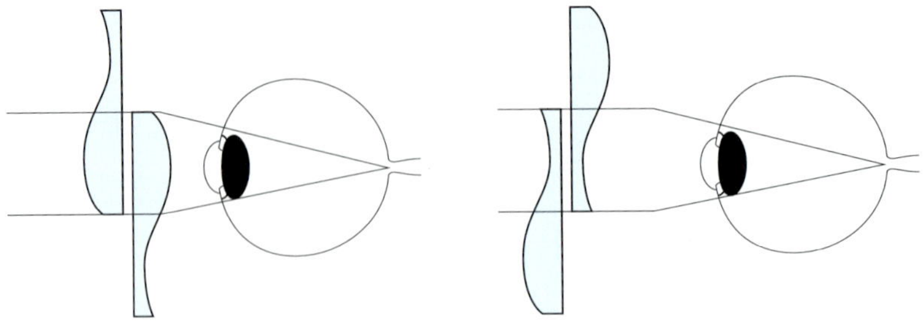

그림 3-5 아이쥬스터스의 렌즈 구성과 작동 원리

즈류의 렌즈와 굴절력 조절 다이얼이 추가로 있을 뿐이다.

아이쥬스터스의 시력조절 안경은 〈그림 3-5〉에서 보듯이 앨버레즈 렌즈의 형태를 취하기에 이에 따라 각각의 렌즈는 두 개 렌즈 부분이 겹치는 구조로 되어 있다. 두 개의 부분 렌즈는 안경다리 부분에 놓인 다이얼을 착용자가 돌려가면서 렌즈 부분의 위치를 조절한다. 렌즈 부분의 위치가 조절됨에 따라 착용자에게 제공되는 렌즈 굴절력이 달라진다. 착용자가 스스로 가장 선명하게 보인다고 느껴지는 곳에서 다이얼을 멈추면 시력 조정이 마무리 된다.

다이얼은 안경다리의 왼쪽과 오른쪽에 각각 1개씩 있다. 왼쪽의 두 개의 렌즈 부분들을 조절할 때에는 왼쪽 다이얼로 조정하고, 오른쪽의 두 개의 렌즈 부분들을 조절할 때에는 오른쪽 다이얼로 조정하면 된다. 두개의 렌즈에서 각각의 렌즈 부분은 볼록 렌즈 영역과 오목 렌즈 영역으로 구성된다. 볼록 렌즈 영역과 오목 렌즈 영역이 다이얼을 통해 이동함으로써 렌즈 구 표면(Spherical surface)의 변경 없이 즉각적인 시력조절이 가능해진다.

두 개의 부분 렌즈가 놓여진 처음의 상태는 볼록 부분은 오목 부분과 겹쳐지고 오목 부분은 볼록 부분과 겹쳐져서 렌즈 굴절력이 없는 상태이다. 최초의 상태에서 다이얼을 돌리면 겹쳐지는 부위가 달라지면서 렌즈 굴절력의 차이가 나게 된다. 이 차이를 착용자가 느끼면서 자신이 가장 잘 보이는 때에 다이얼을 멈추면 된다.

시력조절 다이얼과 슬라이드 렌즈 표면 사이에는 이를 보호하기 위한 보호 커버가 있어 제품의 수명이 늘어나도록 고안되어 있다.

렌즈 부분의 볼록 영역은 0.00에서 + 4.50까지의 디옵터를 가지고 있으며, 오목 영역은 0.00에서 (−) 4.50까지의 디옵터를 가진다. 이에 기반한 아이쥬스터스의 교정 시력의 범위는 (−) 4.00 디옵터에서 +4.00 디옵터이다. 이에 따라 당초 근시 교정용과 원시 교정용의 2가지 아이쥬스터스의 출시를 계획한 것으로 알려져 있는데 2016년 6월 현재 유통에서는 원시 교정용인 독서용만 아이쥬스터스의 자체 웹사이트를 통해 판매하고 있었다. 아마존을 통해서도 금속 안경테를 채용한 독서용 아이쥬스터스를 판매한 적이 있었는데 지금은 판매를 중단하고 있었다.

아마존에서 판매했던 제품은 교정시력 범위를 + 0.50 디옵터에서 + 4.00 디옵터이었다.

이제는 다른 곳에서 제품을 찾아 볼 수 없고 아이쥬스터스 사이트에서만 판매되는 제품을 볼 수 있었다. 이들 제품의 교정 굴절력 범위는 당초 계획 발표와는 달리 0.00 디옵터에서 + 3.00 디옵터까지만으로 국한되었다. 자신이 채용한 렌즈 굴절력 조절용 다이얼을 아이다이얼(eyeDials) 기술을 강조하면서 쌍망원경(binocular)의 초점을 맞추는

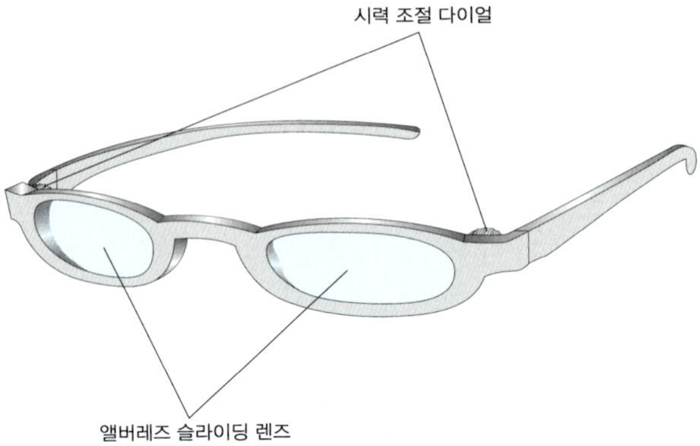

그림 3-6 아이쥬스터스 자동조절 안경의 각 부분

것과 유사하게 작동한다고 설명하고 있다.

안경테는 통상의 안경테인데 단지 다이얼을 탑재하여 렌즈를 조절할 수 있는 구조로 되어 있다. 안경테의 재질로는 셀룰로이드 아세테이트(cellulose acetate), 여러겹 아세테이트(multi-layer acetate), 스테인레스 및 아세테이트 콤비, 그리고 스테인레스의 4가지를 사용하고 있다.

아세테이트 및 여러겹 아세테이트 안경테의 경우 크기는 49-17-142(아이사이즈: 49mm, 브릿지: 17mm, 안경 다리: 142mm)이며 무게는 32그램이다. 다른 물질을 사용하는 안경테의 경우 아이 사이즈와 안경 다리의 길이는 49mm, 142mm로 동일하고, 무게와 브릿지 길이에서 다소 차이가 있을 뿐이다. 즉, 콤비의 경우는 19mm의 브릿지 길이와 35그램의 무게가 나가며, 스테인레스의 경우 19mm의 브릿지 길이와 31그램의 무게가 나간다.

다이얼은 안경테 다리 부분에 착탈할 수 있게 되어 있다. 안경테에 탑재하여 안경 렌즈를 구성하는 쪽의 렌즈들의 위치를 조정하게끔 되어 있다.

현재 판매 중인 아이쥬스터스

이는 처음 출시되었을 때 미국에서의 소비자 판매가격은 개당 39.95달러(약 5만원) 였다고 한다. 현재 판매 중인 독서용 안경은 모두 독서용만 있다. 아이쥬스터스는 모든 독서용 안경을 대체하는 단 한 짝의 안경이다. 판매되는 안경은 0.00에서 + 3.00 디옵터 내에서 조정할 수 있도록 되어 있다.

2017년 1월 현재 판매되는 아이쥬스터스의 상품 라인은 안경테 재질에 따라 4개의 스타일—아세테이트, 콤비, 여러겹 아세테이트 및 스테인레스—로 나눠 판매하고 있다. 미국의 아이쥬스터스 사이트를 통해 판매하는 소비자 판매가격의 경우, 아세테이트와 스테인레스 안경은 개당89달러(약 11만 원)에 판매되고 있으며, 여러겹 아세테이트와 콤비는 99파운드(약 12만 원)에 판매되고 있다.

2017년 1월 기준 판매 제품의 기본 플랫폼

- 독서용
- 교정 굴절력: 0.00 디옵터에서 + 3.00 디옵터까지
- 겹침 슬라이딩 렌즈 기술 적용한 사용자 시력조절 방식
- 4종류의 안경테 기본 재질: 아세테이트, 콤비, 여러겹 아세테이트 및 스테인레스

소비자 지적 사항

다음은 아마존 사이트에 댓글 형식으로 게재된 소비자의 제품에 대한 불만 사항이다. 다른 부분에서 소비자 불만사항을 거론한 이유와 같이 여기서도 AIG 개발시 예상되는 품질문제를 파악하고 사전에 준비하자는 의미로 살펴보는 것이다.

- 제대로 조절이 안된다. 브릿지는 너무 낮고 후면 렌즈는 전형적 안경보다 눈 쪽으로 더 들어와 있다. 또한, 코받침대의 다리가 너무 짧아 후면 렌즈가 눈이나 눈썹을 건드린다.
- 작동은 하나 조절이 잘 안된다. 품질문제 지원을 제대로 안한다. 그래서 계속 사다보니 6개나 구매하였다.
- 내 눈에 맞게 조절이 안된다. 회사 동료에게 조절해 보라고 했는데 그도 자신의 눈에 맞게 조절할 수 없다고 했다.

아이쥬스터스의 역사적 의미

앞에서 본 사례처럼 현재 아이쥬스터스는 "1개 판매마다 1개 저개발국 증여(Give & Get) 프로젝트"를 통해 저개발국을 원조하고 있다. 아이쥬스터스의 역사적인 의미는 안경을 통해 인류 박애 정신(philanthropism)을 구현하려는 포커스스펙스의 정신적 이념과 앨버레즈 렌즈의 기술을 계승 발전시킨 아름다운 안경이다.

03
광학 유수량 변경을 통한 시력 조절 노력

함께 생각해 보자

- 광학 유수를 이용하여 시력을 조절하는 원리는 무엇인가?
- 광학 유수를 이용하여 출시된 안경은 어떠한 것이 있는가?
- 출시된 제품들의 주요 특징은 무엇인가?
- 제품들이 해결해야 될 과제는 무엇인가?

광학 유수를 이용하여 시력을 조절하려는 노력은 렌즈가 두꺼우면 두꺼울수록 더욱 강한 굴절력을 제공한다는 원칙에 근거하여 시력을 조절하려고 한다. 즉, 렌즈 막 속에 오일을 주입하면 할수록 이에 비례하여 렌즈가 볼록해져서 + 굴절력이 증가하고, 오일을 제거하면 할수록 이에 비례하여 렌즈가 오목해져서 (–) 굴절력이 증가한다는 성질을 이용하여 만든 안경이 광학 유수 시력 조절 안경이다.

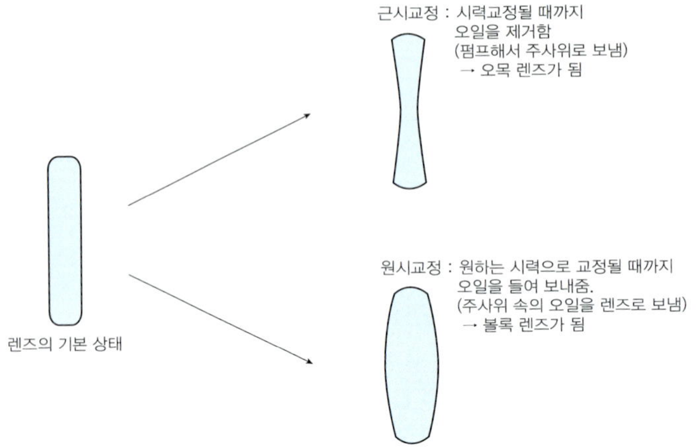

그림 3-7 오일 주입량에 따른 렌즈의 형태 변화

광학 유수량 변경을 이용하여 시력을 조절하는 안경으로 2009년 출시된 애드스펙스(AdSpecs)와 2011년 출시된 피오뷔(p.o.v)가 있다.

3.1 애드스펙스

1980년대에 와서 애드스펙스(AdSpecs)의 발명가인 조슈아 실버(Joshua Silver)는 '스스로 하기 프로젝트(Do-it-yourself project)'에 참가하였다. 이는 초점 굴절력을 사용자가 조절하도록 하는 렌즈 개발 프로젝트였다. 영국정부의 개발 자금지원을 받아 연구하여 애드스펙스 개발에 성공했다.

애드스펙스는 프랑스 발명가인 쿠스코의 시력조절 장치인 다이나몹토미터(dynamoptometre)와 1970년대 영국인 마틴 라이트(Martin Wright)의 액체 주입 조절 렌즈에서 힌트를 얻어 발명된 시력조절 안경이다라고 한다. 이들 렌즈는 렌즈가 두꺼우면 두꺼울수록 더욱 강한 굴절력을 제공한다는 원칙에 뿌리를 두고 있다. 즉, 이 원칙은 사람의 눈과 안경 렌즈는 동일한 원리에서 작동한다는 점에 착안하여 렌즈의 커브가 변함에 따라 굴절력도 변한다는 원칙이다.

다이나몹토미터는 시력조절을 위해 만든 것이었으나 너무 커서 착용할 수 없는 복잡한 탁상용 장치이었다. 시력은 렌즈 속의 유수량의 조절을 통해 조절하였다. 즉, 물을 들여보내거나 빼냄으로써 렌즈의 굴절력을 조절하게 되어 있었다. 애드스펙스도 이러한 렌즈 속 유수 조절에 의해 착용자의 시력을 조절한다. 물이 아닌 실리콘 오일이란 광학 유수를 사용하는 점과 얼굴에 착용할 수 있을 정도로 소형화 되었다는 점이 다이나몹토미터와 다른 점이다.

또한1970년대 영국인 마틴 라이트(Martin Wright)의 액체 주입 조절 렌즈 기술도 애드스펙스의 기저 기술을 이루고 있는데, 마틴이 해결하지 못했던 렌즈의 오일 유출 문제를 어느 정도 해결함으로써 조슈아는 일상적으로 사용할 수 있는 안경을 개발할 수 있었다.

애드스펙스의 구조와 렌즈의 작용 메커니즘

애드스펙스의 구조는 간단하다. 〈그림 3-8〉에서 보듯이 광학 유수 주입 가변 초점 렌즈, 봉인 밸브(sealing valve), 펌프, 조정 휠(adjustment wheel) 및 안경테로 구성되어 있다. 렌즈 속에 팽창과 수축이 가능한 막이 있다. 이 막 속에 깨끗하고 투명한 광학 유수가 주입되어 있는 플라스틱 안경이다. 안경테는 이미지의 왜곡을 방지하기 위해 완전히 동그란 모양으로 되어 있다. 애드스펙스에 사용하는 광학 유수는 물이 아닌 다우 코닝(Dow Corning)이 개발한 투명한 실리콘

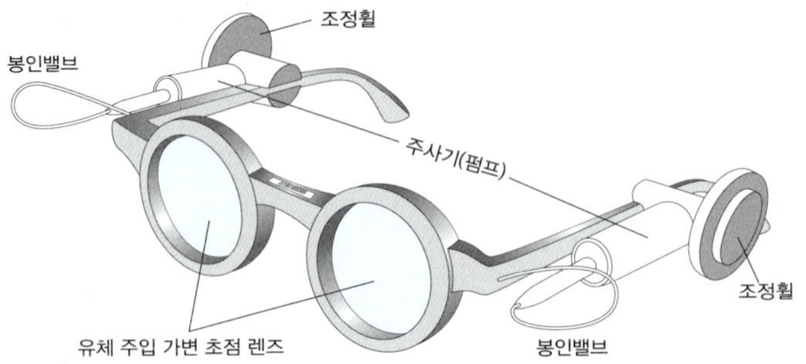

그림 3-8 애드스펙스의 구조

오일이다.

2개의 동그란 플라스틱 렌즈 부분이 한 개의 완전한 렌즈를 이루는 데 이들 사이에는 실리콘 오일 막(membrane)이 들어 있다. 사용자는 안경다리에 붙은 주사기(syringe)를 통해 렌즈 속의 막에 실리콘 오일을 주입할 수 있다. 렌즈 부분 사이의 광학 유수가 주입된 막은 0.6 큐빅 인치(약 9.8 큐빅 센티미터)보다 약간 적은 양의 실리콘 오일을 담을 수 있다. 왼쪽 렌즈와 오른쪽 렌즈의 전면부와 후면부 사이에 들어 있는 막은 튜브와 조그마한 주사기와 연결되어 있다. 안경테의 각 측면에 있는 다이얼을 돌림으로써 주사기로부터 막으로 주입되는 실리콘 오일의 양을 조절할 수 있다.

착용자가 스스로 다이얼을 통해 막(membrane) 속에 유입되는 실리콘 오일의 양을 조절할 수 있게 되어 있다. 즉, 별도의 훈련이나 안경사의 도움 없이 수분 내에 사용자 스스로가 시력을 조절할 수 있다. 실리콘 오일을 많이 넣을수록 + 굴절력이 증가하고, 실리콘 오일을 제거할수록 (-) 굴절력의 수치가 커진다. 만약 근시를 교정하려면 팽창과 수축이 가능한 플라스틱 막에서 광학 유수인 실리콘 오일을 교정에 필요한 만큼 뽑아내면 된다. 이때 플라스틱 막은 오목하게 줄어드는 모습을 보인다. 만약 독서용으로 사용하려면 실리콘 오일을 막 속으로 들여보내면 된다. 이때 막은 볼록한 형상을 취한다.

스넬렌 등 시력 차트가 없이 사용자가 물체를 보면서 조절할 수 있으나 일단 시력을 고정하고 나면 다시 변경하지 못한다. 따라서 가능하면 시력 측정용 차트를 사용하여 정확히 시력을 조절할 것을 조슈아는 권하고 있다. 시력 측정용 차트를 사용하여 시력을 조절하는 방법은 먼저, 한눈은 가린 채 시력 측정용 차트를 보면서 한쪽 눈이 선명하게 보일 때까지 렌즈의 곡률(curvature)을 변경한다. 한쪽 눈이 완료되면 동일한 방법으로 다른 눈에게도 실시한다. 이렇게 양쪽 눈 모두 개별적으로 시력 조정이 끝나면 실리콘 오일 막을 봉인하고 주사기를 포함한 조정 디바이스를 떼어내면 된다. 실리콘 오일 막을 한번 봉인하고 나면 다시 조절할 수 없다.

교정 대상 시력과 사양

애드스펙스는 난시는 교정하지 못하고 단지 구면 렌즈의 굴절력만 변화시켜 주는 안경이다. 굴절력 범위는 (−) 6.00 디옵터에서 + 6.00 디옵터까지이다. 안경의 무게는 1.7온스(약 48그램)이며 각 렌즈의 직경은 1.5인치(약 4센티미터[1])이다.

두꺼운 안경테를 사용하는데 이는 오일의 주입 시스템과 나사에 의해 봉인되는 밸브를 수용하기 위함이다. 그러다 보니 안경은 투박하고 미적 감각이 떨어진다.

1_1인치는 약 2.54센티미터이며 1푸트는 약 30.48센티미터이다. 또한 1푸트는 12인치이다.

애드스펙스는 2017년 1월 현재 미국 내에서 직접 소비자에게 판매되지 않고 있기에 판매 제품은 물론이고 이 제품에 대한 소비자의 지적 사항을 찾아 볼 수 없었다.

애드스펙스의 역사적 의미

세계 최초로 상품화된 실리콘 오일 주입을 통한 시력 조절 안경이다. 또한 이 안경의 근원 정신은 박애주의이다. 저개발국의 가난한 사람에게 원조를 위해 개발한 안경이다.

최초 출시 당시 개당 20달러였으나 개당 1달러까지 낮추어 많이 보급하는 것이 개발자인 조슈아의 장기 목표인데, 그는 2020년까지 개당 1달러에 10억 개를 전 세계에 보급하기를 희망하고 있다.

구글 사이트나 어디를 알아보아도 미국의 안경원이나 웹사이트 등에서 판매되는 애드스펙스 제품은 찾아 볼 수 없었다. 하지만 이 안경은 가난한 나라의 사람들을 위한 자선 조직인 영국의 저개발국 시력을 위한 센터(Center for Vision in the Developing World)를 통해 전달하고 있다.

3.2 애들렌즈 피오뷔(Adlens p.o.v)

50대나 60대 사람을 위한 독서용 안경으로 고안되었다고 한다. 애들렌즈가 개발한 실리콘 오일 주입 방식의 안경이다. 이 안경도 렌즈가 두꺼우면 두꺼울수록 더욱 강한 굴절력을 제공한다는 원칙에 근거를 두고 실리콘 오일량을 통해 시력을 조절하는 안경이다. 2011년 12월 9일 일본에 최초로 출시하였다. 안경림은 해리포터류의 완전히 동그란 모양을 가지고 있다. 피오뷔는 얼마 뒤에 안경테에 패션 감각

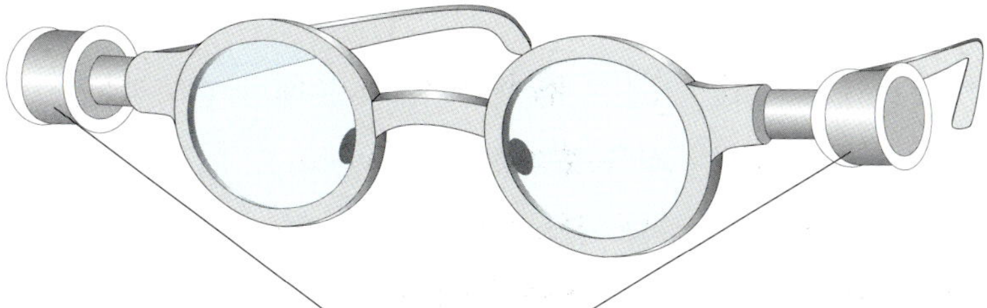

그림 3-9 애들렌즈 피오뷔

을 추가하여 존 레넌 컬렉션(John Lennon collection)이라는 상품명으로 출시하였다.

렌즈의 구성

렌즈의 외부는 비구면 폴리카보네이트로 되어 있고, 렌즈의 내부에는 실리콘 오일로 채워진 막이 있다.

작동 원리

안경 다리에 있는 다이얼을 돌리면 실리콘 오일의 양이 조정된다. 조정된 실리콘 오일의 양에 따라 공기 속에서 안경 렌즈 속으로 진행하는 빛의 굴절 각도가 차이 나게 된다. 이러한 차이를 조절함으로써 착용자가 필요한 렌즈 굴절력을 확보한다. 안경 좌, 우의 렌즈 별로 조정되게 하여 더욱 선명한 시력을 갖도록 고안되었다. 애드스펙스와 달리 다이얼을 돌려 착용자가 원하는 시력을 확보한 뒤에 다이얼을 뗄 수 있게 되어 있다. 이는 다이얼을 그대로 두면 보기에도 좋지 않은 미관상 고려에서 디자인된 것이다.

판매 제품

2016년 12월 24일 기준으로 아마존에서 존레넌 컬렉션이란 상품명으로 판매되고 있는 것을 볼 수 있었다. 상품을 소개하기 위해 가변 초점 안경 켈렉션, 즉각 처방 안경이란 문구를 사용하였다. 아마존에서 판매되는 존 레넌 컬렉션은 검정색과 토토이즈색을 찾아 볼 수 있었는 데 개당 44.44 달러(약 5만 5천원)에 판매되고 있었다. 플라스틱 렌즈와 플라스틱 안경테를 사용하며 렌즈의 폭은 33 밀리미터이며 안경테 크기는 33-30-139였다. 교정 굴절력은 (-)4.50 디옵터에서 +3.50 디옵터까지이다.

소비자의 지적 사항

다음은 2016년 12월 24일 유투브나 아마존 사이트에서 찾아 볼 수 있었던 애들렌즈 피오뷔에 대한 소비자들의 지적 사항이다. 이 또한 AIG 개발시 참조를 위해 간단하게 나열해 보았다.

- 세상에 이런! 애들렌즈 피오뷔 (렌즈)에 거품이 생겼네.
- 비록 나는 애들렌즈 피오뷔를 좋아하지만 내 것도 거품이 있다.
- 구입한 지 18개월 동안 사용하였는 데 날씨가 추워지면 렌즈 주변부 부터 흐릿하게 되기 시작해서 렌즈 전체로 번지는 현상을 볼 수 있었다. 모두 4짝을 구입했는데, 모두 이런 문제가 발생하였다. 화씨 68도(섭씨 약 20도) 이하 기온에서는 기본적으로 사용할 수 없다.
- (조절 레버를 사용하여 여러 번 조절할 수 있다고) 광고하듯이 이 안경은 단지 한번만 조절할 수 있다.
- 광고하는 대로 프로그레시브 안경이나 이중 초점 안경을 대체할

수 없다. 초점을 한 번 조정하고 나니 고정되어 다시는 조정할 수 없다.

피오뷔의 역사적 의미

오일 주입량의 조절 다이얼을 착탈할 수 있도록 된 애드스펙스의 개선된 버전이다. 또한 존 레넌 컬렉션의 명칭을 사용하는 등 시력 조절 안경의 고급화를 위해 노력한 모습이 보인다. 존 레넌 컬렉션도 저개발국의 사람들을 위한 안경 원조 프로그램을 시행하고 있다. "한 국가를 위한 비전(Vision for a nation)"이란 프로그램을 통해 존레넌 컨렉션 제품 1짝을 팔 때마다 다른 1 짝을 개발 도상국에 원조하고 있다. 따라서 피오뷔 또한 모든 인류를 위한 박애주의 정신이 담겨있는 아름다운 제품이다.

04

플렉시블 렌즈와 광학 유수를 이용한 시력 조절 노력

함께 생각해 보자

- 플렉시블 렌즈와 광학 유수를 이용하여 시력을 조절하는 원리는 무엇인가?
- 플렉시블 렌즈와 광학 유수를 이용하여 출시된 안경은 어떠한 것이 있는가?
- 출시된 제품들의 주요 특징은 무엇인가?
- 제품들이 해결해야 될 과제는 무엇인가?

바로 앞 부분에서 주사기를 이용하여 광학 유수의 주입량을 조절하여 시력 조절을 하는 안경에 대해 알아 보았다. 이제는 주입량이 가변적이 아니라 일정하게 미리 주입되어 양이 고정된 광학 유수와 플렉시블 렌즈를 이용하여 시력을 조절하는 안경을 살펴보자. 플렉시블 광학 유수 조절 안경은 플렉시블 렌즈의 휘임 성질을 이용하여 광학 유수막의 형태를 변화 시킴으로써 시력을 조절하는 안경이다. 이런 안경으로 2009년 출시된 슈퍼포커스(SuperFocus)와 2015년 출시된 포커스(Focuss)가 있다.

4.1 슈퍼포커스

미국인 스테펀 커틴(Stephen Kurtin)이 2009년에 출시한 시력조절 안경이다. 처음에는 트루포컬스(TruFocals)란 이름으로 출시되었다가 뒤에 슈퍼포커스란 이름으로 변경하였다. 슈퍼포커스(SuperFocus)는 기본적으로 45세 이상 노안(presbyope)을 가진 사람을 위한 시력조절 독서용 안경으로 개발되었다.

최초로 광학 유수와 플렉시블 렌즈를 사용한 시력조절 안경이란 점에서 출시하자 마자 각계각층으로부터의 격찬을 받고 안경업계의 초미의 관심거리가 되었다. 출시 연도인 2009년에 파퓰러 사이언스(Popular Science)로부터 2009년 최고의 제품상(Best of what's new award)을 받고, 2010년에는 월스트리트 2010년 혁신 실버상(the Wal Street Journal 2010 Innovations Silver Award)을 받고 계속해서 2011년에는 2010 iF국제포럼 디자인상(iF international forum 2011 design award)을 수상했다.

또한 미국의 NASA(the National Aeronautics and Space Administration)가 슈퍼포커스는 노안(presbyopia)을 가진 우주 비행사의 임무 수행에 도움을 주는 안경이라고 공식적인 인증을 하였다.

판매도 꽤 된 것 같다. 발명가이며 판매회사의 사장인 스테펀은 2013년 10월 데일리 프레스(Daily Press)와 인터뷰에서 "4년 전 슈퍼포커스를 시장에 내어 놓은 이후 미국 전역에 걸쳐 수천 개를 팔았다." 라고 한 말을 유추해 보면 초기에 판매도 제법되었던 것 같다. 하지만, 몇 년 뒤 이 업체는 슈퍼포커스와 함께 갑자기 소문도 없이 종적을 감춘다. 일설에 의하면 2014년 3월에 회사를 폐쇄했다고 한다.

이렇게 화려하게 데뷔했다가 어느 날 갑자기 사라진 슈퍼포커스는 안경 역사에 있어 '플렉시블 렌즈와 광학 유수를 이용하여 착용자 스스로가 자신의 시력을 조절한다'는 새로운 장을 열어 준 장본인이다.

이 제품을 조금 더 자세히 알아보자.

슈퍼포커스를 발명한 스테펀 커틴(Stephen Kurtin)이 회사 문을 닫은 후인 2014년 8월 27일 미국 특허청에 조절 가능한 초점 안경(adjustable focus spectacles) 기술의 특허를 신청하고 다음해 3월 3일에 특허번호 US8967797로 등록을 허가 받았다.

그 등록된 내용을 간략히 살펴 보면 다음과 같다.

"조절 범위 변화에 따라 안경 초점이 조정된다. 만약 초점이 조정되는 안경 렌즈가 0.00 디옵터에서 2.75 디옵터의 범위를 가진다면 이 발명품을 통해 착용자도 0.00 디옵터에서 2.75 디옵터의 범위 내에서 시력이 조절된다. 또한 착용자의 근거리용 (주로 독서용) 시력을 위해 2.75 디옵터를 추가(add)한다. 이렇게 추가를 하면 시력조절의 범위는 0.00 디옵터에서 4.75 디옵터까지 가능하게 된다. 착용자가 원거리를 보는 상태에서 짧은 순간 변화에 적응하도록 되어 있다. 각 눈의 시력은 개별적으로 조정될 수 있다."

이것 외에도 스테펀은 슈퍼포커스의 요소 기술인 조정 케넥터[2]도 특허를 2010년 신청하여 2014년 7월에 등록하는 등 다수의 슈퍼포커스 관련 특허를 신청 또는 보유하고 있다.

2009년 처음 도입된 제1세대 슈퍼포커스와 이를 개량하여 2012년에 도입한 제2세대 슈퍼포커스가 있었다.

4.1.1 제1세대 제품

2009년에 출시된 제1세대 제품을 먼저 알아보자. 발명가인 스테펀에 따르면 슈퍼포커스는 착용자의 주문에 따라 조절되는 주문형(on demand) 및 사용자 조절(user adjustable) 안경이며 전체 시야를 통해 계속적으로 초점이 변화하여 어떤 거리에 있는 물체를 보던지 간에 이미지의 왜곡이나 흐릿함이 없이 선명하게 보이게끔 발명된 안경이다. 또한 렌즈 위에 이중 초점 렌즈에서 보이는 독서용 세그 라인이 없게끔 설계되었기에 이미지의 점프현상이나 흐릿하게 보이는 부분이 없는 것이 특징이다. 출시 당시 소비자 판매가격은 개당 800달러대(약 100만 원대) 후반이었다고 한다.

문제 해결을 위한 노력의 출발점

스테펀은 기존의 이중 초점이나 다초점 안경의 문제점을 해결하고자 했다. 예를 들면, 이 안경들은 착용자가 계단을 내려가면서 아래를 볼 때 계단이 튀어 나와 보이는 현상(근거리 영역을 통해 볼 때 사물이 실제보다 크게 보이기 때문)으로 인해 넘어지는 경우가 있으며, 착용자의 눈보다 높은 위치에 있는 선반 위의 책을 찾으려 할 때 흐릿하게 보이는 현상(이

2_특허 번호: 877408 (Variable Spectacles with adjustable connector: 2010년 12월 6일 신청하여 2014년 7월 15일 특허 등록됨)

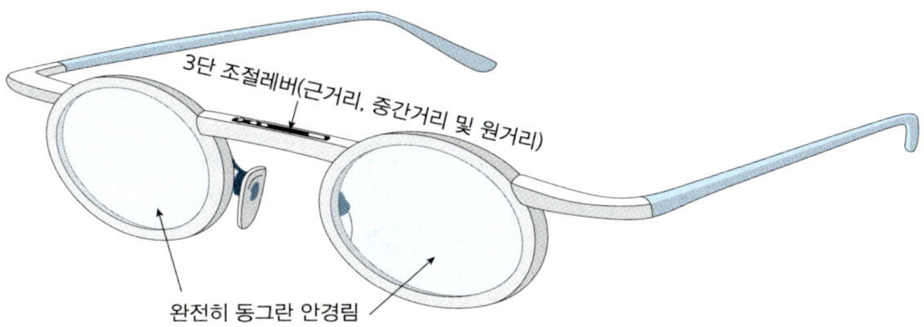

그림 3-10 슈퍼포커스

는 원거리 영역을 통해 보기에 착용자가 가까운 거리의 물체를 볼 때 선명하게 볼 수 없기 때문)이나 컴퓨터 작업 시 필요한 중간거리 물체의 이미지가 선명하게 보이지 않는 현상 등의 문제점들이 있다.

이러한 문제점들을 보완한 착용자의 시력 요구에 부응하기 위한 목적으로 개발한 것이 슈퍼포커스이다. 스테펀은 특별히 개발된 렌즈와 렌즈의 즉각적 변화를 가져다 주는 시력조절 메커니즘을 통해 자신의 아이디어를 제품으로 구현하였다.

하지만 착용자의 시력처방을 전제로 만들어진 렌즈를 중심으로 근거리, 중간 거리를 변화시켜 시력조절을 하기에 완전한 시력조절 안경이라기보다는 제한된 시력조절 안경이다.

제품의 구성

슈퍼포커스는 렌즈, 시력조절 메커니즘, 그리고 안경테로 구성되어 있다.

렌즈의 구성과 기능

렌즈는 전면부, 중간의 광학 유수 부분, 그리고 후면으로 구성된다. 전면부는 착용자의 원거리용 처방이 반영되는 견고한 렌즈 부분

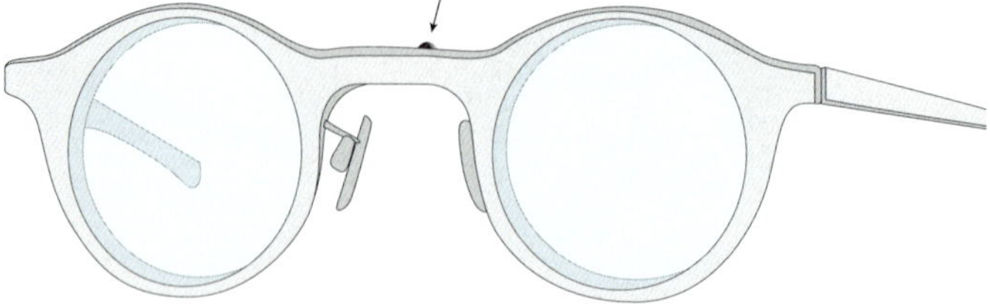

그림 3-11 슈퍼포커스의 구성

이다. 여기에 구면 굴절력 처방 뿐만 아니라 난시에 관계되는 원주 렌즈 처방도 반영할 수 있으며 프리즘을 반영하여 사시도 교정할 수 있다.

필자는 난시와 사시를 교정할 수 있는 원주 렌즈와 프리즘 처방을 슈퍼포커스가 어떤 방법으로 적용하는지에 대한 문헌을 조사하였지만 이에 대한 설명은 찾을 수 없었다. 하지만 렌즈의 전면부는 시력처방이 반영된 딱딱한(rigid) 렌즈를 사용하였다는 점을 고려해 보면 통상의 구면 안경 렌즈 처럼 원주 처방과 프리즘 처방도 렌즈의 전면에 모두 적용하여 난시와 사시를 교정했다고 추정한다.

후면 렌즈 부분은 근거리 및 중간 거리용 시력조절을 위해 휘어지는 플렉시블 렌즈부분과 고정된 견고한 렌즈 부분으로 되어 있다. 중간의 광학 유수 부분에는 광학 유수(실리콘 오일)가 들어간 팽창 가능한 막(distensible membrane)으로 되어 있다. 안경테 브릿지에 장착된 슬라이드의 조작을 통해 플렉시블 렌즈의 모양이 변하고 광학 유수가 들어 있는 팽창막의 형태가 달라져서 착용자는 조절이 최적화된 자연시를 경험하게 된다고 슈퍼포커스 측은 설명한다.

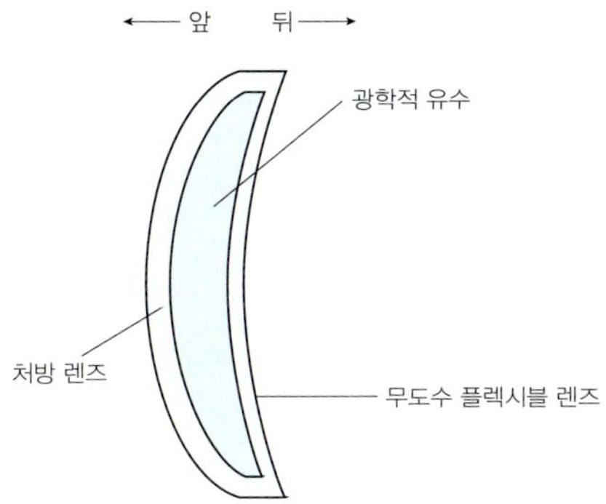

그림 3-12 슈퍼포커스 렌즈의 구성

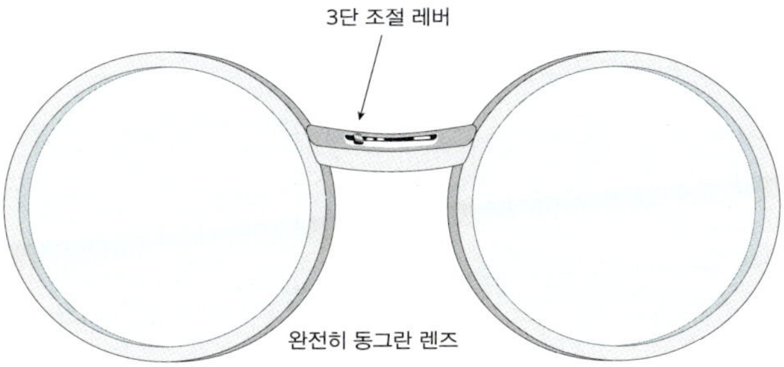

그림 3-13 시력 조절 메커니즘이 장착된 안경 브릿지

시력 조절 메커니즘

안경 브릿지에 시력조절 메커니즘이 장착되어 있다. 〈그림 3-13〉에서 보듯이 약간 투박스럽지만 자연스러운 브릿지를 가지기 위해 많이 노력한 것 같다.

시력조절 메커니즘은 〈그림 3-13〉에서 보듯이 약간 튀어나온 슬라이드(slider: 조절 레버)를 손가락으로 가볍게 좌우로 밀면서 원거리, 중간 거리 및 근거리 시력을 조절하게끔 되어 있다. 슬라이드를 통해 후면 플렉시블 렌즈의 휘는 정도를 달리하면 팽창막의 모양이 변경된다. 이에 따라 렌즈의 이미지가 맺히는 초점이 달라지게 된다. 이런 작용을 통해 슈퍼포커스는 착용자에게 주는 잇점이라고 광고했던 내용을 보면 다음과 같다.

- 건강한 젊은 수정체가 수행하는 자연스러운 시력을 경험하게 해준다.
- 이러한 매뉴얼 조정은 렌즈 전체의 굴절력을 변화시키기에 착용자에게 중간거리나 근거리에서 작업을 하거나 물체를 볼 때 선명하게 볼 수 있게 하면서, 일반적인 이중 초점이나 다초점 렌즈보다 시야도 더욱 넓게 해준다.
- 슈퍼포커스는 원거리는 물론 근거리, 중간거리도 모두 선명하게 볼 수 있게 해주기에 독서용, 컴퓨터 작업용 등과 같이 과업이나 활동에 따른 여러 안경을 가지는 수고로움을 들어준다.

안경테

동그란 모양의 일반적인 안경이다. 단지 안경 브릿지가 시력조절 메커니즘을 포함하기에 커 보이는 점 외에는 통상적인 안경과 다를 바가 없다. 동그란 모양으로 영국의 소설 해리포터의 주인공이 착용했던 안경과 비슷하게 생겼다고 해서 해리포터 안경이라 부르는 사람이 있다.

4.1.2 제2세대 제품

슈퍼포커스 측에서 제2세대 제품에 대해 공개한 내용을 알아보자. 기본적인 제품 요소의 구성이나 작동원리는 제1세대 제품과 동일하다. 슈퍼포커스는 안경테 브랜드업체인 레오나드(Leonard)와 협력하여 레오나드 컬렉션(the Leonard collection)이란 제2세대 제품을 2011년 출시했다. 이 레오나드 켈렉션의 특징은 초점 모듈(focus module)과 안경테 구성(frame construction)에 있다.

초점 모듈은 캘리포니아 남쪽에 소재하는 공장에서 만들었는데, 조절 가능한 초점 특허 기술의 개선된 버전이다. 이 모듈은 안경 브릿지에 장착된 사용하기 쉬운 휠(wheel)을 포함하는데 착용자가 힘들지 않고 쉽게 다이얼을 돌려 선명한 초점을 가질 수 있게 했다.

레오나드 컬렉션 안경테는 고품질의 셀룰로즈 아세테이트(cellulose acetate)로 제작되며 밝은 혹은 어두운 토토이즈(tortoise) 색깔을 제공한다.

슈퍼포커스 사장인, 아드리안 코페스(Adrian Koppes)는 제2세대 제품을 출시하시면서, "레오나드 컬렉션은 우리가 이룩한 혁신을 통해 거대한 도약을 나타내는 것이다. 결과적으로 슈퍼포커스는 고도의 기술력, 완전하게 초점을 조절할 수 있는 안경을 품격 있는 프로그래시브 안경과 동일한 가격으로 제공한다. 필트 테스팅을 통해 받아 본 피드백은 우리의 높은 기대치를 넘고 있다."라고 자찬할 정도로 제품에 대해 자신감을 보였다.

4.1.3 슈퍼포커스의 잃어버린 꿈과 역사적 의미

2009년 8월 슈퍼포커스가 출시되자마자 안경업계의 격찬은 물론 많은 개인들로부터 경의의 표현이 잇달았다. 한 예로, 슈퍼포커스를 구입했던 어떤 개인 사업가는 "트루포컬즈(Trufocals: 슈퍼포커스의 최초 상품명)는 나의 인생을 더 나아지게 했다."라고 입에 침이 마를 정도로 칭찬을 했다. 하지만 제2세대 슈퍼포커스를 출시한 얼마 뒤에 소리 소문도 없이 그 회사는 사라지고 만다. 업계의 추정에 의하면 마지막 재고 정리가 끝난 2014년 3월을 폐쇄 시점으로 보고 있다.

폐쇄한 이유에는 여러 가지가 있겠지만 슈퍼포커스는 품질 문제가 많았고 이런 품질문제를 해결할 기술을 확보하지 못하였을 뿐만 아니라 자금 부족이나 제품 불량으로 인한 클레임이 급증하였기에 갑작스럽게 폐업을 결정했다고 필자는 추정하고 있다.

소비자의 지적 사항

슈퍼포커스에 대한 품질문제로 많이 거론된 것은 렌즈의 유수가 빠져 나오거나, 시야가 고르게 선명하지 않고, 주변 시야가 축소되며 시력조절 메커니즘이 조잡하고 고장이 자주 난다는 것이었다.

다음은 AIG의 발명을 위해 참조하기 위해 어떤 인터넷 사이트(유투브, 옵티보드 등)에 올린 소비자들이 지적한 사항을 요약해 보았다.

- 나의 슈퍼포커스 안경이 누수가 되고 있다.
- 정리된 시스템(neat system)같이 보인다. 그러나 미적 감각은 떨어진다.
- 1년 전에 슈퍼포커스를 구입했는데 조절 메커니즘이 고장난 적이 있고 렌즈는 무려 3번이나 문제가 생겼다.
- 메커니즘은 조잡해서 마모가 아주 빠르고 렌즈의 조절은 고르게 되지 아니해서 불편하고 두통을 일으켰고 800달러(약 100만원)나 투자하여 구입했는데 정말 아깝다.

- 문제가 있어 제품은 돌려보내면 대체품을 받기까지 수주를 기다려야 했다.
- 슈퍼포커스 기술에 매료되지만 그들의 미래는 암울하다. 슈퍼포커스 대신에 최신형 프로그래시브 안경을 구입하는 편이 차라리 낫겠다.

이처럼 슈퍼포커스를 구입한 사람들이 경험한 수 많은 품질문제를 제대로 해결하지 못한 것이 슈퍼포커스를 조용한 파산으로 이끌고 간 결정적 이유인 것 같다.

슈퍼포커스의 역사적 의미

세계 최초로 광학 유수와 플렉시블 렌즈를 사용한 시력조절 안경이다. 또한 복잡하게 주사기 형태로 광학 유수의 양을 조절하거나 조절 다이얼을 착탈하는 번거로운 방식대신 상시 안경테 브릿지에 조그마한 조절 레버가 붙어 있어 간단하게 손가락으로 슬라이드를 가볍게 움직임으로써 플렉시블 렌즈의 모양을 변경시켜 일정량의 광학 유수를 담은 막(membrane)의 형태를 변경하고 시력을 3단 조절(원거리, 중간 거리 및 근거리 시력 교정의 3단 조절)하는 실용적이고 편리하게 만든 안경이다.

4.2 애들렌즈의 포커스

유수 및 렌즈 휘임을 이용하여 착용자 스스로 굴절력을 조절토록 고안된 프로그래시브 안경이다.

애들렌즈는 각각 시력 조절 작용이 다른 세가지 제품인 이머전시,

피오뷔 그리고 포커스(Focuss)를 제품으로 내어 놓았다. 앞에서 설명하였듯이 이머전시는 다이얼 조작을 통해 렌즈 부분의 위치를 변경하여 시력을 조절하는 두 짝의 겹침 슬라이딩 렌즈를 가진 안경이고, 피오뷔는 실리콘 오일량을 조절하여 시력을 교정하는 안경이며, 앞으로 살펴 볼 포커스는 2015년에 개발된 것으로 가변 굴절력 광학(Variable power optics)기술이라고 명명된 이전 슈퍼포커스의 렌즈 방식을 개선한 플렉시블 렌즈를 이용한 안경이다.

이 세 가지 제품에 대한 비교를 〈표 3-3〉에 정리해 두었다. 참조하기 바란다.

표 3-3 애들렌즈의 3대 기술 및 이 기술을 채용한 제품

기술명	앨버레즈 이중 슬라이딩 렌즈 시스템 (Alvarez: Dual Sliding Lens system)	애들렌즈 피오뷔 (Adlens p.o.v.): 액체 주입 조절 (Liquid filled adjustable)	가변 굴절 광학 (VPO: Variable power optics)
기술 구현 제품	이머전시 (EmergenSee), 어드자스터블즈(Adjustables)	헤미스피어 (Hemisphere), 존 레넌 (John Lennon)	포커스(Focuss)
모양	직사각형(Rectangle)	원 (Perfect circle)	직사각형
난시 교정	안됨	안됨	가능
교정 굴절력 범위	(−) 6.00 D~ (+) 3.0 D	(−) 4.50 D~ (+) 3.5 D	(−) 6.00 D~ (+) 4.00 D
추가 굴절력 (ADD)			(+) 2.5 D

가변 굴절력 광학 기술을 적용한 포커스

스테펀 커틴이 발명한 슈퍼포커스처럼 렌즈 후면의 플렉시블 렌즈 부분을 휘게 함으로써 렌즈 내에 주입한 광학 유수의 굴절력을 조절하는 안경이다.

포커스에 대해 애들렌즈가 소개하는 것을 요약해 보면 다음과 같다.

- 가변 굴절력 광학 기술 적용
- 광학 유수의 역할: 시력 변화에 따른 추가 굴절력을 더하거나 제거
- 렌즈 전면에 착용자의 시력 처방 반영: 근시, 원시 및 난시도 교정
- 노브를 이용한 렌즈 굴절력 조정

이 요약이 무엇을 말하는지 약간씩 풀어 살펴보자.

포커스에 채택된 기술인 가변 굴절력 광학 기술은 애들렌즈 스스로가 명명한 기술명이다. 그 뜻은 말 그대로 렌즈의 굴절력이 광학적으로 변화 가능하다는 것이다. 즉, 광학 유수와 플렉시블 렌즈의 조작을 통해 굴절력의 변화를 가져 올 수 있다는 것이다.

폴리카보네이트로 만들어진 렌즈 내부에 일정량의 광학 유수가 들어 있다. 이 광학 유수의 역할은 착용자의 시력 요구에 따라 렌즈 전반에 걸쳐 굴절력을 추가 또는 감소하는 것이다. 안경테 엔드피스 부분에 있는 노브(knob)를 조작함으로써 플렉시블 렌즈의 형태와 광학 유수막의 모양의 변화를 가져오고 굴절력을 조절한다. 착용자가 사물을 보는 위치에 따라 가장 선명한 시각을 가지도록 스스로 굴절력을 조절하게끔 만들어져 있다. 렌즈 굴절력의 조정은 순간적으로 가능하

며 착용자의 바라보는 거리에 관계없이 완전한 시야를 제공한다.

또한 애들렌즈 포커스는 사전 처방 반영에 의한 난시의 교정효과도 제공한다. 포커스는 견고한 렌즈 표면에 난시의 교정을 위한 착용자의 처방을 반영한 원주 굴절력을 적용할 수 있다. 따라서, 애들렌즈의 다른 두 방식의 제품인 엘버레즈류의 어드자스트블즈와 광학 유수량 조절 방식의 피오뷔가 구면 굴절력만 조절해 주고 원주 굴절력을 제공하지 않기에 난시 교정 효과가 없다.

이 뿐만 아니라, 원시 및 근시시력 조절이 점진적으로 가능한 일종의 프로그래시브 안경으로 개발되었다.

그리고, 일부가 아닌 렌즈 전체의 굴절력이 변하기에 전체 시야를 선명하게 볼 수 있도록 고안되었다. 시야가 축소되는 장애물은 단지 안경테의 림 뿐이다. 기존의 프로그래시브 렌즈보다 4배나 큰 시야를 제공한다고 한다. 조정되는 굴절력 범위는 (-) 6.00 디옵터부터 + 4.00까지이다. 추가 굴절력은 + 2.5 디옵터이다.

이제는 애들렌즈 포커스가 기술의 힌트를 얻은 슈퍼포커스(SuperFocus)와 비교해 보고자 한다.

슈퍼포커스와 비교

애들렌즈 포커스와 슈퍼포커스 둘 다의 공통점은 기저 기술이 광학 유수 주입 플렉시블 렌즈 기술이며 이로 인해 가변 초점을 제공한다는 점이다. 다른 점은 슈퍼포커스는 눈에 대한 굴절률 처방이 필요없지만 애들렌즈 포커스는 처방을 전제로 하고 있다. 슈퍼포커스는 동그란 형태의 안경테 외에 다른 모양의 안경테는 없다. 이는 모양을 달리할 경우 시야 왜곡현상이 나타나기 때문이다. 하지만, 애들렌즈 포커스는 직사각형의 안경림 형태를 취하면서 시야 왜곡현상을 개선했다.

애들랜즈 포커스는 형태를 통제하는 준활동 시스템 기술(the technology of the semi active system controlling shape)을 적용하였기에 슈퍼포커스에서는 할 수 없었던 주변부 두께도 조절하여 직사각형 안경림 형태를 취할 수 있었다고 한다. 유통망도 슈퍼포커스는 웹 판매만 하였으나 애들렌즈 포커스는 웹 판매는 물론이고 오프라인 안경원도 이용하고 있다. 오프라인 안경원을 이용하는 이유로 구매 예정자가 미리 구입 전에 착용해 보고 이에 대한 장단점 등을 안경사 등으로부터 충분히 설명을 듣거나 필요한 측정을 한 경우에 구입하기에 제품의 신뢰도를 높여 판매할 수 있고 또한 판매 후 서비스를 통해 제품의 만족도를 높일 수 있으며, 이에 따라 반품이 감소하기 때문이다.

제품 라인

2015년 처음으로 미국에 출시한 포커스는 2016년 기준으로 안경

표 3-4 애들렌즈 포커스와 슈퍼포커스 비교

제품	슈퍼포커스	애들렌즈 포커스
공통 기저 기술	유수 주입 플렉시블 렌즈 기술	
처방 전제 여부	비처방	처방
안경 디자인	동그란 안경	직사각형
왜곡현상	없음	없음
가변 초점	가능	
유통망	온라인만 사용	온라인과 오프라인 안경원

테의 형태나 색깔에 따라 키네틱(Kinetic), 퀀텀(Quantum), 플럭스(Flux), 벡트라(Vectra), 그리고 토전(Torsion)이란 스타일명으로 판매하고 있다. 이들 5가지 스타일을 중심으로 색깔을 혼합한 총 18개 안경테 옵션을 제공한다.

기본 사양을 보면 구면 굴절력은 (−) 6.00 D에서 + 4.00 D까지, 원주 굴절력은 (−) 2.00 D까지, 그리고 추가 굴절력은 +2.5까지 제공된다. 무게는 44그램에서 55그램이며 안경다리 길이는 145mm이다. 안경테 안쪽에 위치한 다이얼을 통해 시력을 조절하게끔 되어 있다. 플래그십(flagship) 제품의 이미지를 더욱 강하게 풍기기 위해 가격을 최저 1,250달러(약 150만 원)으로 책정하고 수작업 안경테를 사용한다고 한다.

당초 렌즈 크래프터스(Lens Crafters)란 안경체인의 약 850개 매장 중 34개의 매장을 통해 500달러(약 60만 원)에서 800달러(약 96만 원)에 마켓 테스트용으로 잠시 커스텀포커스란 이름으로 판매한 적이 있을 뿐 계속 판매는 하지 않고 있다고 한다. 대신 애들렌즈 포커스는 칸사스, 미주리, 오크라호마, 알칸사스, 일리노이, 아이오와, 테네시, 그리고 루이지애나 주의 안경원을 통해 판매하고 있다.

2016년 6월에 들러 본 애들렌즈 사이트에서는 직접 포커스를 개당 1,250 달러에 판매하고 있었다. 하지만, 2017년 1월에 애들렌즈 사이트를 다시 들러 보니 자신의 웹사이트를 통해 판매를 하지 않고 단지 판매처를 알려 주고 있을 뿐이었다. 이를 볼 때 애들렌즈가 자신의 웹사이트로 판매할 만큼의 영세 규모를 벗어나 점점 많은 유통을 확보하고 판매를 확장해 가는 것 같다.

포커스에 대한 전문가적인 리뷰 외에 소비자 지적 사항은 찾아 볼 수 없었다.

제2세대 애들렌즈 포커스

애들렌즈는 차세대 애들렌즈 포커스에 적용을 위해 사용자 인터페이스, 활동 센서, 머리에 쓰는 디스플레이 그리고 자동 전자 조절 초점 시스템을 개발 중에 있다고 한다. 이 자동 초점조절 안경은 크로마(Chroma), 에코(Echo)란 스타일 명으로 출시될 예정이었지만 2016년 4월 15일에서 17일까지 열린 뉴욕의 비전 엑스포 이스트(Vision Expo East)에서는 기대와 달리 기존 포커스의 기능은 그대로 유지한 채 안경테의 디자인만 바뀌어 출품되었다. 이를 볼 때 아직 자동 초점조절 안경의 기술을 개발하는 중인 것 같다.

포커스의 역사적 의미

최초의 플렉시블 광학 유수 조절 안경인 슈퍼포커스가 3단 시력 조절에 국한한 반면 애들렌즈 포커스는 조절 다이얼을 돌려 시력을 점진적으로 조절할 수 있도록 기술이 진전한 안경이다. 또한 동그란 형태로만 안경림의 모양에 머물러 있던 슈퍼포커스 수준에서 직사각형의 안경림을 제공할 수 있도록 개선되었다. 따라서 애들렌즈 포커스는 슈퍼포커스의 개선된 버전이라고 할 수 있다.

05
전자적 접근에 의한 시력 조절 노력

함께 생각해 보자

- 액상 크리스털을 이용하여 시력을 어떻게 조절하는가?
- 액상 크리스털을 이용한 제품으로 어떤 안경이 출시되었는가?
- 출시된 제품들의 주요 특징은 무엇인가?
- 제품들이 해결해야 될 과제는 무엇인가?

지금까지의 전자적 접근법의 핵심은 액상 크리스털를 이용한 시력 조절이다. 액상 크리스털 렌즈를 이용하여 상품화에 성공한 제품은 픽셀옵틱스의 엠파워가 있으며 상품화를 위해 개발 중인 제품으로 딥옵틱스의 옴니포컬스가 있다.

5.1 엠파워: 세계 최초의 전자 시력조절 안경

5.1.1 엠파워의 도입과 좌초

2011년 3월, 미국 뉴욕에서 열린 유명한 안경 전시회 중의 하나인 비전 엑스포 이스트(Vision Expo East)에서 픽셀 옵틱스(PixelOptics)는 그의 야심작인 세계 최초의 전자 시력조절 안경을 전시했다. 픽셀 옵틱스는 이 제품을 엠파워(emPower)라고 불렀는데, 기존 안경과는 다른 전자에 의한 자동조절이란 점 때문에 안경업계로부터 큰 관심을 불러일으켰다.

"지난 50년간의 처방 안경 역사에 있어 가장 괄목할 만한 발명이다." "엠파워의 발명은 시력 교정 안경 기술의 전환점을 기록한다" 등의 극찬을 받으면서 엠파워는 많은 기대와 호기심 속에서 2011년 5월 미국에서 출시되었다.

픽셀 옵틱스는 제품 출시를 위해 일본의 파나소닉과 미국의 안경테 브랜드로 유명한 아스펜 아이웨어(Aspen eyewear)와 전략적 파트너 관계를 가졌다. 파나소닉은 보유한 LCD(Liquid Crystal Display) 기술을 바탕으로 조제용 전자 렌즈 블랭크(electronic lens blank)를 만들어 공급하고 아스펜은 자신의 패션 안경테 분야에 있어 가지고 있는 높은 브랜드력을 이용하여 기본 12개 스타일을 중심으로 여러 색깔 옵션을 합친 전체 36개의 다양한 전자 안경테를 만들어 공급했다.

2011년 5월 시장 출시 이후 미국 내 유통망을 통해 약 1,000여 개의 엠파워를 개당 1,000달러(약 120만 원)에서 1,200달러(약 140만 원)에 판매했다. 하지만 품질문제로 인해 2013년 3월부터 제품의 선적을 중단했다. 선적 중단 후, 많은 품질문제가 있는 1세대 엠파워 대신에 이들 품질문제의 많은 부분을 해결한 2세대 엠파워의 개발을 위해 집중하였다. 하지만 2013년 11월 결국 2세대 제품을 출시하지 못한 채 아쉽게 파산하고 말았다.

5.1.2 제1세대 엠파워

가. 엠파워의 주요 구성 및 기능

세계 최초의 전자 시력조절 안경으로 전자 시각 조절 렌즈, 통제 유닛 및 안경테로 이루어져 있다. 액상 크리스털을 이용하여 시력을 조절하는 최초의 안경이다.

최초의 전자 렌즈이고 필자가 구상하는 AIG도 액상 크리스털을 사용하여 시력 조절을 염두에 두고 있기에 엠파워의 시력 조절을 위한 메커니즘은 AIG 개발에 있어 중요한 참고가 된다. 하나씩 차근 차근 살펴 보기로 하자.

A. 렌즈

전자에 의한 부분적 자동 시력 조절을 위한 렌즈 구성

〈그림 3-14〉에서 보듯이 렌즈는 3부분으로 구성되어 있다. 전면에는 착용자의 처방을 적용시킨 구면 렌즈, 후면에는 부분적으로 처방을 적용시킨 자유형 프로그래시브 렌즈 부분(free-formed partial progressive back surface), 그리고 전면과 후면의 중간 아랫부분에 액상 크리스털 전자 추가 영역(electronic add zone)이 있다.

이렇게 구성된 렌즈의 제원을 보면 다음과 같다.

- 렌즈 굴절률: 1.67

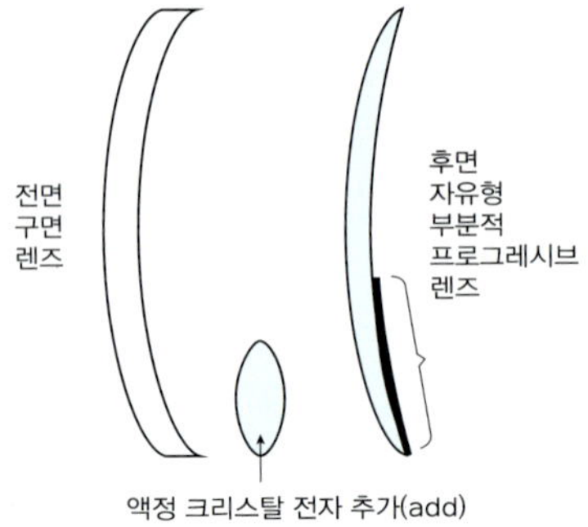

그림 3-14 엠파워의 렌즈 구조

- 렌즈 아베수: 32
- 렌즈 코팅 가능: UV, AR 코팅 등
- 구면 굴절력 범위: (–) 7.00 D에서 + 4.50 D까지
- 원주 렌즈 굴절력: +4.00 D까지
- 고정된 추가(add) 굴절력 범위: +1.25 D ~ +2.75 D
- 액상 크리스털에 의한 추가 굴절력: +0.75 D
- 처방 프리즘: 각 눈마다 1.50 D(양눈 모두 3.00 D)
- 베이스 커브: 2.75 D/4.25 D/5.25 D

이 렌즈는 일반 안경원이 사용하는 기존의 간단한 안경 조제용 기기로서는 전자 렌즈를 조제할 수 없다. 그래서 루쩌른 옵티컬 랩(Luzerne optical laboratories)과 같은 가공 랩을 이용하여 안경을 조제했다.

엠파워의 렌즈 구성과 안경가공 랩을 이용해야 하는 것을 감안할 때 처방이 필요없이 구입자가 처음부터 시력을 조절할 수 있는 완전한 자동 시력조절 안경이 아니라는 것을 알 수 있다. 이뿐만 아니라, 엠파워 렌즈의 전면이나 후면 모두에 시력처방이 반영되어 있는 것을 보면 이는 처음부터 시력처방 없이 착용자의 시력에 따라 렌즈 굴절력을 조절하게끔 되어 있지 않고 착용자의 시력처방에 따라 안경 가공랩에서 조제한 렌즈를 사용해야 한다는 것이 더욱 분명해진다.

자동화된 것은 액상 크리스털의 ON/OFF에 의한 근거리 영역의 시력조절 뿐이다. 즉, 렌즈의 세 부분중 전자 추가 영역만 자동화되어 있다. 전자 추가 영역의 전체 굴절력은 +0.75 디옵터이다. ON의 상태에서 +0.75 디옵터의 굴절력을 제공해주고 OFF로 하면 +0.75 디옵터의 굴절력은 제공되지 않는다.

전자 자동 시력 조절

엠파워는 구글 글래스의 미래 우주인이 착용하는 듯한 인상을 주는 헤드온셋 형태가 아닌 우리가 통상적으로 보는 안경 안에 마이크로칩, 마이크로 액셀러로미터 및 소형 배터리를 장착하고 있다. 각 렌즈 속에 있는 투명한 액상 크리스털 레이어가 있는데, 착용자의 물체 주시 거리 변경시 전류에 의해 액상 크리스털의 분자 구조가 변경되어 조정된 근거리 초점을 제공한다.

편안한 시력 제공을 위한 노력: 자동과 매뉴얼의 2가지 모드에 의한 시력조절

착용자는 엠파워를 필요에 따라 독서용이나 일반용 안경으로 변환해서 사용할 수 있다. 항상 근거리 영역이 렌즈에 적용되어 있는 이중 초점, 다 초점이나 프로그래시브 안경과는 달리 착용자가 원하는 때에만 근거리 영역이 나타나게 할 수 있다고 픽셀옵틱스 측은 설명하고 있다. 하지만, 앞의 렌즈 구조에서 보듯이 원시 교정 굴절력이 +0.75 디옵터 이하인 경우만 해당될 것이다. 왜냐하면 그 이상의 + 굴

절력이 필요한 경우 액상 크리스털로 조절할 수 없어 렌즈 후면 하단에 추가(add) 굴절력을 미리 고정시켜 제공할 수밖에 없기 때문이다. 엠파워가 제공하는 고정 추가 굴절력 범위는 +1.25 D~+2.75 D이다.

전자 방식으로 원시시력 조절 기능을 제공하기 위해 엠파워는 2가지 모드로 작동된다. 즉, 자동, 매뉴얼 모드이다.

착용자의 편의를 위해 제공되는 매뉴얼 모드는 ON/OFF되도록 되어 있다. 모드 간의 전환은 단지 안경다리의 바깥 측면에 있는 전자 접촉 센서(electronic touch sensor) 부분을 스와이프(swipe), 즉, 손가락으로 살짝 앞으로 밀어주면 된다. 안경다리의 전자 접촉 센서 부분을 스와이프하면 자동 모드가 켜지는데, 착용자의 머리 움직임에 따라 근거리 초점 영역이 켜졌다 꺼졌다 하면서 착용자의 시력을 자동조절해 준다.

자동 모드에 두었을 경우, 독서를 하거나 물체를 더 가까이 보기 위해 머리를 아래로 숙이거나 선반 위에 있는 물체를 보기 위해 머리를 뒤로 젖히면 액셀러로미터가 자동적으로 그 움직임을 포착하여 통제 유닛에게 그 정보를 보낸다. 통제 유닛은 그 정보에 따라 액상 크리스털을 작동시킨다. 글을 읽기 위해 머리를 앞으로 숙이는 경우 각 렌즈의 아랫부분에 있는 독서용 영역이 작동된다. 머리를 다시 제자리로 가져가면 독서용 영역은 OFF 상태가 되고 원거리 모드가 되어 원거리 사물을 선명하게 볼 수 있게 된다. 이러한 모드 간의 전환은 거의 알아차릴 수 없을 정도인 7ms(millisecond: 1 ms = 0.001초) 정도 걸린다고 한다.

매뉴얼 모드를 제공하여 착용자가 원하는 때에만 근거리 영역이 작동할 수 있게 했다. 렌즈의 전자 근거리 초점 영역(electronic near focus zone)은 원할 때만 사용(ON)하고 원하지 않을 때는 꺼(OFF)놓을 수 있다. 안경테 측면에 있는 전자 접촉 센서 부분을 누르면 근거리 초점 영역(near focus zone)이 작동되고 한번 더 누르면 근거리 초점 영역의 작동이 중단된다.

B. 안경테

안경 다리의 렌즈 쪽 가까이에 전자 터치 센서와 통제 유닛을 내장하고 있을 뿐 일반 안경테와 다른 점이 없다. 이런 일반 안경테를 사용하는 이유는 소비자로 부터 빠르고 높은 수용도를 얻기 위함이다.

엠파워는 보통의 안경과 같은 형태로 출시되었다. 최근에 출시되는 증강 현실용 구글 글래스나 스마트 안경처럼 헤드온 셋(head-on set) 형태가 아니다. 옷이나 안경, 모자 등 외모에 직접적으로 많은 영향을 미치는 상품은 디자인이 파격적인 경우 대부분의 소비자들은 구입을 망설인다. 물론 이들 제품이 유행을 타긴 하지만 파격적인 디자인으로 만들어진 상품인 경우 특수 목적용으로 사용하거나 극단적인 유행을 추구하는 소비자가 주요 고객일 것이다. 파격적인 디자인의 제품이 출시 후 소비자들이 그 제품의 디자인을 인식하고 부담스러워 하지 않기 위해선 시간이 어느 정도 필요하다. 디자인의 파격이 크면 클수록, 일반적으로 수용하기 위해 시간이 더 많이 걸린다. 따라서, 얼굴에 쓰고 다니기 부담스러운 헤드온 셋 형태보다는 일반적으로 사용하는 형태의 안경테를 사용함으로써 픽셀옵틱스는 엠파워가 소비자들로부터 거부감 없이 자연스럽게 시력 교정용 안경으로 자리매김하도록 노력한 것 같다.

플래그십 제품 이미지 고양위한 아스펜(Aspen)의 패션 안경테를 사용하였다. 대우 자동차가 1990년대 미국의 GM에 넘어가면서 GM이 한국 시장에서 판매하기 위한 자동차의 브랜드는 대우-GM이었다. 2010년대 와서는 대우란 이름을 빼고 GM 브랜드 차만 판매하고 있다. 일종의 마케팅 전략이다. GM이 자동차 업계에서 전세계적으로 잘 알려진 브랜드이지만 한국 시장만 두고 볼 때 대우 브랜드가 더 인지도가 높았다. 그래서 GM이 한국 시장을 공략하기 위한 브랜드 전략 중의 하나로 대우-GM을 일시적으로 사용하였다. 이와 유사한 사례가 삼성 자동차가 프랑스의 르노에게 넘어가면서 르노가 한국 시장에서 구사한 브랜드 전략인 르노 삼성 전략과 일맥상통하다.

엠파워와 아스펜의 경우는 이들과는 약간 다른 브랜드 전략이지만 맥락은 비슷하다. 엠파워는 전자 렌즈란 신기술 채용 제품이란 점과 기존 안경테 브랜드 중 인지도가 높은 아스펜 안경테를 결합함으로써 마케팅 시너지 효과를 가져오고자 했다. 아스펜의 브랜드 인지도를 이용하여 소비자가 엠파워에 대한 안심된 신뢰감을 갖게하여 편안한 구입을 유도했다.

C. 통제 유닛(control unit)

통제 유닛은 안경다리 속에 내재되어 있어 매뉴얼/자동 변환 버튼을 제외하고는 보이지 않도록 되어 있다. 이 통제 유닛은 재충전 배터리, 액셀러로미터, 센서, 로직(logic) 그리고 스위치로 되어 있다. 통제 유닛은 센서가 감지한 정보를 렌즈에 보내어 자동으로 시력을 조절하는 역할을 한다.

D. 주변 기기로서 충전 스탠드

엠파워의 충전을 용이하기 위해 모바일폰이 초기에 사용했던 방식과 같은 충전 방식을 택하고 있다. 엠파워를 특별히 제작된 충전 스탠드에 놓으면 자동 충전이 된다. 제1세대 전자 렌즈 제품이라 개선의 여지가 많다. 충전에 너무 많은 시간이 걸린다. 완전히 충전하려면 이삼일이 걸린다.

나. 엠파워가 주는 혜택

그러면 엠파워가 이러한 구조와 기능을 가지고 어떤 혜택을 소비자들에게 가져다 주는 지 살펴보자. 다음은 픽셀옵틱스가 말하는 엠파워가 주는 혜택에 대한 설명이다.

원시 자동조절 기능으로 인해 눈 깜짝할 순간에 렌즈의 모든 부분이 최적화되는 초점을 이룬다. 시력처방이 미리 반영된 앞뒤의 하드렌즈와 자동조절되는 액상 크리스털은 근거리, 원거리, 중간 거리에 있는 사물 모두를 선명하게 볼 수 있도록 해준다. 따라서 왜곡된 시야가 없이 자연 그대로의 사물을 볼 수 있게 해준다.

이렇게 독서용 시력을 자동으로 조절하는 엠파워 렌즈는 기존 렌즈, 특히 프로그래시브 렌즈 대비 많은 잇점이 있다. 전자에 의해 렌즈의 모든 영역에서 렌즈 굴절력이 자동으로 조절되기에 이미지의 유영현상(swim) 같은 원하지 않는 왜곡현상이 없다. 또한 더 넓은 시야를 제공한다. 원거리 영역(distance zone)은 2배 정도까지 넓으며, 중간 영역(intermediate zone)은 3배 이상 넓고, 근거리 영역(near zone)은 2배 이상 넓다.

프로그래시브 렌즈에 있어 근거리 영역은 착용자가 원하든 원하지 않든 간에 항상 렌즈의 일정 부분을 차지하고 있다. 그래서 독서를 하지 않은 경우에 프로그래시브 렌즈의 근거리 영역을 통해 아래를 쳐다보면 이미지의 왜곡이 일어난다. 하지만 엠파워 렌즈는 독서를 하지 않거나 가까운 곳에 있는 물체를 자세히 볼 필요가 없는 경우에는 근거리 영역을 없앨 수 있다. 단지 착용자가 안경테에 있는 매뉴얼/자동 모드 부분을 살짝 누르면 된다.

매뉴얼/자동 모드 부분을 누르면 렌즈 안에 있는 액상 크리스털이 작동하여 근거리 영역이 작동되고 한번 더 누르면 작동이 멈추게 되어 근거리 부분이 사라지게 된다. 물론 매뉴얼/자동 영역을 누르는 것(touch)이 아니라 이 부분을 뒤에서 앞으로 살짝 스와이프하면 자동 모드로 변환된다. 자동 모드가 되면 안경테에 내장된 액셀러로미터(accelerometer)는 렌즈의 근거리 영역을 전자적으로 작동시켜 준다. 착용자의 머리 움직임에 따라 눈 깜짝하는 순간에 근거리 영역이 ON/

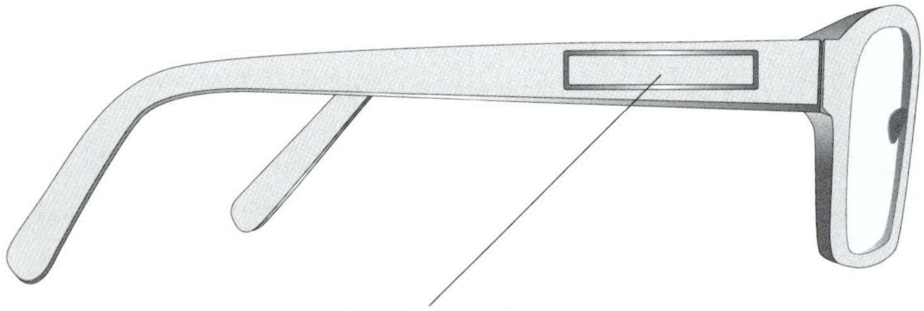

안경 다리 측면에 있는 전자 접촉 센서 부분(매뉴얼/자동모드 부분)을 누르면 독서용 영역이 전자적으로 작동되고 한 번 더 누르면 독서용 영역이 전자적 작동을 멈춘다. 전자 접촉 센서 부분을 스와이프하면 자동모드로 바뀐다. 자동 모드가 되면 액셀러로미터가 작동되어 착용자의 머리 움직임에 따라 자동으로 독서용 영역이 전자적으로 ON/OFF 된다.

그림 3-15 엠파워의 매뉴얼 모드, 자동 모드

OFF로 조정된다.

독서용 영역 이전자적으로 작동되고 한 번 더 누르면 독서용영 역이 전자적 작동을멈춘다.

전자접촉 센서부분을 스와이프하면 자동 모드로 바뀐다. 자동모드가되면 액셀러로미터가 작동되어 착용자의 머리 움직임에 따라 자동으로 독서용 영역이 전자적으로 ON/OFF된다.)

5.1.3 제2세대 엠파워

2013년 3월, 픽셀 옵틱스의 CEO인 브레트 크레이그(Bret Craig)는 2013년 3월 부터 제1세대 엠파워는 품질문제로 인해 선적을 중단하고 조만간에 제2세대 엠파워를 출시할 것이다 라고 하면서 2세대 제품에 대해 다음과 같이 소개를 했다.

"제2세대 엠파워는 여전히 1세대 엠파워의 특징을 가지고 있다. 즉, 제1세대 엠파워의 고유한 요소인 착용자가 느낄 수 없는 상태에서 작동하는 근거리 초점 영역, 근거리 시력을 위한 얇은 투명 액상 크리스털 레이어 및 마이크로칩, 액셀러로미터 그리고 소형 재충전 배터리 — 이들 모두가 그대로 있다. 하지만 제품의 개선이 상당 부분 이루어졌다. 그 예로, 전자, 광학, 코팅 및 안경테의 디자인을 변경하여 착용자의 시각 경험을 고양하였는데, 특히 근거리 독서용 영역에서의 개선이 많이 이루어졌다. 또한, 충전 시스템을 포함한 사용자 인터페이스를 공학적으로 새롭게 설계하였으며, 안경테의 디자인과 제품 신뢰성을 개선하였다."

판매가격도 1,200달러 수준(약 140만 원)에서 다소 유연하게 적용할

지를 검토한다고 했다. 그러나 몇 달 뒤인 2013년 11월 제1세대 제품의 품질 문제, 협력사인 아스펜 아이웨어 등과의 소송 및 심각한 자금난 때문에 제2세대 엠파워는 출시도 되지 못한 채 안타깝게도 픽셀옵틱스는 파산하고 이 세상에서 사라지고 말았다.

5.1.4 픽셀옵틱스의 파산

픽셀옵틱스를 파산으로 이끌고 가게 된 원인 중의 하나는 법정소송인 것 같다. 2012년에 와서 엠파워와 관련된 법정소송이 시작되는데 아군이었던 아스펜 아이웨어가 적군으로 돌변하여 소송에 참여함으로써 결정타를 맞은 것 같다.

물론 발단된 것은 일련의 렌즈 작동 불량 때문이었다. 렌즈의 디자인 결함으로 인해 한 때 제조과정에서 66%까지 불량률이 올랐고, 안경원 등에 판매된 제품 중 불량 반품률이 46%에 달할 정도로 결함 문제가 심각했다. 또한 배터리 문제와 뿌옇게 흐려지는 액상 크리스털 주머니 문제가 겹쳐 상황을 더욱 꼬이게 하였다.

이렇게 엠파워의 심각한 품질 불량으로 인해 대부분 엠파워의 구입자는 최소한 3개의 엠파워를 구입한 뒤에야 제대로된 엠파워를 가질 수 있었다고 한다.

협력자인 아스펜 아이웨어도 한 술 거들었다. 2012년에 법정 소송을 걸면서 품질 결함이 많은 엠파워 때문에 자신의 명성에 손상이 갔으며 이로 인해 안경테 판매에 막대한 타격을 입었다고 손해배상하라고 고소했다.

견디다 못한 픽셀 옵틱스는 챕터 7의 파산[3] 신청을 하고 아쉽게도 2013년 11월 파산하고 만다.

그 뒤, 픽셀 옵틱스와 파나소닉 헬스(Panasonic Health)가 공동 개발한 특허인 전자 자동초점 아이웨어 기술(The electronic, autofocusing eyewear technology)은 경매에 넘어가고 일본 기업인 미쯔이 케미컬(Mitsui Chemical Inc)이 낙찰을 받았다.

미쯔이 케미컬은 안경 렌즈 제조에 사용되는 레진을 공급하는 선두업체이다. 미쯔이는 기술을 확보한 뒤에 더욱 개선된 제품을 내어놓기 위해 호울 유(Whole You)라는 미국 캘리포니아 주의 산호세(San Jose)에 근거를 둔 스타트업 회사를 지사 형태로 설립했다. 이 회사는 낙찰 받은 엠파워의 기술을 기반으로 더욱 발전 시킨 전자 시력 조절 안경을 개발하는 중이라 한다.

5.1.5 엠파워의 역사적 의미

엠파워는 세계 최초의 전자 안경이다. 따라서 전자에 의한 완전한 시력 조절의 가능성에 더욱 희망을 가지게 한 안경이다. 또한 액상 크리스털의 분자 배열의 재구성을 통한 시력 조절을 하는 세계 최초의 안경이다. 그리고 제품의 수용도를 높이기 위해 통상의 안경테를 사용하고 제품의 신뢰성과 플래그쉽 이미지를 높이기 위해 브랜드 인지도가 높았던 아스펜의 안경테를 채용한 제품이다.

3_챕터 7 파산(chapter 7 bankruptcy)은 미국의 연방 파산법 (federal bankruptcy code)의 챕터 7을 근거로 법원이 파산 선고를 하는 것을 의미한다. 이 파산에 의해 전체 갚아야 할 부채 금액이 확정(liquidation)되고 신용카드, 병원 치료비, 그리고 개인 대출 등의 무담보 부채(unsecured debts)는 보통 탕감된다.

5.2 옴니포컬스

옴니포컬스는 착용자에게 자연시를 제공하고자 딥옵틱스가 구상하여 개발 중에 있는 안경이다. 즉, 옴니포컬스(Omnifocals)는 상품화되어 판매되는 안경이 아니라 동공 추적 방식을 이용하여 전자에 의한 자동 시력 조절을 목적으로 개발 중에 있는 안경이다. 이스라엘의 벤처기업인 딥옵틱스가 개발 중인 안경으로 현재 프로토파입을 제시하는 수준에 있다. 딥옵틱스가 옴니포컬스의 프로토타입을 제시하며 이 제품의 개발을 위해 자금유치에 나선 결과 2016년 3월까지 400만 달러의 벤처자금을 유치하는데 성공했다는 보도들이 나왔다.

이러한 보도들을 간추려 보면 유치된 4백만 달러는 시리즈A 펀딩 라운드[4] 기간 중 확보되는 벤처자금으로 옴니포컬스란 안경의 전자렌즈와 안경 시스템 개발을 위해 사용될 것이다라고 한다. 또한 이 제품 개발을 위한 전략적 투자자로 전세계의 안경업계의 선두주자인 에실로(Essilor)와 대만에 본사를 둔 아토믹 14벤처스(Atomic 14 ventures) 그리고 여러 개인 투자자들이 투자를 했다고 한다. 2016년 3월까지 프로토타입을 개발한 상태이며 상용화하려면 최소한 2년은 족히 걸린다

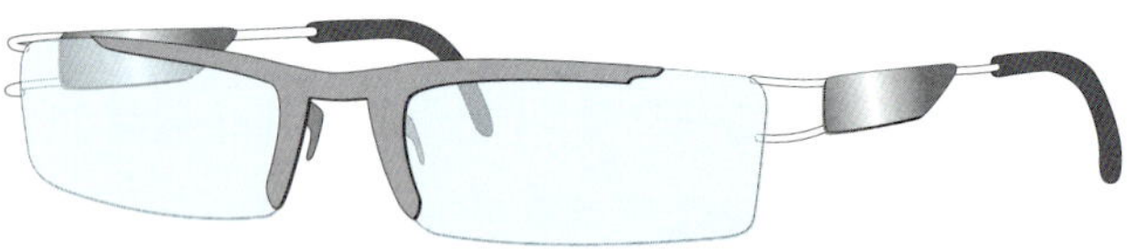

그림 3-16 옴니포컬스의 컨셉 디자인

4_시리즈 A 펀딩 라운드(Series A funding round): 프로토타입 개발로부터 제품 출시 직전까지 받는 투자 자금을 유치하는 기간을 말한다.

고 한다.

딥옵틱스가 구상하고 개발 중에 있는 옴니포컬스는 착용자의 주시 거리를 탐지하고 이를 렌즈 굴절력에 반영하는 눈 추적 센서가 있다. 또한 렌즈는 (−) 굴절력과 + 굴절력을 제공하고 + 3.00 디옵터까지 광학적 추가(add)가 가능하다. 다초점을 구현하기에 적합하도록 렌즈 사이즈는 30mm로 정했다고 한다.

이하에서 딥옵틱스가 옴니포컬스의 구상에 대해 발표한 내용을 기초로 하여 조금 더 자세하게 살펴보자.

5.2.1 옴니포컬스가 추구하는 기능적 특징

옴니포컬스를 통해 착용자에게 자연시를 제공하기 위해 달성하고자 하는 기능적 특징으로 딥옵틱스는 다음을 제시하고 있다.

- 영역이 구분지어진 렌즈보다는 역동적인 렌즈
- 물체를 바라보는 사람에게 그 물체의 이미지가 자동조절되는 전자 렌즈
- 전체 렌즈가 바람직한 범위 모두에 초점을 이루고 있어 보이지 않는 영역이 없이 작동
- 쉽고 직관적인 적응
- 모든 다초점 안경 처방에 적용
- 이미지 왜곡이 없다.

5.2.2 옴니포컬스의 구성과 기능

딥옵틱스가 제시하는 옴니포컬스가 자연시 기능을 가진 자동조절 안경이 되게 하는 3가지 요소 기술은 센서 기술, 처리 유닛과 액상 크리스털 렌즈이다.

가. 센서

센서는 사람이 사물을 보는 거리를 측정한다. 센서에 의해 측정된 정보는 처리 유닛을 통해 렌즈에 보내어지고 액상 크리스털 물질은 그 정보에 따라 변형되어 렌즈의 굴절력이 자동적이며 효율적으로 조정된다. 안경에 장착된 센서는 착용자의 눈이 어디에 초점을 이루고 어디에서 순간적으로 초점거리의 조정을 할 지 결정하는 정보를 파악한다. 두개의 센서가 안경에 내장된다.

나. 처리 유닛

안경 다리 부분에 보이지 않게 장착되는 장치로 눈이 이루려는 초점의 거리를 계산하고 계산된 정보를 전기적 신호 형태로 렌즈의 액상 크리스털에게 보내는 역할을 한다.

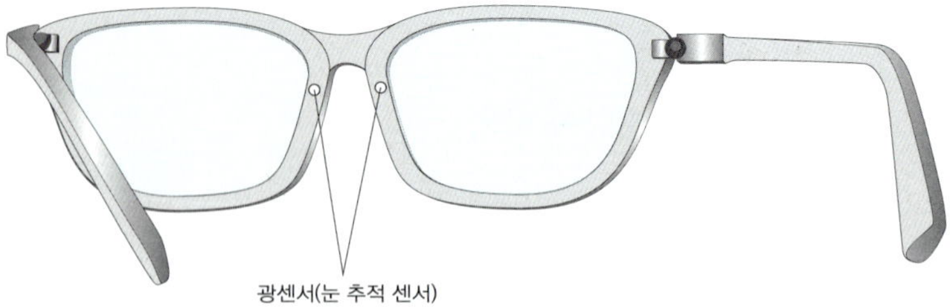

그림 3-17 안경 림 후면 안경 코다리 부위에 있는 광센서

다. 액상 크리스털 렌즈

옴니포컬스의 렌즈는 2개의 렌즈 조합이다. 즉, 원거리 시력교정을 위한 일반 고정 렌즈(regular static lens)와 픽셀로 된 역동적 액상 크리스털 렌즈로 구성되어 있다.

액상 크리스털 렌즈는 빛을 복굴절(birefringence)시키는 성질이 있다. 안경테로부터 전류가 렌즈로 들어오면 액상 크리스털이 그 위치를 이에 따라 변경하여 빛을 굴절시켜 렌즈의 초점거리를 변화하게 하는 것이다.

5.2.3 자동 자연시 조절 위한 메커니즘

동공 추적 센서, 처리 유닛 및 액상 크리스털 렌즈가 자동으로 자연시를 조절하기 위해 어떻게 상호 작용하는지 알아 보자.

안경림 후면 하단에 위치한 2개의 센서가 착용자의 동공이 움직이는 트랙을 계속적으로 모니터링하여 착용자가 쳐다보고 있는 물체로부터 얼마만큼의 거리에 있는지 즉각적으로 측정하고 이를 처리 유닛에 보낸다. 처리 유닛에서 그 정보를 다시 초점거리로 환산하여 액상 크리스털 렌즈에게 조정한 굴절력 정보를 전자파 형태로 보내어 처방을 적용하는 것이다.

이것이 가능한 근거로 딥옵틱스가 제시하는 것은 동공간 거리가 변하는 것을 파악하면 사람의 눈이 초점을 이루고자 하는 사물과의 거리를 계산할 수 있다는 것이다. 여기서 의문점은 과연 동공간 거리 변화가 초점 거리로 정확히 변환될 수 있는지에 대한 것과 동공 추적 센서가 동공의 세밀한 움직임을 어떻게 파악하는가이다. 이에 대한 답은 찾아 볼 수 없었다. 하지만 제품이 성공적으로 개발된다면 그 답을 얻을 수 있을 것이다.

액상 크리스털의 역할을 살펴보자. 렌즈 중간에 있는 투명한 액상 크리스털의 레이어는 빛을 복굴절시키는 물질로 되어 있다. 복굴절로 인해 하나의 빛이 두개로 나뉘고 이들 모두는 방속력(velocity: 속도라고도 한다)이 달라져 서로 다른 굴절력을 가지게 된다. 처리 유닛의 명령에 의해 전류가 액상 크리스털에 도달할 때 비대칭적 분자상태로 되며 위치가 변화되어 빛을 굴절시킨다.

또한, 이 액상 크리스털 렌즈는 안경의 시야를 완전히 커버할 만큼의 크기로 만들어질 수 있고 굴절력이 전기에 의해 변화되는 성질로 인해 가까이 있든 멀리 있든 어떤 물체를 보아도 시야의 손상 없이 선명하게 보게 한다. 노안이 있는 사람의 경우 글을 읽기 위해 이중 초점이나 다초점 안경의 아랫 부분에 있는 근거리 영역을 통해 때로는 머리를 들거나 반대로 내려서 봐야 할 경우가 있다. 이는 거리별 굴절력 영역이 고정되어 있기 때문이다. 하지만 옴니포컬스는 실시간으로 렌즈의 굴절력을 변화시켜 주도록 디자인하고 있기에 머리를 들거나 내려서 봐야 할 필요가 없다. 이렇게 액상 크리스털을 이용하여 어떤 거리의 물체를 보든지 시야의 축소나 선명도의 손상 없이 볼 수 있도록 디자인하고 있다.

5.2.4 엠파워, 다초점 안경과 비교

2012년에 개발된 엠파워에서도 액상 크리스털을 사용하였는데 엠파워 안경은 착용자가 터치 버튼을 눌러 일부 원시 굴절력(+0.75 D)을 추가하도록 되어 있다. 또한 엠파워는 액상 크리스털만으로 부족한 독서용 굴절력을 위해 하드 렌즈 후면에 +1.25 D~+2.75 D까지 추가(add)가 가능하도록 디자인되었다.

하지만 옴니포컬스는 이러한 수고없이 굴절력을자 동적으로 조절되도록 디자인하고 있다. 착용자의 시력 요구가 달라지면 렌즈가 자동으로 거리를 계산하여 새로운 굴절력을 제공한다. 사용자는 렌즈를 조절할 필요도 없고 렌즈의 특정 부위를 통해 보아야 할 필요도 없다란 것을 딥옵틱스는 강조하고 있다.

또한, 다초점 착용자 중 많은 사람이 초기 적용시 어지러움증을 느낀다고 호소를 한다. 하지만 옴니포컬스 렌즈는 착용자가 쳐다보는 사물의 위치가 달라짐에 따라 전체 렌즈의 초점간 거리를 변화시키도록 디자인하고 있다. 그래서 어지러움증도 없는 자연시가 가능하게 될 것이라다. 자연시가 가능하기에 착용자는 이미지 왜곡을 경험하지 않아 옴니포컬스에 쉽고 빠르게 적응할 것이다라고 한다.

5.2.5 옴니포컬스의 역사적 의미

현재 개발 중에 있는 제품이라 단정적으로 말할 수 없지만 딥옵틱스가 추구하는대로 옴니포컬스가 발명될 경우 다음과 같은 안경 역사상 의미가 있을 것이다.

최초의 동공 추적 전자 안경이다. 즉, 동공의 변화를 감지하여 즉각적이며 자동적으로 액상 크리스털의 분자 배열을 변경함으로써 시력을 자동조절해 주는 안경이다. 그리고 원거리 시력 교정은 일반 고정 렌즈를 채용하게끔 디자인하기에 옴니포컬스도 엠파워와 같이 완전한 자동 시력 조절 안경이라기 보다는 부분 조절 안경이라고 말할 수 있다. 이러하기에 엠파워와 같이 독서용 시력 조절을 위해 액상 크리스털을 이용하는 인상을 준다. 이를 염두에 두고 볼 때 옴니포컬스는 어떤 의미에 있어서 엠파워의 개선된 버전일 가능성이 높다.

지금까지 살펴 본 옴니포컬스에 대한 개발 이야기는 어디까지나 딥옵틱스가 여러 매체를 통해 알린 것으로 자신들이 개발하고자 하는 이상적인 옴니포컬스 모델을 제시한 것이다. 해결해야 하는 많은 문제점을 해결했다는 전제 하에서 설명했기에 실제 출시되었을 때는 그 숙제를 어느 정도 풀었는가에 따라 출시 제품과 이상적 제품의 수준과 품질이 다르리라 생각된다.

제4장 인공지능 안경의 요소 기술

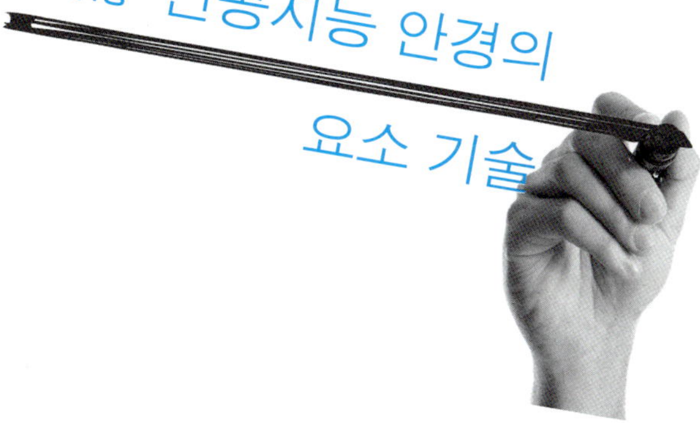

01

인공지능 안경의 개발에 필요한 요소 기술

함께 생각해 보자

- 인공지능 안경의 요소 기술은 무엇이라고 생각하는가?
- 안경에 의한 시력 교정에 대한 일반적인 기대와 도전할 분야는 무엇인가?
- AIG 사명의 시작과 완성은 무엇이라고 생각해 볼 수 있는가?

시력 교정이 필요한 사람들에게 AIG가 어떻게 얼마 만큼 시력개선에 도움을 줄 게 할 것인가에 대한 설계에 따라 AIG개발에 필요한 기술도 달라질 것이다

많은 사람의 경우, 나이를 더해감에 따라 안경을 통한 눈의 시력조절이 필요하다. 나이를 먹을수록 시력이 저하되는 기간에 따라 근시 진행기와 원시 진행기로 나누어 볼 수 있다. 근시 진행기는 보통 초등학교 입학시의 나이로부터 성년이 되는 20세 전후의 기간으로 거의 매

년 시력조절이 필요한 때로 보고 있다. 원시 진행기는 보통 40대의 나이에 시작되어 계속 진행되는데, 이 기간에는 수정체의 신축성이 점점 줄어들게 되어 독서용 안경이 필요하며 2~3년마다 시력이 변한다.

이 뿐만 아니다. 대부분의 사람들은 0.50 디옵터에서 1.25 디옵터 정도의 난시를 가진다고 알려져 있는 데 많은 사람이 원시나 근시 교정과 함께 난시 교정이 필요하다. 그리고 예외적인 경우이지만 일반적으로 안근육간에 균형이 되지 않아 나타나는 증상인 사시가 있는 사람은 프리즘 안경이 필요하며, 눈의 구조적 장애 등의 이유로 시력이 아주 낮아 로우비전(low vision) 증상으로 분류되는 사람들은 로우비젼 교정용 안경, 그리고 나아가서 안경에서는 거의 불가능 영역으로 체념해 온 것으로 맹인의 경우 시력을 부활내지 생성시켜주는 안경이 필요하다.

AIG를 디자인할 때 AIG의 미션을 난이도가 가장 낮은 근시와 원시의 자동 교정에서 시작해야 하겠지만 단지 근시와 원시의 교정에만 머물게 해서는 안 될 것이다. AIG 개발자의 꿈이며 AIG 미션의 종착 지점은 맹인이 AIG를 통해 사물을 자연스럽게 볼 수 있게 하는 것이다.

따라서, AIG는 이러한 원시와 근시의 자동 시력교정 안경이란 기본 기능에서 출발하여 난시, 사시를 넘어 로우비전이나 눈의 구조나 생리적 변화에 따른 시력 교정을 포함하여 맹인의 시력 부활이나 생성까지 자동으로 할 수 있는 안경으로 진화되어야 할 것이다.

이 당위성에 기반하여 필자는 AIG를 원시와 근시의 자동교정에 초점을 두는 AIG1에서 출발하여 이에다 난시, 사시 및 로우 비젼의 교정을 포함하는 AIGN, 그리고 AIGN의 기능에다 눈의 구조나 생리

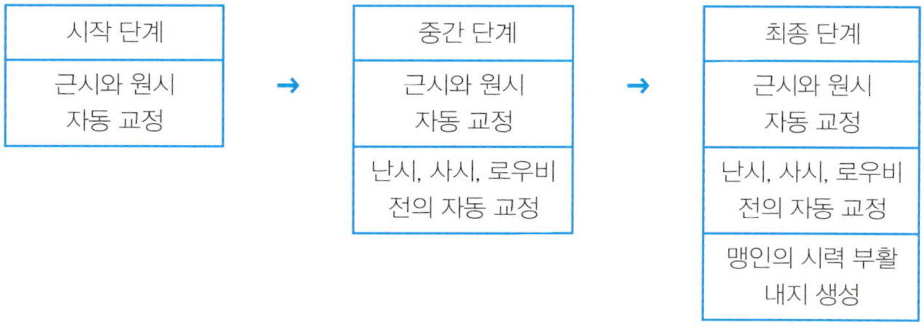

그림 4-1 AIG 미션의 단계별 전개

적 변화에 의한 시력의 자동 교정 기능을 포함하는 AIGN2으로 개발이 진행될 것을 염두에 두고 이야기를 전개할 것이다. 이에 대한 자세한 이야기는 후술하기로 한다. 여기의 기술에 대해 이야기할 때에는 AIGN이나 AIGN2가 필요로 하는 스마트 안경 기능에 대한 기술은 제외하고 단지 시력 조절 안경이란 측면에서 필요한 기술만 살펴보기로 한다.

본서에서 필자가 서술한 기술에 대한 내용과 관련하여 여러분이 주의해서 참조해 주었으면 하는 점은 필자가 열심히 조사하고 생각해본 내용이지만 기술이란 것은 항상 변화무상하게 급속도로 발전하는 것이기 때문에 필요한 기술이 누락되었거나 내용이 다소 부실할 수도 있다는 점이다. 필자가 탈고를 하고도 거의 1년에 가깝도록 고민을 하면서 보완을 했지만 아직도 미흡한 점이 많다. 이점을 여러분들이 이해해 주길 기대하면서 함께 필자가 연구한 것을 살펴보자.

인공지능 안경을 개발하기 위해 고려해야 할 기술은 AIG전체의 기능과 구조에 영향을 미치는 기반 기술과 AIG의 시력 조절 과정별 관련되는 기술로 나누어 볼 수 있다.

먼저, AIG전체의 기능과 구조에 영향을 미치는 기반 기술로는 굴절력 조절 렌즈 기술, 안경테 디자인 기술, 초소형화 기술, 저전력 소비 기술, 전원 확보 및 공급 기술 등이 있다.

굴절력 조절 렌즈 기술은 다시 겹침 슬라이딩 렌즈 기술, 광학 유수 렌즈 기술, 플렉시블 광학 유수 렌즈 기술, 액상 크리스털 렌즈 기술, 자동 시력 조절 디스플레이 기술 등이 있다.

안경테 디자인 기술 중 렌즈 기술과 연관한 것으로 모양을 통제하는 준활동 시스템 기술(the technology of the semi active system controlling shape)이 있다. 이는 애들랜즈 포커스가 안경테 림의 형태를 원형이 아닌 직사각형으로 제작될 수 있게 한 기술이다. 슈퍼포커스에서는 이 기술이 없어 동그란 형태의 안경테림만 제공할 수 있었다.

초소형화 기술은 부품 디자인 기술, 분자 기계 이론 등이 있으며, 전원 확보 및 공급 기술에는 아직 현실화 되지 않은 기술들로 클리어뷰 파워 기술, 머리 움직임에 의한 전원 확보 및 공급 기술, 그리고 영구 배터리 기술 등을 생각해 볼 수 있다.

이러한 기반 기술에 대해선 〈표 4-1〉 에 요약을 해 보았다. 참조 바란다.

두번째로AIG의 시력 조절 과정별 관련되는 기술로는 스위치 기술, 센서 기술, 커뮤니케이션 기술, CPU 기술, 그리고 렌즈 조절 기술 등을 고려해 볼 수 있다.

스위치 기술에는 눈깜박거림 제어 기술, 음성인식 및 작동 기술, 그리고 일반 ON/OFF 스위치 기술이 있으며 센서 기술로는 오뚝이

표 4-1 AIG 전체 기능과 구조에 영향을 미치는 기반 기술

AIG 기능과 구조의 전제	내용	관련 기술
굴절력 조절 렌즈	변화되는 착용자의 시력에 따라 굴절력이 조절될 수 있는 렌즈	• 겹침 슬라이딩 렌즈 기술 • 광학 유수 렌즈 기술 • 플렉시블 광학 유수 렌즈 기술 • 액상 크리스털 렌즈 기술 • 자동 시력 조절 디스플레이 기술 등
실용적이며 미적인 일체형 안경테	• AIG 기능을 위한 모든 부품을 수용할 수 있는 안경테 • 가볍고 실용적이며 미적 감각이 있는 안경테	• 안경테 디자인 기술 • 모양을 통제하는 준활동 시스템 기술(the technology of the semi active system controlling shape)
초소형화	• 모든 부품이 한짝의 일반 안경테에 들어 갈만큼 축소 • 부품의 가지수 축소	• 부품 디자인 기술 • 분자 기계 이론 • 클리어뷰 파워 기술
극소량의 전기 소모	• 아주 적은 전기량으로 모든 기능이 수행	• 저전력 소비 부품 개발 기술
영구적인 전원 공급	• 365일 24시간 계속해서 전원이 공급되어 착용자가 전기 공급 걱정없이 편안하게 AIG를 사용함 • 영구적 전원 공급의 가능성 – 전원을 태양빛이나 주위의 빛으로 공급 받음 – 배터리의 신속하고 충분한 충전력	• 클리어뷰 파워 기술 • 머리 움직임에 의한 전기 확보 기술 • 영구적 배터리 기술

표 4-2 AIG의 시력 조절 과정과 과정별 필요 기술의 검토

순서	시력 조절 과정	세부 진행 과정	필요한 기술
1	착용자가 AIG를 착용	• 착용자가 AIG를 착용하고 자동 기능을 작동시킴 • 자동 시력 조절 기능을 켜(ON)는 방법 – 손가락에 의한 방법 – 음성에 의한 방법 – 눈깜박 거림에 의한 방법 등	• 눈깜박거림 제어 기술 • 음성인식 및 작동 기술 • 일반 ON/OFF 스위치
2	착용자가 다른 물체를 주시	주시하는 물체의 거리가 달라짐 → 초점 거리가 달라져 렌즈 굴절력 조절 필요	
3	센서가 기본 위치에서 변경된 위치를 파악함	• 변경된 방향, 각도, 거리를 수치로 파악 • 파악 방법 – 머리 움직임 – 동공 변화 – 눈 위치 추적	• 오뚝이 밸런스와 피팅 센서 • 눈추적 기술 • 액셀러로미터 • 자이로스코프 • 마그네토미터 등
4	측정한 수치를 센서가 처리 유닛에 보냄	• 센서가 처리 유닛의 중앙처리 유닛(CPU)에 측정한 수치를 전송함 • 전송 방법 – 유선 v. 무선 – 아날로그 v. 디지털 → 무선 디지털 전송이 최적 방법임	• 무선 커뮤니케이션 기술 • 회로 설계 기술 등
5	CPU의 계산	CPU가 변경된 위치에 대한 측정치를 미리 프로그램화된 산술 로직에 산입하여 필요한 초점 거리를 계산함.	• CPU 기술 – 산술 로직 유닛 기술 – 컨트롤 유닛 기술 – 레지스터 기술

순서	시력 조절 과정	세부 진행 과정	필요한 기술
6	CPU의 렌즈 굴절력 변화 신호 전달	CPU가 계산한 렌즈 굴절력 변경을 위한 신호나 전류를 렌즈 조작부나 전자 렌즈에 송신함	• 무선 커뮤니케이션 기술 • 전류 공급량 조절 기술
7	렌즈의 조절	렌즈 조작부나 전자 렌즈가 CPU가 보내는 신호나 CPU의 명령에 의한 전류 공급량에 의한 렌즈의 조작	• 처리 유닛 기술 • 액상 크리스털의 분자 배열 조정 기술
8	자연시를 즐김	렌즈의 굴절력 조절을 통해 착용자는 편안한 자연시를 즐기게 됨	

밸런스와 피팅 센서 기술, 눈추적 기술, 액셀러로미터 기술, 자이로스코프 기술, 그리고 마그네토미터 기술 등을 나열해 볼 수 있다. 또한 커뮤니케이션 기술로서 무선 커뮤니케이션 기술과 회로 설계 기술 등이 있으며 렌즈 조절 기술로 처리 유닛 기술과 액상 크리스털의 분자 배열 조정 기술 등을 생각해 볼 수 있다.

필자의 설명상 편의를 위해 이하에서는 앞에서 열거한 기술 가운데 중요하다고 생각하는 요소 기술인 시력 센서, 조절 렌즈, 초소형화, 통합 기능(분석, 계산, 커뮤니케이션) 기술 그리고 전원 공급 기술로 다시 나누어 보았다.

• 시력 센서는 우리 눈의 시력 변화를 즉각 파악하는 역할을 한다. 시력 변화를 측정하는 센서에 적용가능한 기기나 기술로 눈추적 기술, 액셀러로미터, 자이로스코프, 마그네토미터, 그리고 오뚝이 밸런스와 피팅 센서 등이 있다.

• 변경된 시력 요구에 굴절력을 그 때 그 때 조절할 수 있는 시력

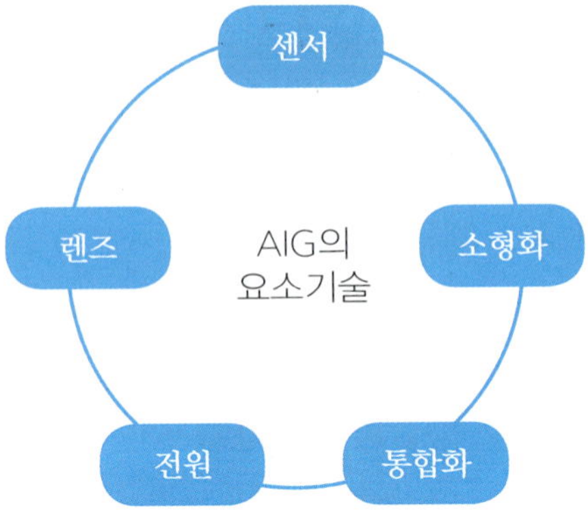

그림 4-2 AIG의 요소 기술

조절 렌즈의 기술로 고려할 만한 기술로는 자동 시력 조절 디스플레이 기술, 겹침 슬라이딩 렌즈 기술, 광학 유수 렌즈 기술, 실리콘 오일과 플렉시블 렌즈 기술 및 액상 크리스털 렌즈 기술 등이 있다.

- 부품 간소화 및 초소형화 기술도 AIG에서 빼어 놓을 수 없는 중요한 기술이다. 안경테내에 모든 부품이 탑재 가능하게 하여 별도 기기의 도움없이 착용자가 편안하게 사용하게 하는 기능을 한다. 부품 간소화 및 초소형화에 따라 안경테내에 공간 절약, 안경의 경량화가 가능하게 한다. 또한 가볍고 투박하지 않게 만들 수 있기에 미용상으로도 도움을 준다. 부품 간소화 및 초소형화를 위해 고려할 수 있는 기술은 제품 설계 기술, 무선 커뮤니케이션 기술과 분자 기계 이론이다.
- 통합 기능화 기술은 센서가 보내온 정보를 분석하고 평가(자동 처방 계산과 처방 적용을 위한 전류 공급량 계산 등)하여 새로운 시력 정보를 렌즈에 보내어 시력을 조절하도록 하는 기능을 한다. 통합 기능

화를 위해 고려할 수 있는 기술은 무선 커뮤니케이션 기술(와이파이, 블루투스 등), 통합 기능 수행 위한 눈깜박거림 렌즈 제어 기술 그리고 중앙 처리 장치(CPU) 기술 등이다.

- AIG의 각 기능이 원활히 수행될 수 있으려면 각 해당 부분에 전원이 제때에 제대로 공급이 되어야 한다. 여기에 필요한 기술은

표 4-3 AIG 요소 기술과 적용 가능한 기술의 예

AIG 요소 기술	주요 기능	AIG 적용 가능한 기술이나 기기의 예
시력 변화 측정 센서	우리 눈의 시력 변화를 즉시 파악	• 눈추적 기술 • 액셀러로미터 • 자이로스코프 • 마그네토미터 • 오뚝이 밸런스와 피팅 센서
조절 렌즈	변경된 시력 요구에 굴절력 조절	• 자동 시력 조절 디스플레이 • 겹침 슬라이딩 렌즈 • 광학 유수 렌즈 • 실리콘 오일과 플렉시블 렌즈 • 액상 크리스털 렌즈
초소형화 및 부품 간소화	안경내에 모든 부품이 탑재 가능하게 하여 별도 기기의 도움없이 착용자가 편안하게 사용하게 함	• 무선 커뮤니케이션 기술 • 분자 기계 이론 • 제품 설계 기술
통합 기능화	센서가 보내온 정보를 분석하고 평가(자동 처방 계산과 처방 적용을 위한 전류 공급량 계산 등)하여 새로운 시력 정보를 렌즈에 보내어 시력을 조절	• 무선 커뮤니케이션 기술 (와이파이, 블루투스 등) • 통합 기능 수행 위한 소프트웨어 기술 • 중앙 처리 장치(CPU) • 눈깜박거림 렌즈 제어
전원 공급	각 기능이 원활히 수행될 수 있도록 전원의 확보와 배분	• 솔라 파워 • 배터리

전원 확보 및 배분 기술이다. 전원 확보 및 공급을 위해 고려할 수 있는 기술로는 여러가지가 있지만 가장 관심의 대상이 되는 것은 솔라 파워 및 배터리 기술이다.

〈표 4-3〉에서 AIG 요소 기술과 적용 가능한 기술의 예를 표로 정리해 두었으니 참조하기 바란다.

이하에서 필자가 언급한 AIG 요소 기술별로 알려진 몇 가지 기술만 간략히 검토해 보기로 한다.

02 시력 측정 센서 기술

함께 생각해 보자

- 눈 추적 기술이란?
- 눈의 움직임을 추적하는 기술 중 대표적인 3가지
- 눈 추적 기술은 어디에 사용하는가?
- 눈 추적 기술과 관련하여 최근에 출시된 제품
- 오뚝이 밸런스란 무엇인가?
- 오뚝이 밸런스는 어떤 원리를 이용하는가?
- 피팅 센서란 무엇인가?
- 오뚝이 밸런스와 피팅센서는 자동 시력조절 안경을 위해 어떤 역할을 하는가?

시력 측정을 위한 센서는 우리 눈이 바라보는 물체가 달리함에 따라 필요한 시력을 즉각 파악하는 역할을 한다. 즉, 렌즈의 굴절력을 조절하도록 이에 필요한 정보를 제공한다. 눈, 동공이나 머리 움직임

등을 파악하여 우리의 시력 변화를 측정한다. 시력 센서에 적용가능한 기기나 기술로 눈추적 기술, 액셀러로미터, 자이로스코프, 마그네토미터, 그리고 오뚝이 밸런스와 피팅 센서 등이 있다.

2.1 눈추적 기술

눈을 추적한다는 것은 눈의 움직임을 측정하는 것이다. 눈 추적 기술은 어떤 기기를 통해 눈이 초점을 이루는 곳이 어디인지를 정확히 알아낼 수 있게 하는 센서 기술이다. 즉, 어떤 사람이 바라보는 주시점(point of gaze)을 전자적으로 정확히 알아내고 이 주시점을 따라 다니면서 그 움직임을 측정하는 기술이다.

눈의 움직임을 추적하는 기술로서 사용되는 대표적인 3가지 방식은 눈 부착 추적(eye attached tracking) 방식, 광 추적(optical tracking) 방식 및 전위 측정(electric potential measurement) 방식이다.

- 눈 부착 추적 방식은 초소형 거울, 마그네틱 필드 센서(magnetic field sensor)를 내장한 특수 콘택트렌즈나 초소형 기기를 눈 속에 넣어 눈의 움직임을 측정하는 방식이다.
- 광추적 방식은 신체에 침습하지 않고(non-invasive), 적외선[5] (infrared light)을 이용한 눈의 반사를 통해 측정한다. 눈 움직임의 센서로서 주로 비디오카메라를 이용한다.

5_적외선은 우리 눈으로는 볼 수 없는 광선으로 파장이 780nm에서 1mm 정도의 길이를 가진다. 우리가 볼 수 있는 빨간 광선보다는 파장이 기나 마이크로웨이브파 보다는 짧다.

• 전위 측정 방식은 눈 주위에 설치한 전극[6](electrodes)을 통해 전위[7](electrical potential)를 측정함으로써 눈의 움직임을 알아낸다.

일반적으로 많이 사용하는 방식의 경우, 마이크로 프로젝터(microprojector)가 눈에 근적외선(near-infrared)[8]을 투시하고, 고해상도의 센서가 동공 중심부의 각막에서 빛이 반사되는 것을 감지하여 눈 움직임을 알아낸다. 이런 방식을 사용하는 예로 토비의 프로글래스 2(Pro Glasses 2), 아이트랙킹 (Eyetracking)의 피뷔오(Fivio)가 있다.

눈추적 기술의 잠재적인 사용처

눈 추적 기술의 잠재적인 사용처는 다양하다. 비정상적 눈 움직임을 파악함으로써 시력 이상 유무나 몸의 건강 상태를 알아낼 수 있고, 운전자가 운전 중 전면을 주시하지 않으면 경고를 보내기도 하고, 수술하는 의사가 수술 기기를 직접 만지지 않고 눈의 움직임을 통해 조작하며, 손을 사용할 수 없는 신체 장애자가 휠체어를 눈으로 작동하게도 할 수 있다.

현재 눈 추적을 위한 기기와 소프트웨어를 판매하는 회사로는 아이트랙킹(Eyetracking), 토비(Tobii) 등이 있다.

6_전극이란 전류가 흐르게 하는 전도체(conductor)로 전기 전도체(electrical conductor)라고도 부른다. 전극을 만드는 데 금속이 주로 사용된다. 금속 중에서도 특히 금, 백금(platinum), 구리, 그리고 아연이 전도성이 높아 자주 사용된다. 전극들을 연결하면 전기회로(electrical circuit)가 된다.

7_전위란 단위 전하(unit of electrical charge)가 어떤 위치에서 다른 위치로 이동하는데 필요한 작업량을 말하는데 이의 단위는 볼트(V: volt)이다.

8_근적외선은 적외선중 가장 파장이 짧은 적외선이다. 그 파장은 780nm에서 1,400 nm 정도의 길이를 가진다.

눈추적 기술을 이용한 예들 가운데 AIG 새발 관련하여 참조해 볼 만한 예로 아마존의 파이어폰과 한국 과학 기술원(KAIST)의 K글래스 2가 있다. 이들을 간단하게 살펴 보자.

2014년 6월 18일 아마존은 자신의 최초 모바일폰 제품으로 파이어폰(Fire Phone)을 출시했다. 파이어폰은 사용자의 위치에 따라 스크린에 떠오르는 이미지가 달라진다. 이것은 파이어폰의 각 코너에 내장된 4개의 카메라가 눈의 움직임을 추적하도록 되어 있다. 눈의 움직임을 감지하여 3D 이미지를 생생하게 볼 수 있도록 고안된 스마트 모바일폰이다. 야간에는 적외선을 통해 눈의 움직임을 파악하도록 되어 있다. 눈의 움직임을 추적하는 능력을 최적화하기 위해 아마존은 전 세계 수백만 사람의 얼굴 이미지를 수집하였다고 한다.

얼굴 모양을 감지하고 디스플레이의 초점을 자동으로 조절하는 것은 많은 스마트폰이 가지고 있는 기능 중의 하나이다. 파이어폰은 여기에다 얼굴의 위치와 움직임을 추적하는 기능을 추가했다.

하지만 2015년 파이어폰은 단종되었는데, 여러 이유가 있었지만 그 주요 이유로 소비자가 좋아하고 원하는 기능을 가졌다기보다는 아마존 자신의 서비스를 위해 고안되었다는 점이 지적되고 있다. 경쟁사 대비 앱이 적고, 아마존에서 쇼핑을 용이하도록 하는 목적으로 고안되었기에 다른 용도로 활용에는 적절하지 못했다라는 평가가 있다.

다음 예로 KAIST의 K글래스2를 알아보자.

2015년 3월 9일 KAIST의 연구팀이 사용자의 시선을 인식하여 증강 현실을 구현할 수 있는 스마트 안경 'K글래스 2'를 개발했다고 발표했다.

KAIST의 웹사이트에 발표된 관련 기사에 따르면, KAIST의 연구팀이 저전력으로 시선을 추적할 수 있는 아이마우스(i-Mouse)라는 센서를 개발했는데, 이 아이마우스의 포인터를 움직이고, 눈 깜빡거림을 통해 아이콘을 클릭할 수 있다고 한다. 이 아이마우스를 탑재한 안경을 '케이 글라스 2'라고 명명했다. 이 안경에 탑재된 시선 추적 센서는 증강 현실 정보를 안경을 통해 제공하게 하는 중추적 역할을 한다.

전기 소모량도 아주 낮아 10mW[9]의 평균 전력으로 24시간 작동 가능하며 전체적으로 80mW가 필요하다고 한다. 이 연구팀에 따르면 제대로 기능하는 스마트 안경이 되려면 소형화, 저전력화, 사용자 인터페이스, 사용자 경험 기술이 필수 가결의 요소라 한다.

지금까지 살펴본 눈 추적 방법이나 기기의 개발은 AIG가 자동화될 수 있는 기반이다. AIG의 렌즈는 우리 눈이 바라보는 물체의 거리에 따라 렌즈의 굴절력이 자동적으로 변화한다는 것이 기본 기능이기 때문에 눈 추적 기술은 AIG 핵심기술 중의 하나이다.

단, 현재 발표된 눈 추적 기술을 토대로 AIG에 적용할 수 있는 특화된 눈 추적 기술의 개발이 과제이다. 필자는 눈 추적을 위해 눈의 움직임을 직접적으로 추적하는 방식이 눈에 줄 부작용을 염려하여 우회하는 방식을 AIG1에게 적용하고자 한다. 즉, 안경 착용자의 머리 움직임을 계산하여 우리 눈이 사물을 바라보는 물체의 거리를 파악하는 방식을 제시하고자 한다. 이를 가능하게 하는 방법은 오뚝이 밸런

9_milliwatt: 1mW = 0.001W = 10^{-3}W; 보통 보청기는 1mW 이하의 아주 적은 전력으로 작동된다고 한다.

스와 피팅센서를 사용하는 것이다.

2.2 오뚝이 밸런스와 피팅센서

오뚝이 밸런스(Ohtoogee balance)란 오뚝이가 넘어지더라도 원래 위치나 방향으로 되돌아가는 성질을 이용하여 우리 머리 움직임의 방향과 정도를 측정하여 주는 센서를 말한다. 일종의 위치 메모리 센서(position memory sensor)로 필자가 AIG 개발에 사용하려고 염두에 둔 아이디어 수준에서 제시하는 센서이다. 오뚝이 밸런스는 특정 안경 착용자를 위해 고정시킨 기본 위치를 기억하고 착용자 머리의 위치나 방향이 바뀌는 경우 머리가 움직이는 각도, 방향, 속도 등을 파악하여 원래 위치와의 차이 및 이동한 거리를 측정해 준다. 이 측정치를 근거로 AIG는 자동으로 착용자가 최적의 시력을 가지도록 렌즈의 굴절력을 조절한다.

오뚝이 밸런스가 제대로 작용하기 위해서는 안경이 착용자의 기본 위치에 제대로 피팅되어 있어야 한다. 그래서 안경이 제대로 얼굴에 피팅이 되어 있는 지를 알려주는 센서가 필요하다. 이 센서가 바로 피팅 센서(fitting sensor)이다. 이는 안경이 얼굴에 제대로 피팅되는 것을 전제로 오뚝이 밸런스가 얼굴 움직임에 따른 안경의 자세 변화를 측정하여 처리 유닛에서 시력 처방을 계산하도록 되어 있기 때문이다.

AIG를 위한 오뚝이 밸런스의 역할은 착용자의 머리 움직임을 파악하여 착용자의 근거리 시력처방을 위한 데이터를 제공하는 것이다. 오뚝이 밸런스는 머리 움직임의 각도, 거리, 시각 등을 수치로 측정할 수 있어야 한다. 이를 위해 자이로스코프(gyroscope)와 액셀러로미터

(accelerometer)의 원리를 이용한다.

그러면 자이로스코프와 액셀러로미터가 무엇인지 의문이 갈 것이다. 간단하게 살펴보자.

자이로스코프

여러분도 아마 주위에서 보았을 것이라 생각이 된다. 축의 회전을 통해 균형을 유지하는 점에서 자이로스코프는 팽이와 비슷하다. 자이로스코프는 둥그런 원 테두리 속에 있는 축에 실을 감아 돌리면 그 실의 힘에 의해 축이 돌아가면서 어떤 물체이든 간에 그 위에 올라가면 팽이처럼 균형을 유지하고 실에 의해 가해진 힘이 없어 질 때까지 도는 기기이다.

축과 축을 감싸는 부분만 있는 팽이와 달리 자이로스코프는 일반적으로 로토(rotor)라 불리는 회전 디스크, 중심부분에 있으면서 회전하는 축, 그리고 세 개의 링(ring)으로 구성된다. 세 개의 링은 원 모양의 가장 외부에 있는 한 개의 프레임과 두개의 김벌(gimbal: 단순히 완전하게 둥그런 링이라 생각하면 된다.)을 말한다. 이러한 구조를 가진 자이로스코프는 어떤 물체의 균형을 유지하게 하거나 지향(지향 방향: orientation)의 변화나 방속력(또는 속도: velocity)의 변화를 측정할 용도로 사용된다. 또한, 자이로스코프의 회전축 지향은 링의 움직임에 영향을 받지 않기에 축에 가해진 힘이 없어질 때까지 기준 방향이 안정되고 지속된다.

이런 이유로 자이로스코프는 무인 비행기나 헬리콥터의 네비게이션이나 스테블라이즈(stabilizer) 등에 사용되기도 한다. 비행기의 자동운항을 위해 10개 이상의 자이로스코프가 장착된다고 하며 러시아의 미르 우주 정거장(Mir Space station)이 지향을 고정하기 위해 11개의 자이로스코프를 사용했다고 한다.

액셀러로미터

액셀러로미터는 가속도를 측정하는 기기이다. 가속도는 변화하는 속도를 단위 시간으로 나눈 값인 벡터량이다. 속도(velocity)는 방속력이다. 즉, 방향이 있는 속력(speed)이다.

가속도 = ΔV(방속력 변화량) ÷ Δt (단위 시간)

액셀러로미터는 진동이나 움직임을 감지하여 물체가 어느 정도 기울어 있는지 측정하고 물체가 어떻게 움직이고 있는지를 분석해 준다. 즉, 액셀러로미터는 방속력의 변화와 위치의 변화를 측정하는데 유용하게 사용되는 도구이다.

액셀러로미터가 사용되고 있는 예를 살펴 보자.

애플이 자신의 랩탑 컴퓨터의 하드디스크를 보호하기 위해 액셀러로미터를 사용한다고 한다. 랩탑 컴퓨터를 사용하던 중 실수로 떨어뜨릴 경우 하드디스크가 손상될 수 있다. 하지만 액셀러로미터가 내장되어 있다면 상황이 다를 수 있다. 액셀러로미터는 랩탑 컴퓨터가 일정 수준 이상의 가속도로 움직이는 것을 감지하면 하드 드라이버의 전원을 자동으로 꺼준다. 그래서 하드디스크를 보호해 준다.

액셀러로미터가 사용되는 다른 예로 자동차 사고시 그 충돌을 감지하여 에어백이 막바로 작동하도록 해준다.

최초의 전자 시력조절 안경인 엠파워는 착용자의 근거리 시력 필요를 파악하기 위해 머리 움직임을 이용하였다. 이때 사용한 센서는 액셀러로미터였다. 2011년 출시하면서 엠파워의 제조사인 픽셀옵틱스는 자신들의 액셀러로미터가 세계에서 가장 작은 것이라면서 자랑스러워했다. 엠파워 속에 내장된 액셀러로미터는 착용자가 머리를 앞으로 기울이거나 뒤로 젖힐 때 그 움직임을 감지하여 액상 크리스털 렌즈가 켜지거나 꺼지게 하여 근거리 시력을 조절해주는 중추적 역할을 했다.

자이로스코프는 회전을 감지하는 반면 액셀러로미터는 회전을 알아차리지 못한다. 하지만 자이로스코프는 순간 변화에 신속하고 정확히 반응하지만 시간이 지날수록 오차가 많아지며 지정된 지향(orientation)에서 변화에 반응하기로 되어 있는 제약이 있다.

따라서 자이로스코프와 액셀러로미터를 함께 사용하면 각각의 기능을 활용하면서 내재된 단점을 보완해줄 수 있다. 이런 이유로 이 둘 모두를 사용하는 스마트 안경이 제법 출시되고 있다.

최근에 출시되는 스마트 안경에 자이로스코프나 액셀러로미터를 센서로 사용하는 예로 진스 메메(Jins Meme), 뷔에스피 글로벌(VSP Global)의 레벨(Level), 리콘(Recon)의 제트(Jet)가 있다.

누구나 스스로 건강을 진단하도록 고안된 스마트 안경인 일본업체 진스의 메메는 자이로스코프나 액셀러로미터를 포함한 여러가지 센서를 일반 안경테 속에 탑재한 안경이다. 눈이나 신체의 움직임을 추적하고 안전, 건강에 관한 경고도 한다. 더구나 이 안경은 사람의 피로도를 측정하고 졸음 운전자에게 경고를 하는 기능이 있다. 현재 일본에서 판매를 하고 있는데 세금을 지불하기 전 가격으로 39,000엔(약 43만 원)에 판매되고 있다.

뷔에스피 글로벌은 미국의 사우스 캘리포니아 대학과 공동으로 레벨이란 스마트 안경 프로젝트를 진행하고 있다. 이 안경은 얼굴에 착용하는 일종의 운동량 측정기(fitness tracker)이다. 걸음거리 횟수, 소비 칼로리량, 그리고 활동시간 등을 측정해 준다. 스마트폰 앱을 통해 스마트폰으로 받아볼 수도 있다. 안경테 안에 자이로스코프와 액셀러로미터는 물론이며 마그네토미터를 포함한 여러가지 센서가 내장되어 있다. 2015년에 프로토타입을 선보였으며 2017년 출시 예정이라고 한다.

리콘의 제트는 사이클리스트(cyclist)를 위해 고안된 스마트 안경이다. CPU, 고해상도 카메라, 여러 가지 센서들—자이로스코프, 액셀러로미터, 마그네토미터 등—이 안경테에 내장되어 있다. 사이클리스트에게 자전거 운동과 관련된 여러 데이터를 제공한다. 아마존에서 499달러(약 60만 원)에 판매되고 있다.

03
시력 조절 렌즈 기술

함께 생각해 보자

- 시력조절 디스플레이 연구는 자동 시력 조절 안경의 개발을 위해 어떤 힌트를 제공 하는 가?
- 겹침 슬라이딩 렌즈란 무엇을 말하는가?
- 겹침 슬라이딩 렌즈의 대표적인 예는 어떤 렌즈인가?
- 겹침 슬라이딩 렌즈를 조절 안경에 사용시 좋은 점과 개선해야 될 점은 무엇인가?
- H렌즈란 어떤 아이디어를 말하는가?
- 실리콘 오일을 상업용과 의료용에 사용하는 이유는 무엇인가?
- 플렉시블 렌즈는 어떤 메커니즘으로 시력을 조절해 주는가?
- 플렉시블 렌즈나 실리콘 오일을 사용한 시력조절 안경의 예는 무엇인가?
- 휘어지는 시트 카메라 연구는 플렉시블 렌즈 개발에 어떠한 힌트를 주는가?
- 액상 크리스털이란 무엇이며 어디에 사용되는 것인가?
- 아리조나 대학의 초점 전환 안경 렌즈란 무엇인가?

- 펜실베니아 대학이 개발한 곤충 눈과 같은 복합 액상 크리스털 렌즈란?
- 최초로 액상 크리스털을 사용하여 판매한 전자 안경은?
- 액상 크리스털을 시력조절 렌즈에 사용하는 이유는 무엇인가?

안경 착용자가 주시하는 물체를 변경하면 요구되는 초점 거리가 달라진다. 달라진 초점 거리에 따라 안경 렌즈의 굴절력이 그 때 그 때 조절될 수 있어야 착용자가 편안한 자연시를 경험할 수 있다. 이렇게 시력을 착용자가 스스로 조절할 수 있게 하는 렌즈 기술로써 자동 시력 조절 디스플레이 기술, 겹침 슬라이딩 렌즈 기술, 광학 유수량 조절 렌즈 기술, 광학 유수와 플렉시블 렌즈 기술 및 액상 크리스털 렌즈 기술 등이 있다.

이하에서 하나씩 차근차근 살펴보자.

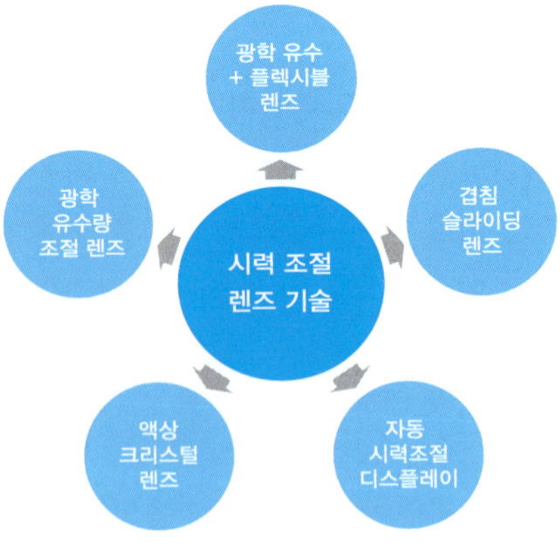

그림 4-3 시력 조절 렌즈 기술

3.1 자동 시력 조절 디스플레이

자동 시력 조절 디스플레이는 안경이 아니라 시력이 좋지 않아 스크린을 잘 볼 수 없는 사람이라도 사용자의 처방을 반영한 조절을 통해 해당 스크린을 제대로 볼 수 있게 해주는 기기이다. 안경 렌즈에 적용하려면 이 디스플레이내에서 작용하는 메커니즘을 착용자의 안경에서 작용하는 메커니즘으로 전환해야 한다. 따라서 자동 시력 조절 디스플레이는 AIG의 렌즈에 막바로 적용될 수는 없으나 그 작용 메커니즘은 앞으로의 AIG 의 자동 렌즈 연구에 도움이 될 수 있기 때문에 살펴보는 것이다.

애플(Apple)과 마이크로 소프트(Microsoft) 그리고 UC버클리 대학의 연구팀 등이 자동 시력 조절 디스플레이에 대한 연구를 하고 있다. 이들이 발표한 내용을 중심으로 함께 생각해 보자.

애플(Apple)과 마이크로 소프트(Microsoft)는—문헌이 발표된 때를 기준으로 볼 때 2014년부터라고 생각된다—근시나 원시인 사람을 위한 자동 시력조절 디스플레이를 개발 중에 있다고 한다. 2017년 1월 현재 아직 제품으로 출시되지 않았다.

애플과 마이크로 소프트 연구팀은 각 스크린 디스플레이 앞에 빛 여과 장치를 두고 이를 통해 사용자의 시력에 따라 이미지를 조절하게 한다는 접근방식을 택하고 있다. 이 기술적 알고리듬은 빛이 프라스틱 필터의 아주 작은 구멍을 통해 지나갈 때, 빛이 선명한 이미지를 만드는 방식으로 망막에 도달하도록 각각의 픽셀로부터 빛을 변화시킨다.

이들이 연구하고 있는 디스플레이가 어떤 방식으로 사용자의 시력을 파악하고 어떠한 방식으로 사용자가 최적으로 잘 볼 수 있게 할 지 그 구체적인 내용은 알 수 없으나 사용자의 안경을 통해서가 아니라 디스플레이의 전면에 빛 여과 필터를 두고 디스플레이 디바이스 사용자의 시력에 맞게 그 필터를 조정하는 방식인 것은 분명하다. 결국 이들의 성공 여부는 사용자의 그 때 그 때의 시력을 그 디바이스가 제대로 파악하고 이에 맞게 디스플레이를 조절하는 빛 여과 필터나 렌즈의 기술에 달려 있는 것으로 생각된다.

다음으로, 애플과 마이크로 소프트의 자동 디스플레이 연구와 비슷한 연구로 이들 보다 조금 더 구체적인 내용을 발표한UC버클리 대학의 연구팀의 연구를 살펴보자.

이 연구팀은 컴퓨터 사용자가 스크린을 잘 볼 수 있도록 사용자의 시력에 따라 스크린의 이미지를 조정하는 디스플레이를 만드는 연구를 하고 있다. 그들은 이것을 안경이 필요 없는 디스플레이라고 하는데, 이것이 개발되면 사용자가 버튼만 누르면 디스플레이가 자동적으로 사용자의 시력을 조절한다고 한다.

이들이 개발하고자 하는 사용 방식은 다음과 같다.

먼저, 사용자가 자신의 컴퓨터나 모바일폰에 시력처방을 입력시킨다. 그러고 나서 사용자가 컴퓨터나 모바일폰을 사용하기 위해 패스워드를 입력하여 로그인을 하면 이들 기기는 사용자를 인식하고 사용자의 시력에 맞게끔 디스플레이를 볼 수 있도록 자동으로 조정해 준다.

근시나 원시의 시력을 가지는 사람은 안경 없이 이 시력 자동조절 디스플레이가 있는 컴퓨터, 모바일폰이나 태블릿 등 디스플레이 기기들을 사용할 수 있다.

난시를 가진 사람도 자동조절되는지 문헌을 찾아 보았으나 이에 대한 언급을 한 문헌을 찾지 못했다. 추측컨데 아마 난시도 고려하겠지만 기술적 난이도 때문에 난시 교정에 대한 언급을 자제하고 있는지도 모른다는 나름대로의 추측을 해 본다.

또한 UC 버클리 연구팀은 이에 만족하지 않고 안경이나 콘택트렌즈로 시력을 교정할 수 없는 사람들도 자신들의 디스플레이 디바이스를 사용할 때 그 디스플레이 디바이스가 자동으로 착용자의 시력에 따라 디스플레이가 조절되게 하는 연구까지 진행하고 있다. 이 연구가 성공이 되면 로우비전의 자동 시력조절이란 차세대 인공지능 안경의 과제 해결에 큰 도움이 될 것이다.

이런 용도로 개발하고자 하는 디스플레이의 구조 및 메커니즘에 대한 설명을 다음과 같이 하고 있다.

선명한 이미지를 고양하도록 디스플레이에 있는 투명한 플라스틱으로 된 2개 레이어(layer) 사이에 인쇄된 핀홀 스크린을 끼워 넣는다. 각각의 핀홀은 그 크기가 75 마이크로미터이고 서로서로 390 마이크로미터씩 떨어져 있다.

어떤 이미지의 픽셀 하나로부터 빛이 발산되는데, 사용자의 훼손된 시력에 따라 발산되는 빛의 방향별 밀도를 변경하면 이러한 알고리듬이 작용한다. 그 뒤 빛은 사용자가 선명한 이미지로 디스플레이를 볼 수 있도록 핀홀 어레이(array)를 통과한다.

앞의 간단한 설명을 보면 아마 여러분은 다음과 같은 의문점이 생길 것이다. 즉, 애플과 마이크로 소프트, 그리고 UC버클리 대학의 자동 디스플레이 연구와 관련하여 구체적으로 디스플레이 디바이스가 사용자의 시력을 어떻게 자동으로 파악하는지, 그리고 사용자와 디스플레이 디바이스간의 거리가 변화해도 최적으로 볼 수 있게 개발할 것인지에 관한 의문이 생길 것이다.

지금까지 발표된 자료를 고려해 볼 때 필자가 이들의 자동시력 조절 디스플레이에 대해 이해하는 바는 이들 디스플레이는 자동 시력조절 안경을 미리 디스플레이 디바이스에 넣어 놓는 방식이다. 왜냐하면 디스플레이를 보는 모든 사람에게 적용되는 범용 자동조절 디스플레이가 아니라 이를 사용하는 개인별 시력에 맞추어 적용되는 디스플레이기 때문이다. 먼저 디스플레이 사용자의 시력처방을 디스플레이 디바이스에 입력하고 조절한 뒤 사용한다는 점은 이점을 명확히 지적한다.

그리고 디스플레이 디바이스를 사용하는 사람의 눈이 이 디바이스를 쳐다보는 거리가 변한다면 그 디바이스가 제공하는 이미지의 초점 거리도 이에 따라 조절되어야 한다. 이럴 경우 초점 거리의 즉각적인 조절에 대해 생각해 볼 수 있는 방법은 눈추적 방식 등에 의한 자동조절 방법과 사용자에 의한 주시 거리별 수동조절 방법을 생각해 볼 수 있을 것이다.

이들 디스플레이 개발 방식은 현재 스마트폰에서 많이 사용되는 소형 카메라의 초점조절 기능과 유사한 방식이거나 적어도 그러한 아이디어에서 힌트를 얻은 것으로 추측한다. 그리고 이들 연구는 카메라의 자동 초점조절 방식에 의한 자동조절 안경의 개발에 도움이 될 것 같다. 왜냐하면 디스플레이를 쳐다보는 사람의 시력에 자동으로 맞춰지는 디스플레이라면, 개별화된 디스플레이의 자동 시력조절 기능을 일부 보완하여 역으로 안경에다 옮겨 놓으면 범용화된 자동 시력조절 안경이 될 것이다라고 생각되기 때문이다.

또한 UC 버클리 연구팀은 안경이나 콘택트렌즈로 시력교정이 안 되는 사람이라도 자신들이 개발하고 있는 디스플레이를 볼 때 자동 시력조절이 되어 제대로 볼 수 있도록 연구하고 있다. 어떤 방식으로 이러한 시력 조절의 문제를 해결할 지는 알 수 없으나 이러한 디스플레이 기술이 개발된다면 로우비전의 자동조절을 추구하는 본서에서 제시하는 차세대 인공지능 안경 개발에 도움이 될 것이며, 착용자 눈의 생리적 구조적 이슈도 반영하는 차차세대 인공지능 안경 개발에 그 기술이 응용될 수 있으리라 생각한다.

3.2 겹침 슬라이딩 렌즈 기술

원래 조정 가능한 초점 렌즈라고 하면 카메라의 줌렌즈를 먼저 떠올렸다. 이것은 2005년 이후에 판매되기 시작한 조절 안경 렌즈보다 훨씬 먼저 줌 카메라가 출시되었기 때문일 것이다. 렌즈를 카메라의 앞으로 나오게 하거나 뒤로 들어 가게 함으로써 초점을 조절한다. 즉, 줌 기능(카메라 초점조절 기능의 다른 말이다)은 각각의 고정된 초점 렌즈 부분이 광축을 가로지르게 함으로써 얻을 수 있다.

그러나 안경의 초점 조절을 위해 현재 카메라 줌의 크기를 가진 이런 방식을 사용한다면 너무나도 우스꽝스러운 몰골이 되고 말 것이다.

상상해 보라. 만약 여러분이 줌이 달린 안경을 착용하고 있다면 별나라 이티(E.T)나 할로윈에 등장하는 박스 속의 잭(Halloween's Jack in the box) 같이 아주 이상하게 보일 것이다. 이 때문에 여러분의 옆을 지나가는 사람들이 한마디씩 하면서 웃고 지나갈 것이다. 그래서 아마 발명가들은 줌을 초소형화한 디자인의 개발과 병행하여 이 방식을 통해 자동조절 안경을 발명하려하거나 줌 방식에 의한 굴절력 조절 렌즈를 개발하려고 노력하기보다는 다른 방향으로 노력을 하고 있다.

카메라 줌 방식이 아닌 자동 시력 조절 렌즈의 노력 중 현재 조절 렌즈에 실제 사용하고 있는 가장 두드러진 네 가지 기술은 겹침 슬라이딩 렌즈 기술, 광학 유수량 조절 렌즈 기술, 광학 유수와 플렉시블 렌즈 기술, 그리고 액상 크리스털 렌즈 기술이다.

먼저, 겹침 슬라이딩 렌즈에 대해 살펴 보기로 하자.

겹침 슬라이딩 렌즈라 함은 서로 맞붙어 슬라이딩 할 수 있도록 만들어진 두 개의 렌즈 부분으로 구성되는 렌즈이며 맞붙여 놓은 렌즈 부분을 슬라이딩 함에 따라 굴절력이 달라지는 렌즈이다. 겹침 슬라이딩 렌즈의 원조는 앨버레즈 렌즈이며 로흐만(Lohmann)의 렌즈나 애들렌즈의 어드자스트블즈 렌즈도 모두 겹침 슬라이딩 렌즈 기술에 기반을 두고 개발한 렌즈이다.

겹침 슬라이딩 렌즈의 원조인 앨버레즈 렌즈에 대해 알아보자.

앨버레즈 렌즈는 비대칭적인 물결모양을 가진 두 개의 렌즈 부분으로 구성된 구면 렌즈(spherical lens)이다. 각 렌즈 부분은 + 굴절력 영역과 (–) 굴절력 영역이 서로 연결된 구조로 되어 있다. 2개의 렌즈 부분

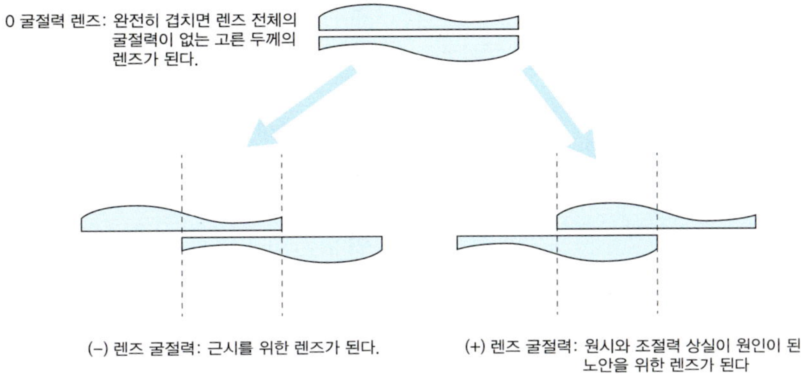

그림 4-4 겹침 슬라이딩 렌즈의 원리

은 서로 간에 완전히 도치(inversion)된 형상을 취하고 있기에 2개의 렌즈 부분을 완전히 겹치면 렌즈 전체는 굴절력이 없는 상태가 된다.

2개의 렌즈 부분은 각각 한 면씩 평편한 부분이 있고 이를 서로 맞대어 놓아 미끄러질 수 있는 구조로 되어 있다.

이 구조로 인해 렌즈끼리 원활한 슬라이딩이 가능하다. 렌즈 부분이 슬라이딩 함에 따라 렌즈의 겹치는 부분 상태가 변하며 겹쳐진 렌즈 부분의 두께에 따라 각기 다른 굴절력이 제공된다. 렌즈끼리 슬라이딩하여 겹치는 부분에 볼록한 부분이 많아질수록 + 굴절력이 높아지고, 오목한 부분이 많아질수록 (–) 굴절력이 높아진다. 이렇게 렌즈의 겹친 부분을 슬라이딩시켜 렌즈의 두께가 변화됨에 따라 바라보는 사물의 이미지 초점이 달라지도록 굴절력이 조정되는 렌즈이다.

지금까지 사용된 고정된 방식의 다초점 프로그래시브 렌즈가 아니라 렌즈가 움직임으로써 점진적으로 다초점을 제공하는 일종의 가변 다초점 프로그래시브 렌즈이다.

이 렌즈는 1967년 루이스 앨버레즈(Luis Alvarez)가 발명하였는데, 그의 이름을 사용하여 앨버레즈 렌즈라고 불리고 있다. 1964년 12월 앨버레즈는 자신이 발명한 이 렌즈의 특허를 '두 요소 가변 굴절력 구면 렌즈(two-element variable power spherical lens)'란 제목으로 신청하고 1967년 2월 특허(번호: US 3305294 A)를 취득하였다.

미국 특허청에 등록된 앨버레즈 렌즈에 관한 내용을 보면 다음과 같이 되어 있다.

"두 개의 렌즈 부분을 가지고 가변 굴절력을 가진 구면 렌즈는 렌즈 부분이 약간만 움직여도 실질적으로 렌즈 굴절력의 변화를 가져올 수 있도록 디자인할 수 있다. 이 렌즈는 전체 시야에 대한 이미지 왜곡현상이 거의 없다. 가변 굴절력 구면 렌즈는 두 개의 렌즈 부분이 서로 겹쳐 있다. 렌즈의 광축(optical axis)을 따라 겹쳐져 있으며, 광축은 렌즈 표면에 노멀(normal: 광학 물질의 표면에 수직인 선)이고 광학적 중심을 따라 통과하고 있다. 렌즈 부분 중 적어도 한 개는 광축을 가로 지르는 방향으로 움직인다."

1967년 2월 특허를 취득한 두 개의 렌즈 요소(특허번호: US 3305294)는 동일하게 가로 지르는 축을 따라 반대 방향으로 동일한 거리를 이동하게 되어 있다.

이런 원리를 가지는 앨버레즈 렌즈는 내시경(endoscope)에 이용되기도 하는데, 조절 안경에 적용된 예는 포커스스펙스, 아이쥬스터스, 애들랜즈의 이머전시와 어드자스터블즈에서 볼 수 있다. 애들렌즈의 어드자스터블즈는 비처방 시력조절 안경으로 두개의 슬라이딩 렌즈 부분은 물결 모양의 폴리카보네이트로 만들어져 있다.

앨버레즈 렌즈가 판매되는 안경으로 개발되어 판매된 것은 2005년의 포커스스펙스가 최초이다. 이렇게 앨버레즈 렌즈가 1964년에 개발됨에도 불구하고 40여 년이 지난 2005년에 와서야 상품화 되기 시작한 것은 제조상의 이슈와 프로그래시브 추가 렌즈(PALs: Progressive additional lens)대비 굴절력이 좋지 못하였기 때문이다.

당초 앨버레즈 렌즈는 다이아몬드 회전 공정(diamond turning process)에 의해 만들 수 있었기에 제조 비용과 시간이 많이 들었다. 하지만 2000년대에 와서 네덜란드의 암스테르담 소재 브라쥐 대학(Vrije University)의 롭(Rob Van Der Heijde) 연구팀이 금형사출(injection molding)에 의한 제조법을 개발함으로써 앨버레즈 렌즈가 저렴하며 짧은 시간 내에 대규모 생산할 수 있는 길이 열렸다.

앨버레즈 렌즈의 고질적인 문제점 중의 하나는 렌즈 부분이 광학적 중심에서 멀어질수록 렌즈의 두께가 급속도로 증가하는 문제가 있다. 이로 인해 미용상 보기에 좋지 않았고 착용자의 렌즈 선택을 제한하였다.

또한 일반 렌즈처럼 주변 수차 문제도 있었다. 특히 경사광 수차(혹은 프리즘 에러)는 렌즈의 정렬(alignment)이 제대로 되지 않으면 발생하는데 앨버레즈 렌즈의 경우 렌즈의 정렬이 제대로 되어 있음에도 불구하고 경사광 수차가 발견되었다는 연구 결과도 있다.

그러나 이런 단점에도 불구하고 앨버렌즈 렌즈의 겹침 슬라이딩 렌즈 방식은 조절 안경 렌즈 개발자에 의해 계속 진화 발전되리라 생각한다.

AIG 발명의 경우에도 앨버레즈 렌즈를 그대로 사용하는 것이 아니라 근시 조절을 위해 겹침 슬라이딩 기술을 보다 진전시킨 H렌즈를 개발하여 적용하고자 한다.

H렌즈

H렌즈는 〈그림 4-5〉에서 보는 바와 같이 볼록 렌즈 영역을 제거한 (-)굴절력만 제공하는 가변 다초점 프로그래시브 렌즈로 필자가 아이디어 수준에서 제시하는 렌즈이다. 원래 앨버레즈 렌즈는 겹침 렌즈가 아래 위로 서로 미끄러지듯이 움직여 볼록 렌즈나 오목 렌즈의 형태로 되어 근시나 원시를 모두 교정하게 되어 있다.

하지만 H렌즈는 근시 및 중간 거리 시력만을 조정하도록 오목 렌즈 부분만 있고 볼록 렌즈 부분은 없는 형태를 취한다. 원시 교정은 안쪽 H렌즈 부분 속에 내장한 액상 크리스털 렌즈인 L렌즈가 담당하도록 하여 H렌즈의 부담을 줄인 것이다. 볼록 렌즈가 없도록 디자인하는 주요한 이유는 미용상 이유와 렌즈 움직임을 최소화 시키기 위함이다. 이렇게 만들어진 H렌즈가 의도된 대로 AIG에서 원거리 및 중간거리 영역의 시력을 원활하게 조절해 줄 것이란 것은 실험으로 검증되지 않은 필자의 머리속 계산에서 나온 이론상의 가설이다. 따라서, 실제로 제작과 실험을 통한 검증이 필요하다.

또한, H렌즈는 〈그림 4-5〉에서 보는 바와 같이 첨두가 잘려 나간 직각 삼각형 두 개의 조합으로 그려 보았다. 이는 설명의 편의를 위해 많은 부분이 생략되고 요약된 그림이다. 실제는 한 면이 평평하여 슬라이딩이 가능한 메니스커스 형태의 렌즈 부분 2개의 조합이 될 것으로 생각한다.

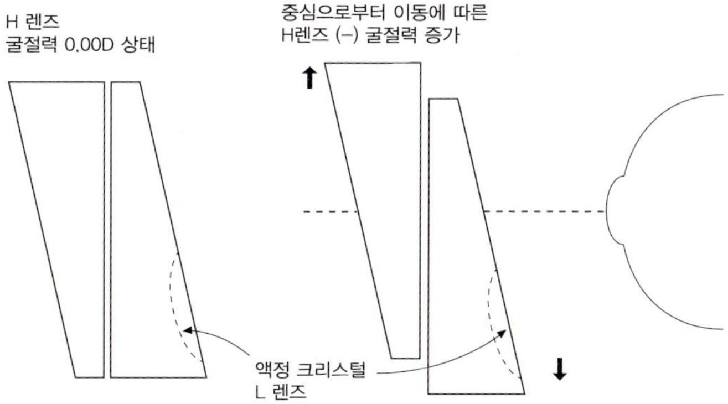

그림 4-5 H렌즈 + L렌즈 = YH렌즈

3.3 광학 유수 조절 렌즈 기술

광학유수 조절 렌즈는 겹침 슬라이딩 렌즈와는 다른 원리에 의해 렌즈의 굴절력을 조절한다. 광학유수가 렌즈가 되고 이들이 순간 순간 만들어내는 두께와 곡률에 의해 굴절력이 결정된다. 렌즈 곡률이 가파르면 가파를수록 굴절력은 강해진다라는 광학 원리에 입각하여 시력을 조절하도록 안경에 사용된다.

이러한 광학 유수 조절 렌즈는 다시 주사기에 의해 광학 유수량을 조절하여 시력을 교정하는 광학 유수량 조절 렌즈 기술과 광학 유수를 주입하거나 제거하는 대신 플렉시블 렌즈를 통해 광학 유수의 모양을 변경하여 착용자의 시력을 교정하는 플렉시블 렌즈 광학 유수 조절 기술이 있다.

광학 유수만을 사용하여 시력을 조절한 안경은 조슈아가 발명한 애드스펙스와 애들렌즈의 피오뷔가 있으며 플렉시블 렌즈와 광학 유수를 사용한 안경은 스테펀이 발명한 슈퍼포커스와 애들렌즈 포커스가 있다.

광학 유수로 현재 사용되고 있는 것은 실리콘 오일이다. 다른 광학 유수가 사용되고 있는 지 여부는 확인하지 못했다. 하지만 기술이 진전해 가면서 굴절력이 뛰어나고 사용하기에 경제적이고 편리한 광학 유수들이 개발되리라 기대한다. 우선 현재 사용되는 광학 유수로 실리콘 오일이 무엇인지를 알아 보고 난 뒤 두 종류의 광학 유수 조절 렌즈 기술에 대해 알아 보자.

3.3.1 실리콘 오일

애들렌즈 피오뷔는 실리콘 오일을 사용하여 시력을 조절한다. 실리콘 오일은 시력조절 안경의 렌즈에 사용되기 이전부터 우리 눈과 밀접한 관련이 있다. 실리콘 오일은 우리 눈의 유리체 유수(vitreous fluid)로 사용되고 있다. 망막 박리 수술이나 유리체 절제 수술에 절대 필요한 유체이다. 우리 눈의 유리체 굴절률은 1.336인 반면 보통 눈 수술용으로 사용되는 실리콘 오일의 굴절률은 1.403이다.

실리콘 오일이 의료용이나 상업용으로 많이 사용되는 이유는 상대적으로 높은 온도에서도 안정되어 있고 윤활 성질이 있으며 불에 잘 타지 않고 낮은 표면 긴장(surface tension)에 의해 거품이 생기지 않기 때문이다.

특히 실리콘 오일이 거품을 일으키지 않는 성질은 안경 렌즈로서의 자격을 한층 돋보이게 한다. 굴절률이 더 높은 물질이 있을 터인데 실리콘 오일을 시력조절 안경에 사용하는 중요한 이유 중의 하나는 바로 거품이 생겨 시야가 방해되는 문제의 소지가 없기 때문일 것이다.

3.3.2 광학 유수량의 조절을 통한 시력 교정 렌즈

지금까지 광학 유수량의 조절을 통한 시력 교정 렌즈를 사용한 안경으로 조슈아 실버가 발명한 애드스펙스와 애들렌즈가 개발한 피오뷔가 있다.

앞에서 이야기한 대로 이 렌즈는 광학 유수를 많이 넣을수록 렌즈가 볼록해져서 + 굴절력이 증가하고, 오일을 제거할수록 렌즈가 오목하게 되어 (–) 굴절력의 수치가 커진다는 원리에 입각해 있다.

만약 근시를 교정하려면 〈그림 4–6〉에서 보는 바와 같이, 플렉시블 플라스틱 막에서 광학 유수를 뽑아내면 된다. 이때 플라스틱 막은 오목하게 줄어드는 모습을 보인다. 만약 독서용으로 사용하려면 광학 유수를 막 속으로 들여보내면 된다. 이때 막은 볼록한 형상을 취한다.

이 방법은 주사기를 통해 광학 유수를 들여보내거나 제거하기에

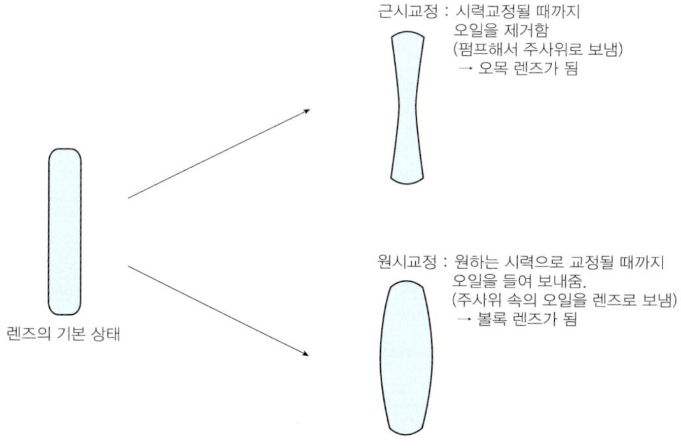

그림 4–6 광학 유수 주입량 차이에 따른 렌즈의 형태 변화

불편하며 조정이 되지 않는 경우도 있다. 애드스펙스는 한 번 광학 유수량을 결정하면 다시 조정할 수 없게 되어 있다. 피오뷔는 조절 레버를 착탈식으로 하여 광학 유수량을 다시 조절할 수 있지만 조절할 때마다 다시 붙여 사용해야 하고 떼 놓은 경우 잃어 버리거나 가지고 다니지 않은 경우 조절할 수 없는 불편함이 있다.

이 방식은 다음에 설명할 플렉시블 렌즈에 의한 광학 유수막 형태 변화에 의한 굴절력 조절에 비하면 초보적인 형태라 할 수 있다. 그러나 플렉시블 렌즈 광학 유수 조절 안경은 광학 유수량 조절 안경으로부터 기본적인 아이디어를 얻어 이를 더욱 발전시킨 버전이라 할 수 있다. 즉, 주사기로 광학 유수의 이동을 통한 양을 조절하는 것 대신 플렉시블 렌즈 부분을 이용하여 렌즈 안에 들어 있는 일정량의 광학 유수를 렌즈내에서 이동시켜 광학 유수막의 형태 변화를 이용한 굴절력 조절을 하도록 편리하고 다소 보기 좋게 진전시켰다.

3.3.3 조절용 안경에 사용되는 플렉시블 렌즈

지금까지 조절용 안경에 사용해 온 플렉시블 렌즈는 간단한 무도수 리지드 렌즈(plano rigid lens)이다. 시력처방이 반영된 전면의 렌즈와 플렉시블 렌즈 사이에 광학유수가 들어 있다. 플렉시블 렌즈에 의한 광학 유수의 위치 조절에 의해 시력을 조절한다.

조절용 플렉시블 렌즈를 적용한 예는 슈퍼포커스와 애들렌즈 포커스이다.

〈그림 4-7〉에서 보듯이 슈퍼포커스의 렌즈는 2개의 부분 렌즈로 되어 있다. 전면 렌즈 부분은 착용자의 원거리 시력처방을 반영하고

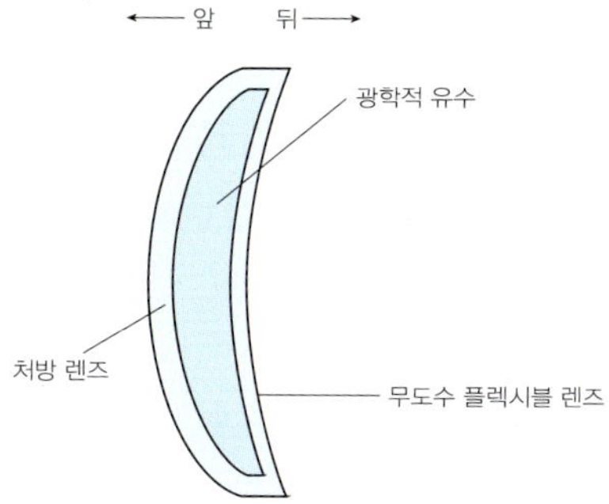

그림 4-7 광학 유수와 플렉시블 렌즈

후면 렌즈 부분은 근거리 및 중간 거리용 시력조절을 위해 휘어지는 플렉시블 렌즈로 구성되어 있다. 후면 플렉시블 렌즈는 선명하고 견고한 표면에 부착된 투명한 팽창막을 가지고 있다. 팽창막과 견고한 표면 사이의 공간에는 약간의 깨끗한 광학유수가 들어 있다.

후면의 플렉시블 렌즈를 앞으로 밀면 후면 렌즈에 있는 팽창막의 모양이 변경되고 이에 따라 렌즈의 이미지가 맺히는 초점이 달라지게 된다.

다음으로 애들렌즈 포커스의 플렉시블 렌즈를 살펴보자. 애들렌즈 포커스의 렌즈 물질은 폴리카보네이트이다. 슈퍼포커스와 같은 렌즈 구조이나 플렉시블 렌즈를 움직이는 구조가 약간 다를 뿐이다. 슈퍼포커스와 같이 전면과 후면의 렌즈 속에는 일정량의 광학유수가 들어 있어 플렉시블 렌즈의 휘임에 의한 광학유수의 이동을 통해 렌즈 전반에 걸친 굴절력을 조절한다.

슈퍼포커스는 브릿지에 조절레버를 두고 원거리, 중간거리 및 근거리 시력을 조절했으나 애들렌즈 포커스는 안경테의 안쪽의 힌지 부근에 있는 다이얼을 통해 조절한다.

결국 플렉시블 렌즈는 자체 굴절력은 없으나 광학유수의 렌즈내 퍼짐과 두께를 조절하여 시력을 조절하도록 도와주는 렌즈로 사용되고 있다.

자동으로 렌즈를 휘었다 폈다 한다면 전기 소모량이 적지 않을 것이며 렌즈의 접힌 부분은 시간이 갈수록 갈라지거나 불투명해지며 심한 경우 부숴질 가능성이 높다. 따라서 시력조절 안경을 위한 렌즈로서 프렉시블 렌즈를 계속적으로 사용하기 위해서는 이런 염려를 해결해야 할 것이다.

이러한 품질문제를 해결하기 위해 그리고 보다 나은 광학적 조절력을 위해 새로운 시력조절용 플렉시블 렌즈를 개발할 때 참조해 볼 만한 플렉시블 렌즈 연구가 있다.

표 4-4 슈퍼포커스와 애들렌즈 포커스의 시력 조절 방식 비교

항목	슈퍼포커스	애들렌즈 포커스
기본 시력 조절 방식	플렉시블 렌즈 부분의 휘임에 의한 광학 유수 모양 변경	
광학 유수	실리콘 오일	
플렉시블 렌즈 부분의 굴절력	무도수(0.00 디옵터)	
플렉시블 렌즈 부분의 조절	양안시 모두 일률적 조정 (개별적 조정할 수 없음)	왼쪽, 오른쪽 각각 개별적으로 조정
조절 레버	1개의 3단 조절 슬라이드 (근거리, 중간거리 및 원거리)	왼쪽, 오른쪽 각각 한개씩의 다이얼
조절 레버 위치	브릿지	안경 다리의 왼쪽과 오른쪽에 각각 한개씩

2016년 4월 미국 컬럼비아 대학의 한 연구팀은 접어서 초점을 조절하는 크레딧 카드 크기 만한 카메라의 프로토타입을 개발했다고 발표했다.

휘어지는 시트 카메라(flexible sheet camera)로서 초점조절을 위해 시트를 구부리면 속성이 달라지는 렌즈의 배열을 사용하였다. 프로토타입에 따르면 유연한 실리콘 시트를 개발하여 36×36의 배열로 렌즈들을 삽입하였다. 이 렌즈들은 구부리면 초점거리를 변화시킬 수 있게 되어 있다. 이 카메라는 자동차나 가로등을 띠처럼 두르도록 할 수 있기에 360도 촬영이 가능하다고 한다.

이러한 방식으로 개발 추진 중인 카메라의 플렉시블에 비하면 현재 안경의 시력조절용으로 적용되는 플렉시블 렌즈는 초보 수준이라 볼 수 있다. 왜냐하면 이 플렉시블 렌즈는 단순 휘임 방식을 한 단계 넘어 많은 초소형 렌즈들이 내부에 배열된 시트를 휘임으로서 초점을 조절하는 방식이다. 안경에서는 아직 시도해 보지 않은 방법이다. 안경에 응용하기 위해 이 방법을 연구하다 보면 단순 휘임에 의한 렌즈의 뿌옇게 흐려지는 현상이나 렌즈의 접촉 부위와 헐거워지는 현상 등의 품질문제를 해결할 수 있을 뿐만 아니라 렌즈 전체에 고른 선명한 굴절력 제공과 주변 수차를 해결하는데 도움이 될 것이라 추측한다.

3.4 액상 크리스털 렌즈 기술

1989년 12월 영국의 윌리암스 연구팀—윌리암스(Williams), 포웰(Powell), 퍼비스(Purvis), 그리고 클락(Clark)—은 '전기로 통제 가능한 액상 크리스털 프레즈넬 렌즈(Electrically Controllable Liquid Crystal Fresnel

Lens)'란 제목의 연구 결과를 발표하였다.

이 논문에 따르면 구면 프레즈넬 렌즈[10]와 함께 직교하는 두 액상 크리스털 렌즈가 편광되지 아니한 물체를 선명하게 볼 수 있게 한다고 발표했다. 선명하게 보이는 속도도 15ms로 아주 빨랐다고 했다.

새로운 유형의 조절 렌즈로서 액상 크리스털 렌즈의 사용 가능성을 언급하면서 전기장(electric field)이 형성되면 액상 크리스털의 굴절력이 변화된다는 연구 결과를 소개하였다.

액상 크리스털을 조절 가능한 안경에 처음 적용한 예는 아리조나 대학(University of Arizona)의 연구팀이 2006년 4월 발표한 '초점 전환 안경 렌즈(switchable focus eyeglasses lenses)'이다. 아리조나 대학 연구팀은 프로토타입을 제시하면서 "현재 우리가 만든 프로토타입의 스위치를 껐다 켰다 하면서 렌즈의 초점을 변화할 수 있다. 궁극적으로 자동 카메라가 자동으로 초점을 조절하듯이 안경 렌즈도 어디에다 초점을 맞추어야 할지를 알게 될 것이다"라고 했다.

자신들의 초점 전환 렌즈에 대한 특징으로 다음과 같이 말했다.

'눈 깜빡할 사이에 초점이 전환되는 안경 렌즈' '초점 굴절력을 변화시킬 수 있는 전환 가능하고 평면이며 액상 크리스털로 된 회절[11]

10_프레즈넬 렌즈란 구면 수차를 완화하기 위해 많은 동심원(centering ring)이 있게 만든 평면렌즈(flat lens)이다.

11_빛의 회절(diffraction)이란 빛의 파장이 물체의 좁은 구멍을 통과하거나 물체의 주변 끝과 부딪힐 때 생기는 빛 파장의 퍼짐현상이다. 좁은 구멍을 통과한 빛의 파장은 반원의 물결 모양처럼 퍼져 나가는 형태를 취한다. 빛의 회절현상에 의해 물체의 주변에 빛의 잔류(fringe)나 어두워지는 현상 또는 색깔 밴드(color band)를 볼 수 있다. 구름 안에서 빛이 회절되면 보는 각도에 따라 여러 색깔을 볼 수 있는데 이는 구름 이

렌즈이다.'

이 초점 전환 렌즈는 전기에 의해 활성화되며 서로 5마이크론[12] 떨어진 두개의 평면유리로 되어 있다. 평면유리 사이의 공간에 액상 크리스털이 들어 있다. 이 액상 크리스털은 랩탑 컴퓨터에 사용하는 LCD(liquid crystal display)와 동일한 것이라고 한다. 굴절력 변화를 위해 사용되는 볼티지(voltage)는 1.8V 정도였다. 사용된 평판유리는 십분의 일 마이크론 두께의 인디움 틴 옥사이드[13](ITO: indium tin oxide)를 코팅하여 빛의 대부분이 통과하도록 하였다. 이들은 실험을 통해 전류가 공급되어 액상 크리스털이 활성화되거나 전류가 차단되어 비활성화되는 경우든 어떠한 경우에도 원거리 시력은 훼손되거나 방해받지 않았다는 것을 확인하였다.

그 연구팀은 앞으로 노안을 위해 사용되는 다초점 렌즈를 포함하여 기존의 안경이 자신들의 안경이 상용화되면 대체될 것으로 내다보았다.

얼마 뒤 아리조나 대학의 연구팀은 구체적인 상품으로 출시시키

리데선스(cloud iridescence)라고 한다. 구름 끝자락의 실버 라인(silver line), 태양이나 달 주위의 코로나 현상은 모두 회절현상 중의 하나이다. 빛의 회절현상으로 인해 연출되는 특이한 현상을 이용한 회절 안경도 시중에 판매되고 있다. 이는 주로 재미(fun)를 위해서 또는 특별한 행사나 분장을 위해 회절 안경을 사용한다.

12_마이크론(micron): 마이크로미터(micrometer)라고도 한다. 이에 대한 기호는 μm로 나타낸다. 1μm는 1×10^{-6}미터이다. 5마이크론은 사람 머리카락 직경의 20분의 1 정도된다고 한다.

13_인디움 틴 옥사이드(ITO: indium tin oxide)는 반도체(semi-conductor)이다. 금속은 전류를 통하게 하지만 불투명하게 보인다. 하지만 ITO는 전류를 통하게 하면서도 투명하다. 이런 성질로 인해 셀폰 등의 평판 디스플레이(flat panel display)에 사용되고 있다.

지 못하고 자신들의 아이디어를 존슨앤드존슨(Johnson & Johnson)이 실현시키도록 사용 허가를 해주었다. 그러나 존슨앤드존슨은 이를 다시 픽셀 옵틱스에 양도했다.

결국 픽셀 옵틱스가 2011년 엠파워란 액상 크리스털의 활성화에 의해 독서용 시력이 조절되는 최초의 전자 안경을 탄생시켰다. 하지만 엠파워는 색 수차 문제가 발생하였고 이미지 대조 능력(contrast)이 떨어지며 전류 공급을 통제할 수 없었다.

2015년 3월 펜실베니아 대학(University of Pennsylvania)의 한 연구팀이 곤충의 눈처럼 작용하는 복합 렌즈인 액상 크리스털을 개발했다고 발표했다. 이들이 발표한 바에 따르면 액상 크리스털을 가지고 복합 렌즈를 만들 수 있으며, 액상 크리스털은 스스로 배열되는 성질이 있을 뿐만 아니라 크기를 조절할 수 있는 복합 렌즈에 사용될 수 있다.

그러면 액상 크리스털이란 무엇인가? 이하에서 전자 조절 안경의 개발 노력의 핵심인 액상 크리스털에 대해 조금 더 살펴보자.

액상 크리스털의 개념

대부분의 사람들은 보통 물체의 상태를 고체, 액체 그리고 기체의 3가지만 있는 것으로 생각한다. 그러나 한 가지 더 있다. 그것이 바로 액상 크리스털이다. 고체와 액체 사이의 상태인 것을 액상 크리스털이라고 부른다.

액상 크리스털이란 상태는 1888년 프레드리히(Fredrich Reinitzer)란 오스트리아의 식물학자가 발견했다. 그는 콜레스테릴 벤조에이트(cholesteryl benzoate: $C_{34}H_{50}O_2$)를 실험하던 중 콜레스테롤 벤조에이트가

2개의 현저한 녹는점을 가지는 것을 관찰하게 되었다. 고체인 콜레스테롤 벤조에이트를 가열하니 뿌옇게 보이는 액체로 변하고, 이어서 계속 가열하니 선명하고 투명한 액체로 변화하는 것을 알게 되었다.

액상 크리스털은 2차원인 평면구조 하에서는 일정하게 방향성을 가져 정렬되어 보이나 3차원인 입체구조 하에서는 방향이 흐트러져 있다. 분자구조는 베트남 쌀처럼 길쭉하게 생긴 막대기형, 음반처럼 둥그런 디스크형 , 그리고 굽은 길을 달리는 기차처럼 길쭉하게 굽은 바나나형이 일반적이다.

흐르는 성질과 광학적 특성

액상 크리스털은 분자의 정렬된 배열 때문에 액체와 같이 흐르는 성질이 있으되 고체의 광학적 속성도 있다. 흐르는 성질에 의해 액상 크리스털은 끈적거리는 점성이 있고 콘테이너에 넣으면 액체처럼 콘테이너의 모양에 따라 채워진다. 즉, 별모양의 통속에 부어 넣으면 별모양이 된다. 광학적 특성으로 인해 액상 크리스털은 여러 가지 편광과 상호 작용한다. 쌍극성을 가지며 비등방성 성질이 있어 복굴절한다. 이 복굴절 성질은 전자 렌즈의 핵심이다.

액상 크리스털의 분류

액상 크리스털은 일반적으로 리오트로픽(lyotropic) 국면과 스모트로(thermotropic) 국면으로 나뉜다.

리오트로픽 국면은 단백질이나 세포막과 같은 생명 시스템에서 발견되는 액상 크리스털의 국면으로 열, 압력 그리고 용해제에 의해 만들어진다.

스모트로픽 국면은 열과 압력에 의해서만 만들어지는데, 이는 다시 콜레스테릭(cholesteric), 시메틱(sematic) 그리고 느메틱(nematic) 국면으로 분류된다.

비등방성 성질의 고체를 가열하면 제일 먼저 콜레스테릭 국면이 오고 계속 가열하면 시메틱 국면, 더 뜨겁게 가열하면 느메틱 국면에 진입한다. 여기서 더욱 가열하면 물론 일반 액체가 된다. 따라서 콜레스테릭 액상 크리스털은 고체에 가깝고 느메틱 국면은 액체에 가깝다. 분자의 방향성은 유지하되 분자의 정열이 열에 의해 흐트러지는 정도에 따른 분류라고 해석해도 무방할 것 같다.

분자의 질서와 정열도가 높은 수준에서 낮은 수준으로 표시하면 다음과 같다.

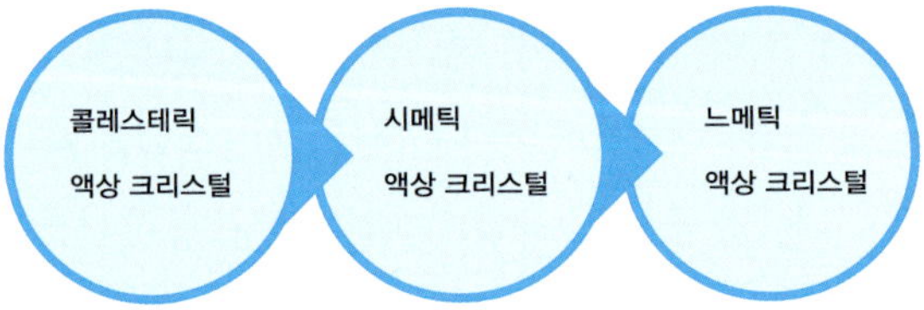

그림 4-8 액상 크리스털의 상태

콜레스테릭 국면은 그 국면상태의 고저에 따라 빛의 파장이 달리 보여지는데, 온도계나 디스플레이에 사용된다. 감정을 표현하는 안경테에 사용해도 될 것 같다. 왜냐하면 콜레스테릭 국면에 있는 액상 크리스털은 온도 차이에 따라 색깔을 달리 표현해 줄 수 있는데 만약 안경테에 콜레스테릭 국면의 액상 크리스털을 넣어 놓는다면 안경테 다리가 얼굴과 접촉하는 부위의 온도 차이에 따라, 즉 착용자의 감정 변화에 따른 온도 차이에 따라 안경테가 각기 다른 색깔로 변하게 할 수 있기 때문이다.

시메틱 국면에서 비눗물과 같이 분자들이 층을 형성한다. 시메틱이란 말은 그리이스어의 비누를 의미한다. 비눗물을 묻힌 그릇의 바닥에서 볼 수 있는 상대적으로 두껍고 미끄러운 물질이라고 생각하면 된다.

느메틱 국면은 전기장(electric field)에 의해 정렬된다. 느메틱 크리스털은 일반 액체와 비슷하게 흐를 수 있으나 외부의 마그네틱이나 전기장(electric field)에 의해 쉽게 정렬되는 성질이 있다. 정렬된 느메틱 크리스털은 한 개의 축(uniaxial)을 가지는 광학적 속성을 가지게 된다.

이때문에 모바일폰, 컴퓨터나 TV 스크린에 사용된다.

연구를 더 해봐야 알겠지만 일반적으로 스크린에 느메틱 액상 크리스털을 사용하기에 특별한 이유가 없는 한 AIG의 액상 크리스털도 느메틱 국면의 액상 크리스털을 사용해야 할 것 같다.

액상 크리스털의 용도

앞에서 언급한 특성에 의해 전기회로의 검침기, 온도계, 암이나 감영 진단 장비, LCD 등의 주요한 부품으로 사용되고 있다.

액상 크리스털은 전기장에 민감한 성질로 인해 전기회로의 문제되는 부위를 측정하는 검침기에 사용되며, 온도변화에 따라 여러 가지 색깔을 나타낼 수 있기에 온도계에 사용되며, 감염되거나 암이 있는 신체 부분은 열이 많기에 이를 감지하는 진단기에 사용될 뿐만 아니라 광학적 특성이 전기장을 변화시키기에 LCD를 부품으로 사용하는 전자시계, 계산기, 랩탑, TV 및 모바일폰 등에 사용되고 있다.

액상 크리스털의 복굴절 속성

액상 크리스털은 비등방성 성질(anisotropic nature)로 인해 복굴절(birefringence) 속성이 있다. 비등방성 성질이란 어떤 매질(medium)을 측정하는 방향에 따라 매그니튜드(magnitude: 크기, 양이나 속도)가 달라지는 성질을 말한다. 복굴절 속성이란 하나의 광선이 어떤 물체에 부딪히거나 들어가면서 굴절률이 다른 두개의 빛이 되는 속성이다. 즉, 하나의 빛이 나뉘어져 서로 방속력(velocity)이 달라지는 현상을 말한다.

느메틱 액상 크리스털(nematic liquid crystal)을 만나 분리되는 2개의 광선은 보통광선(ordinary ray: o-ray)과 이상광선(extraordinary ray: e-ray)으로 불린다. 이들 두 광선은 서로 다른 방향과 서로 다른 굴절력을 가진다. 보통 광선은 속도가 빠르며, 이상광선은 빛의 진행 속도가 느리다. 방향과 진행 속도가 다르기에 두 광선이 복굴절 물질을 통과하여 다시 결합할 때 그 차이 때문에 편광상태가 된다.

보통광선은 굴절의 원칙인 스넬 법칙(Snell's law)이 적용되는 광선이고 이상광선은 스넬의 법칙이 적용되지 않는 광선이다. 스넬의 법칙은 서로 다른 굴절률을 가지는 두 매질을 지나가는 광선의 사인각의 비율은 일정하다는 것이다. 어떤 물질의 굴절률을 찾을 때 많이 사용한다. 네덜란드의 수학자인 윌러브로드 스넬(Willebrord Snell)이 1621년 발견하였다.

이 법칙을 발견한 사람의 이름을 따서 스넬 법칙이라 부르고 있다.

스넬 법칙은 다음과 같은 식으로 나타낸다.

표 4-5 복굴절 크리스털별 굴절률(n_0: 보통광선의 굴절률, n_e: 이상광선의 굴절률)

크리스털	굴절률(index)	
	n_0	n_e
칼사이트(Calcite)	1.6584	1.4864
석영(Quartz)	1.5443	1.5534
투어말린(Tourmaline)	1.669	1.638
소디움 나이트레이트(Sodium Nitrate)	1.5854	1.3369
얼음(ice)	1.309	1.313
루타일(Rutile)	2.616	2.903

ni/nr = Sin θr/Sin θi = C(상수) 또는 ni Sin θi = nr Sin θr

ni은 처음 매질의 굴절률을 말하고 nr은 두번째 매질의 굴절률을 말한다.

Sin θi는 빛이 처음 매질을 지나 두번째 매질의 표면과 만나는 점에서 두번째 매질의 노멀(빛이 두번째 매질과 만나는 점에서 수직으로 그은 가상의 선이다)과 들어가는 빛이 이루는 각도를 말한다.

Sin θr은 빛이 두번째 매질 속을 지나갈 때 두번째 매질의 표면에서 빛이 꺽이는 점에서 빛이 지나가는 방향과 두번째 매질의 노멀과 이루는 각도를 말한다.

두번째 매질의 표면에서 빛이 꺽이는 점은 만나는 점과 동일하다.

스넬의 굴절률 법칙을 따르지 않는 이상 광선은 다양한 굴절률을 가지는데 그 굴절률의 범위(Δn)는 이상광선 굴절률(n_e)과 보통광선의 굴절률(n_0)의 차이이다.

$\Delta n = n_e - n_0$

앞에서 잠깐 언급하였듯이 굴절률이 다르다는 것은 방속력이 다르다는 것이다. 따라서 일정한 굴절력을 가지는 보통광선은 방속력이 일정하나 다양한 굴절률을 가지는 이상광선은 방속력 또한 다양하다.

또다른 차이점은 보통광선의 전면(wavefront)은 구면(spherical) 형태이나 이상광선은 타원(elliptical) 모양이다.

광선을 복굴절시키는 크리스털은 루타일(rutile: TiO_2), 칼사이트(calcite: $CaCO_3$), 파라텔루라이트(paratellurite: TeO_2), 석영(quartz: SiO_2)과 합성 물질인 YVO_4, $PbM0Q_4$, $LiNbO_3$, MgF_2 등이 있다.

광학에서 폭넓게 사용하고 있는 복굴절 크리스털은 광물인 아이스랜드 스퍼(Iceland Spur)라 불리는 칼사이트이다. 지구 어느 편에서나 발견되는 광물이기에 유비쿼터스 광물(ubiquitous mineral)이라고 알려져 있다. 보통광선의 굴절률은 1.6584이며, 이상광선의 굴절률은 1.4864이다. 칼사이트는 편광 프리즘으로 사용된다.

방금 살펴본 복굴절 고체 크리스털이 아닌 안경 렌즈용으로 사용되는 복굴절 액상 크리스털 물질은 어떠한 것이 있는지 알아보았다.

조사의 초기 단계에서는 칼사이트와 같은 고체 크리스털을 그대로 느메틱 액상 크리스털 상태로 만들어 사용하는 것으로 생각하였다. 그러나 계속 조사를 하다보니 일반적으로 사용되는 비등방성 액상 크리스털 물질로써 칼사이트 같은 복굴절 고체 크리스털을 그대로 사용하는 경우는 발견하지 못했고, 그 대신 분자 복합 물질인 MBBA(n-(pmethoxybenylidene)-p-n-butylaniline), 5CB(4-cyano-4'

-pentylbiphenyl) 등을 사용하여 안경 렌즈에 적용할려는 노력이 진행되고 있는 것을 알게 되었다.

1888년 오스트리아 식물학자인 프레드리히 레니쯔가 처음 액상 크리스털이란 상태를 발견한 뒤 1960년대 초에 와서야 처음으로 미국의 전자회사인 RCA가 느메틱 액상 크리스털을 이용하여 디스플레이를 만들었다. 하지만 이 액상 크리스털은 보통의 실내온도에서 제대로 작동되지 않았다.

1969년 독일인 한스 켈커(Hans Kelker)가 처음으로 실내온도에서 작용하는 액상 크리스털인 MBBA 개발에 성공했다. 하지만 작용하는 온도 범위가 너무 짧고 선명도가 낮았다. 그래서 그 뒤 계속해서 실내온도에서도 제대로 작용할 수 있는 액상 크리스털을 만들기 위한 노력이 경주되었다.

이러한 노력의 결실들 중의 하나로 순수한 MBBA대신에 MBBA와 다른 물질을 혼합하여 온도의 범위를 충분히 확장할 수 있는 MBBA 혼합 물질이 개발되었다. 이 물질은 섭씨 영하 40도(화씨 영하40도)에서 섭씨 100도(화씨 212도)까지에서도 작용할 수 있다. 하지만 이 물질은 불안정하게 작용하는 문제가 있다.

1972년 영국의 훌대학(University of Hull) 그레이(Geroge Gray) 연구팀은 영국 국방성의 자금 지원을 받아 액상 크리스털 물질의 하나인 5CB를 개발하였다. 이 물질은 실내온도에서 제대로 작용한다고 알려져 있다.

액상 크리스털이 안경에 처음으로 적용된 경우는 1980년 버레멘[14](Berreman)의 안경이다라고 전해지고 있다. 버레멘은 안경뿐만 아니라 카메라, 망원경, 프로젝터에도 액상 크리스털을 사용하였다.

2011년에 와서 액상 크리스털을 적용한 시력조절 안경인 엠파워가 출시되었으며 2016년 현재 딥옵틱스가 개발 중인 전자 시력조절 안경인 옴니포컬스와 영국 맨체스터 대학(University of Manchester) 밀톤(Harry Milton) 연구팀의 시력조절 콘택트렌즈도 액상 크리스털을 사용하여 시력을 조절하려고 한다.

밀톤 연구팀의 액상 크리스털 물질은 5CB임을 쉽게 찾을 수 있었다. 그러나 엠파워와 옴니포컬스의 액상 크리스털은 어떤 물질인지 여러 문헌을 찾아 보았지만 알 수가 없었다. 다만, 엠파워에 대한 광고 중 하나로 엠파워는 극도로 춥거나 극도로 더운 온도에서도 제대로 작용한다는 것을 자랑하는 것을 유추해 볼 때 엠파워가 사용한 액상 크리스털은 어떤 물질인지는 알 수 없지만 적어도 작용하는 온도 범위가 안경으로 기능하기에 충분한 물질인 것으로 추측한다.

MBBA와 5CB에 대해 약간 더 살펴 보자.

MBBA의 분자식은 $C_{18}H_{21}NO$이며 복굴절률[15]은 0.24(보통 광선 굴절률: 1.56, 이상 광선 굴절률: 1.80)이다. 뿌옇게 가벼운 노란 색조를 띄고 있으며 녹는 온도는 섭씨 21도(화씨 70도), 불이 붙는 온도(플래쉬포인트[16]: flash

---

14_버레멘은 "가변 초점 액상 크리스털 렌즈 시스템(Variable Focus Liquid Crystal Lens System)"이란 명칭으로 1980년 미특허청으로부터 특허를 받았다(특허 번호: 4190330).

15_복굴절률(birefringence index: Δn) = 이상 광선의 굴절률(n_e) − 보통 광선의 굴절률(n_o)

16_플래쉬 포인트는 유체가 불이 쉽게 붙을 만큼 충분히 가스 상태가 되어 휘발될 수 있는 온도 중 가장 낮은 온도를 말한다. 이는 물질이 얼마나 쉽게 불이 붙을 수 있

point)는 섭씨 113도(화씨 235도)이다. 분자 무게는 267.37g/mol[17]이다.

복굴절하는 음과 양의 비등방 성질을 가지고 있다.

5CB의 분자식은 $C_{18}H_{19}N$이며 복굴절률은 0.27(보통 광선 굴절률: 1.52, 이상 광선 굴절률: 1.79)이다. 느메틱 액상 크리스털 상태에 있는 온도 범위는 섭씨 18도(화씨 64도)에서 섭씨 35도(화씨 95도)이다. 작용 온도 범위는 섭씨 영하 10도(화씨 14도)에서 섭씨 110도(화씨 230도)이다. 분자 무게는 249.36g/mol이다. 하얀 우유 색조를 띈다. 복굴절하는 음과 양의 비등방 성질을 가지고 있다.

영국의 맨체스커 대학 밀톤 연구팀은 5CB 를 사용하여 노안 시력 교정을 위한 콘택트렌즈를 개발[18]하고 있다. 이 렌즈의 제공 굴절력 범위는 +2.00 D +/− 0.25 D이다.

딥옵틱스의 옴니포컬스는 복굴절 크리스털을 이용하여 자동 시력 조절 기능을 제공하도록 구상하고 있다. 딥옵틱스가 어떤 복굴절 크리스털을 사용할 것인지에 관해 조사를 해보았으나 아직 발표하거나

는지를 알려주는 지표이다. 플래쉬 포인트가 낮을수록 불이 더욱 잘 붙는다. 아세톤은 섭씨 영하18도(화씨 0도), 가솔린은 섭씨 영하 43도(화씨 영하 45도), 에탄올은 섭씨 17도(화씨 63도)가 플래쉬 포인트이다

17_모올(mole): 원자, 분자, 이온 등 아주 작은 물질의 질량을 나타내는 단위이다. 약어인 mol이라고 표기한다. 탄소(carbon)−12에서 추정된 원자의 수인 6.022×10^{23}을 질량의 기준 단위로 한다. 18세기 초 이탈리아 물리학자인 아메데오 아보가드로(Amedeo Avogadro)는 압력이나 온도 등 동일한 조건 하에 있는 동일한 부피의 개스는 똑같은 갯수의 분자인 6.022×10^{23}개를 가진다고 제안하였다. 그래서 이 숫자는 아보가드로 상수라고도 불리운다.

18_맨체스터 대학의 밀톤 연구팀(밀톤외 5인)의 액상 크리스털 콘택트렌즈 아이디어는 2014년 7월 "액상 크리스털 디바이스와 제조방법(Liquid crystal device and method of manufacturer)"이란 주제로 미특허청에 특허신청을 하고 2015년 2월 WO2015015205A1란 번호로 발행되었다.

알려진 것은 없는 것 같다. 좌우지간, 딥옵틱스에 따르면 옴니포컬스에 사용되는 복굴절 크리스털의 레이어(layer)로 인해 굴절력의 조절이 일어난다.

딥옵틱스가 설명하는 작용 메커니즘을 간략히 살펴보자.

액상 크리스털은 옴니포컬스의 배터리에서 보내는 전류에 의해 작동이 된다. 전류의 공급이 중단되면 액상 크리스털의 작동도 멈춘다. 작동된 액상 크리스털 속에 있는 레이어는 빛을 복굴절시킨다. 복굴절 작용으로 인해 렌즈 속으로 들어 오는 하나의 빛이 두개로 쪼개어진다. 두 개의 광선은 각각 방향과 속도가 달리 진행된다. 이로 인해 서로 다른 굴절력을 가지게 된다.

아마 이러한 방식은 엠파워에 이미 적용된 방식일 수도 있다. 왜냐하면 엠파워는 이미 +0.75 D의 독서용 처방을 액상 크리스털에 적용해서 판매했기 때문이다. 이런 점을 볼 때 옴니포컬스의 복굴절 크리스털은 그들만의 독자적인 기술이 아니라 이미 개발된 엠파워의 기술을 활용할지도 모른다는 추측을 해 본다.

인공지능 안경에 채용될 액상 크리스털은 복굴절률이 높을수록 그리고 전류에 반응이 빠를수록 그만큼 고효능의 액상 크리스털이 되리라 짐작이 간다. 복굴절률이 높아진다는 것은 동일한 + 디옵터를 전제할 때 액상 크리스털의 양이나 두께를 감소시킨다. 이로 인해 많은 양의 + 굴절력을 제공하면서도 크리스털 레이어는 더욱 얇아질 것이다. 또한 전류에 빨리 반응하면 할수록 액상 크리스털의 변화를 우리 눈이 느끼는 정도가 낮아져서 어지러움 증상이 감소하는 등 근거리 영역에서 자연시를 가지게 해 줄 것이다.

04

초소형화 및 부품 간소화 기술

함께 생각해 보자

- AIG를 위한 초소형화 기술 및 부품 간소화 기술에는 어떠한 것들을 생각해 볼 수 있는가?
- 현재 근거리의 무선 커뮤니케이션을 위해 사용되는 방식은 어떠한 것들이 있나?
- AIG를 위해 사용하기 가장 적합한 방식은 무엇이라고 생각하는가?
- 내부 흩어짐 커뮤니케이션 기술이란 무엇을 말하는가?
- 내부 흩어짐 커뮤니케이션 기술을 AIG에 적용하기 위해 무엇이 전제되어야 하는가?
- 분자기계의 개념과 원리는 무엇인가?
- 분자기계가 실제 활용되는 분야는?
- AIG에 분자 기술을 어떻게 활용할 수 있는가?
- 클리어뷰 파워 기술은 어떻게 AIG의 초소형화 및 부품 간소화를 위해 중요한 역할을 하는가?

본서에서 거론하는 다른 기술과 마찬가지로 초소형화 및 부품 간소화 기술도 AIG에서 빼어 놓을 수 없는 중요한 기술이다.

부품 간소화 기술과 모든 부품의 초소형화를 통해 조그마한 안경 내에 이들 모두를 탑재할 수 있게 하여 별도 기기의 도움없이 착용자가 편안하게 사용하게 하는 기능을 한다. 부품 간소화 및 초소형화에 따라 안경테네에 공간 절약, 안경의 경량화가 가능하게 된다. 또한 가볍도 투박하지 않게 만들 수 있기에 미용상으로도 도움을 준다.

부품 간소화 및 초소형화를 위해 고려할 수 있는 기술은 제품 설계 기술, 무선 커뮤니케이션 기술, 분자 기계 이론, 그리고 클리어뷰 파워 기술 등이 있다. 설계 기술은 제품이 기능하는 프로세서를 최적화하거나 여러 기능을 커버하는 한 개의 부품을 사용함으로써 부품의 가지 수를 줄일 수 있다. 여기서는 부품 간에 연결하는 회로도와 이를 지원하는 부품을 없애 공간 절약, 제조 소요 시간이나 경비의 축소, 편리성, 실용성 및 미적 감각 증대 등을 기대할 수 있는 무선 커뮤니케티션 기술과 최근에 관심이 고조되고 있는 분자 기계 이론, 그리고 부품의 필요 없이 전원을 확보하고 공급하는 클리어뷰 파워 기술에 대해 조금더 살펴 보도록 하자.

4.1 무선 커뮤니케이션 기술

AIG의 각 기능 부분이 무선을 통해 커뮤니케이션을 하거나 기능을 연결이 된다면 회로도나 그 회로도를 지원하는 부품을 줄일 수 있을 뿐만 아니라 안경 내부의 부품간의 커뮤니케이션뿐만 아니라 안경 외부와도 커뮤니케이션을 할 수 있게 된다. 안경 외부와 커뮤니케이션이 된다면 안경이 외부와 정보를 주고받을 수 있을 뿐만 아니라 전원도 외부로부터 무선으로 막바로 공급받을 수 있는 잇점이 있을 것이다.

AIG는 시력조절을 위해 센서로부터 들어오는 시력정보를 받아 이를 시력 처방으로 전환한 다음에 다시 이를 렌즈로 보내어 렌즈가 이에 따라 굴절력을 변화시킨다. 이러한 커뮤니케이션을 위해서 전기회로도로 각 부분을 연결하거나 회로도가 없는 무선 커뮤니케이션 디바이스로 연결해 주어야 한다. 만약 회로도를 안경테에 넣을 경우 안경다리를 접쳤다 폈다 하는 와중에 회로가 단절될 수 있으며 회로가 안경다리와 안경 림 그리고 브릿지로 계속 연결됨으로 인해 다른 부품이 그 회로가 지나가는 자리는 피해서 내장해야 하기에 안경테의 형태나 두께 등이 제약받을 수 있다. 따라서, 무선으로 커뮤니케이션이 가능하면 안경테의 두께도 늘어나지 않고 위치에 제약을 받지 않을 뿐만 아니라 안경테의 어느 부분에나 센서, 안테나 또는 조절 부위를 내장할 수 있다.

또한 AIG가 시력의 자동조절뿐만 아니라 향후 건강이나 여타 정보 등을 제공하는 등 스마트 기능이나 야간시 기능, 로우비전 교정 기능 등으로 기능이 확장될 경우 무선 커뮤니케이션 기능은 더욱 중요해질 것이다.

전문적으로 무선 커뮤니케이션 기술이나 디바이스를 다루는 사람이 아닌 일반인들은 무선 커뮤니케이션 방식이라고 하면 와이파이(Wi-Fi)만을 일컫는 것으로 이해하는 것 같다. 일반 사람에 속하는 필자도 이에 관해 조사를 하기 전에는 무선 커뮤니케이션 방식은 와이파이라고만 알고 있었다. 심지어 블루투스(Bluetooth)는 와이파이의 일종이거나 아니면 와이파이의 기능을 강화해 주는 주변 기기로만 알고 있었다. 하지만 조사를 하다 보니 블루투스와 와이파이는 전혀 별개의 무선 커뮤니케이션 방식임을 알게 되었다.

우선 현재 이용할 수 있는 무선 커뮤니케이션 방식을 살펴보자.

무선 커뮤니케이션 방식은 무선 커뮤니테이션이 가능한 거리에 따라 근거리 방식, 중간 거리 방식 및 원거리 방식으로 3분할 수 있다.

- 근거리 방식은 10미터 정도 떨어진 거리까지 무선 커뮤니케이션이 가능한 방식으로 블루투스, 지그비(Zigbee), 그리고 적외선 전송(infrared transmission) 등의 방식이 있다.
- 중거리 방식은 100미터 정도 떨어진 거리까지 무선 커뮤니케이션이 가능한 방식으로 와이파이가 있다.
- 원거리 방식은 몇몇 킬로미터에서 수천 킬로미터까지 무선 커뮤니케이션이 가능한 방식으로 인공위성, 3G, 4G, 와이맥스(WiMax) 등이 있다.

커버 거리에 따른 구분은 각 방식의 기술 진전에 따라 그 경계가 흐려질 수도 있다.

AIG의 경우 원거리나 중거리 무선 커뮤니케이션 방식은 향후 AIG의 기능이나 용도에 따라 필요할 가능성도 배제할 수는 없지만 시력교정 안경이란 역할에 기본을 둔 AIG의 경우 근거리 무선 커뮤니케이션 방식이면 충분하다고 생각이 된다. 시력조절을 위한 커뮤니케이션은 안경테 내에서만 진행되고 AIG와 다른 기기와 연결할 경우 거리가 다소 떨어질 경우가 있겠지만 이것도 근거리 무선 커뮤니케이션 방식이 커버하는 거리이면 충분하리라 생각된다. 그래서 근거리 무선 커뮤니케이션과 와이파이만 조금더 살펴보기로 한다.

와이파이

와이파이는 금전출납 시스템에 사용하기 위해 1991년 NCR이 AT&T와 함께 개발한 것으로 라디오파(radio wave)를 이용하여 전자 디바이스가 네트워크나 인터넷에 연결되게 하는 브릿지(bridge) 기술이다. 이는 지역 네트워크의 고속 케이블을 대체하기 위한 것이다.

잠시 후 살펴 볼 지그비와 비교하면 다음과 같은 차이가 있다.

지그비 대비 와이파이는 전기 소비량은 더 많고, 이서넷(ethernet) 위의 접근 포인트는 적으나, 커버되는 거리(band width)는 훨씬 길며, 전송 속도(bit rate) 또한 훨씬 빠르다.

기술의 진전에 따라 상황이 변할 수 있어 비교의 의미가 크지 않지만 단지 참조용으로 볼 때, 현재의 일반적인 상황에서 수치로 비교하면 최대 커버 거리는 와이파이가 1,000미터 정도로 100미터 정도인 지그비보다 훨씬 길며, 전송속도는 와이파이가 초당 54MB로 250KB인 지그비보다 엄청나게 빠르다.

블루투스

1994년 개발된 라디오파를 사용하여 음성이나 데이터를 전송하는 근거리 무선 커뮤니케이션 기술이다. 최대 전송거리는 약 10미터 정도이며 최대 속도는 초당 2MB 정도이다. 물론 계속해서 블루투스의 기술이 진전되면 앞에 제시한 수치는 무의미하고 새로운 수치로 대치

될 것이다.

지역 네트워크의 케이블 대체를 위해 사용하는 와이파이와는 달리 블루투스는 서로 다른 전자 디바이스를 연결하는 케이블을 대체하기 위한 기술이다. 또한 인터넷 연결에 많이 활용되는 와이파이와는 달리 블루투스는 인터넷 활용이 드물다.

블루투스는 필요한 하드웨어도 간단하다. 리모트 컨트롤과 헤드셋만 있으면 된다. 이러하기에 블루투스를 사용하면 모바일폰을 핸즈프리(hand free)로사용할 수 있다. 그래서 운전시 모바일폰 통화를 위해 많이 사용한다.

작동 방식 또한 와이파이보다 간단하여 블루투스는 버튼만 누르면 작동한다.

퍼진 스펙트럼 주파수 도약 기술(spread spectrum frequency hopping technology)을 사용하는데, 이는 여러 디바이스를 사용할 때 일어나는 방해현상을 감소하기 위해 동시에 여러 주파수를 사용하는 기술을 의미한다. 이런 이유로 블루투스는 자료의 공유나 전송을 위해 근처에 있는 여러 디바이스와 동시에 사용하더라도 그 기능을 원활히 수행할 수 있다.

전력 소비의 경우 블루투스는 와이파이보다 적게 소비하나 지그비보다는 많이 소비한다.

지그비

전력을 아주 적게 소모하며 라디오파를 이용한 근거리용 무선 커뮤니케이션 방식으로 리모트 컨트롤이나 센서에 응용하기 위해 개발된 무선 네트워킹 기술이다. 이 방식은 좋지 않은 라디오 환경과 고립된 지역 등 제한된 여건 속에서 무선 커뮤니케이션이 가능하도록 만든 방식이다. 와이파이나 블루투스와는 달리 지그비는 대부분 완제품 속에 내장되어 판매되고 있기에 대부분의 사람들은 지그비의 존재에 대해 모르고 있다고 한다.

블루투스와 와이파이는 대용량 데이터의 커뮤니케이션에 활용되기 위해 개발되었고 지그비는 센서가 감지한 데이터를 전송받는 수준으로 사용하기 위해 개발되었다.

현재를 기준으로 볼 때 지그비는 문자(text) 커뮤니케이션만 가능하고 인터넷이나 음성 그리고 비디오 전송은 어렵다. 블루투스는 문자는 물론 음성 그리고 인터넷까지 가능하다. 하지만 블루투스는 인터넷용으로 잘 사용되지 않는다. 왜냐하면 비디오 전송에 취약하기 때문이다. 인터넷용은 와이파이를 주로 사용한다. 와이파이는 또한 비디오 전송용으로 많이 사용된다.

지그비가 활용되는 예는 교통량 조사 등 교통관리 시스템(transportation management system), 리모트 컨트롤, 빌딩 자동화 등에 사용되고 있다.

적외선 전송

우리가 눈으로 볼 수 있는 빛의 색깔 중 가장 긴 파장(wavelength)을 가진 것은 빨간색의 빛 파장이다. 이 빨간색 빛 바로 옆에 이웃하면서 파장이 더 긴 파장을 적외선이라 한다. 이 적외선은 약 780nm에서 1mm까지의 파장을 가진다. 적외선은 열을 감지하는 능력이 뛰어나다. 그래서 우리 눈이 볼 수 없는 어두운 곳에서 적외선은 열을 감지하여 사물이 무엇인지 볼 수 있게 해준다.

이러한 적외선의 열 감지 기능을 이용한 커뮤니케이션 방식이 적외선 전송이다. 적외선은 지나가다 벽을 만나면 그 벽을 통과해 나가지 못하고 차단되어 버린다. TV나 DVD 등의 리모트 컨트롤에 많이 사용된다.

시력 조절용 안경인 AIG에 사용될 근거리 커뮤니케이션 방식을 선택할 때에는 어떤 데이터가 전송될 것인지(예로, 문자만으로 충분한지, 음성이나 비디오 전송이 필요한지 등), 전력 소비가 적어 충전에 대한 염려를 들어주는지, 데이터의 전송 속도가 우리가 느끼지 못할 정도로 신속한 지 등을 고려해야 할 것이다.

내부 흩어짐 커뮤니케이션

2016년 8월 미국의 워싱턴 대학(University of Washington)에서 스마트 콘택트렌즈와 같은 극소형 디바이스가 어떻게 작용하게 할 것인가에 대한 이슈를 해결했다고 발표했다. 그 해결의 중심에 있는 것이 바로 워싱턴 대학의 연구팀이 개발하여 명명한 내부 흩어짐 커뮤니케이션 기술(interscatter communication technology)이다.

구글과 전국 과학 재단(NSF: National Science Foundation)의 자금 지원하에 개발되고 있는 기술이다. 구글은 자신의 혈당량을 포함한 건강정보 제공용 스마트 콘택트렌즈를 개발하고 있는데 이 렌즈의 전력공급 문제를 해결하기 위해 워싱턴 대학의 연구를 지원하였다고 한다.

이 연구팀의 발표에 따르면 내부 흩어짐 커뮤니케이션은 다음과 같이 작용한다.

스마트폰이 블루투스 시그널을 발산하면 스마트 콘택트렌즈가 그 시그널을 흡수하고 스마트 콘택트렌즈가 감지한 정보를 보태어 블루투스 시그널로 바꾼다. 그러고 나서 이 시그널을 스마트폰에 보낸다.

이 기술을 통해 스마트 콘택트렌즈는 물론 크레딧 카드도 스마트폰, 소형 웨어러벌(wearable) 전자기기와 무선 커뮤니케이션이 가능하다.

전력 소비량도 적어 수십 마이크로 와트(mW) 수준이면 충분하다고 한다.

현재는 프로토타입 수준으로 실제 판매되는 제품이 나오기까지는 수년이 더 걸릴 예정이라고 한다.

AIG와 관련한 이 연구는 블루투스나 지그비 등 무선 커뮤니케이션 디바이스에 의한 극소형화된 처리 유닛, 센서 등의 무선 커뮤니케이션의 개발에 응용될 수 있으리라 기대한다.

4.2 분자기계

2016년 10월 5일 노벨 화학상 수상자에 대한 발표가 있었다. 프랑스인 장삐에르 쉬바지(Jean-Pierre Sauvage), 영국인 프레이저 스토다트(Fraser Stoddart), 그리고 네덜란드인 버나드 페린가(Bernard Feringa) 이렇게 세 사람이 공동 수상하였다.

그들이 노벨 측에 제출한 심사자료의 제목은 '분자기계의 디자인과 합성(Design and synthesis of molecular machine)'이었다. 노벨 측은 이 세 사람에게 8백만 스웨덴 크로나(Krona; 약 11억 2천만 원)를 상금으로 수여하였다.

노벨 측이 이들에게 2016년 노벨 화학상을 수여한 이유는 새로운 물질과 극소형 센서의 개발로 이끌어 갈 것으로 기대되는 분자를 활성화하고 이용하는 방법을 제시했기 때문이었다.

수상자들이 설명하는 분자기계에 대해 알아보자.

분자기계란 에너지가 공급될 때 과업을 수행할 수 있도록 통제 가능한 극소형 분자이다. 분자기계는 머리카락보다 약 천배 정도 얇은 두께를 가진다. 분자기계는 새로운 물질, 센서 그리고 에너지 저장 시스템과 같은 것의 개발에 사용될 것이다. 또한 분자기계는 인체 속에서 약물을 운반하여 막바로 암세포에게 그 약을 투여하는 나노봇(naobot) 같은 역할도 기대하고 있다.

이들은 실제로 분자기계를 만들어 보이기도 했다.

쉬바지는 분자 체인을 만들도록 반지 모양의 분자들을 함께 연결하는데 성공했다. 반지 모양의 분자들이 함께 연결됨으로써 사람 근육의 필라멘트(filament)와 유사한 탄성 구조(elastic structure)를 만들 수 있었다. 또한 쉬바지 연구팀은 로탁산 링(rotaxane's ring)이 방향을 교대하여 회전하는 모터와 관련된 것을 개발하였다.

스토다트는 분자 액슬(axle)을 따라 움직이는 링 셔틀(ring shuttle)을 만들었다. 이 두 분자(분자 액슬과 링셔틀)의 복합체를 로탁산(rotaxane)이라고 명명했다.

보통은 분자들이 화학적 결합에 의해 연결되지만 분자기계에서는 화학적 결합보다 더욱 자유스러운 기계적 결합에 의해 연결된다.

로탁산 연구팀은 로탁산을 사용하여 여러가지 분자 기계를 발명했다. 그 중에 괄목할 만한 발명은 분자 리프트, 인공 근육과 컴퓨터 칩이다. 분자 리프트는 자신을 표면으로부터 0.7나노미터 들 수 있다.

로탁산을 이용하여 아주 얇은 금 조각(gold lamina)을 굽혀 줄 수 있기에 인공 근육이 개발될 수 있었다. 로탁산에 기초한 컴퓨터 칩은 실리콘 트랜지스터보다 훨씬 작으며 20KB 메모리 용량을 가진다.

페린가는 동일한 방향으로 계속 회전할 수 있는 분자 회전날(molecule rotor blade)을 개발했다. 이 분자 모터를 사용하여 일반 모터보다 만 배나 더 큰 유리 실린더를 회전하게 할 수 있었고 분자 자동차를 만들 수 있었다.

AIG에는 어떻게 활용될 수 있을까?

분자기계의 핵심은 극소형화이다. AIG 부품의 극소형화를 위해 분자기계 기술의 응용을 검토해야 한다. 즉, ON/OFF 스위치, 처리 유닛의 CPU, 오뚝이 센서, 피팅 센서나 렌즈 조작부 등 기계적 기능이 필요한 부품의 극소형화에 응용 가능성을 기대해 본다. 특히 분자 리프트, 로탁산 컴퓨터칩 그리고 방향 교대 회전체는 AIG에 활용 가능성이 높아 보인다. 분자 리프트와 방향 교대 회전체는 H렌즈의 움직임에, 로탁산 컴퓨터칩은 통제 유닛의 CPU 등에 적용 가능성이 보인다.

4.3 클리어뷰 파워 기술

이 기술은 이 책의 다음에 서술한 전원 확보 및 공급 기술 부분에서 자세히 설명할 것이지만 이 기술이 AIG의 초소형화 및 부품 간소화에 어떠한 잇점을 제공하는 지에 대해 간단히 살펴보자.

클리어뷰 파워 기술은 아직 개발된 기술은 아니지만 전기를 이용한 발명가들의 주목을 받는 기술이다. 이 기술의 기본 아이디어는 사용하고자 하는 디바이스의 외관에 투명한 물질을 코팅을 함으로써 전원 공급 문제를 해결한다. 이 코팅은 그 자체가 햇빛이나 주변의 빛을 흡수하여 전기 에너지로 변환하는 작용을 한다. 그래서 별도로 솔라 패널이나 이에 부속되는 부품들이 필요없다. 어디든 전기가 필요한 디바이스의 외관에 그대로 코팅만 하면 된다.

AIG의 발명에 이 기술이 이용된다면 안경테에 코팅만 하면 되기에 솔라 패널이나 부속부품이 필요없다. 이로 인해 AIG의 무게가 훨씬 가벼워지고 안경테로 날씬하게 만들 수 있어 편안한 착용감은 물론 미적 감각도 훨씬 나아질 것이다. 하지만 이런 꿈과 같은 기술이 정말 현실화 되기에는 얼마 만큼의 기간이 걸릴지 그리고 기술적으로 정말 가능한 지 여길정도로 현재의 기술과 격차가 큰 것 같다.

05
통합 기능화 기술

함께 생각해 보자

- 통합 기능화 기술의 내용은 무엇인가?
- AIG에 필요한 CPU는 무엇이라 생각하는 가?
- 회로도에 의한 연결이 아닌 무선에 의한 부품간의 커뮤니케이션이 필요한 이유는 무엇이라고 생각하는가?
- 눈깜빡거림을 이용하여 작용하는 렌즈에 대한 연구는 어떠한 것이 있는가?
- 제품으로 실현된 눈깜빡거림 제어 렌즈는 있는가?
- 누가 눈깜빡거림을 통한 렌즈 제어를 연구하고 있으며 그 내용은 무엇인가?

통합 기능화 기술의 내용은 AIG가 기대되는 기능을 완전하게 수행할 수 있도록 각 부분을 연결하여 제어하며 정보나 명령을 처리하는 기술이다. 즉, 통합 기능화 기술은 센서가 보내온 정보를 분석하고 평가(자동 처방 계산과 처방 적용을 위한 전류 공급량 계산 등)하여 새로운 시력 정보를 렌즈에 보내어 시력을 조절하도록 하는 기능을 한다. 우리 몸의 뇌와 신경과 같은 역할을 한다. 통합화를 위해 고려할 수 있는 기술은 각 부문으로 부터 정보를 전달받고 명령이나 전력을 공급 받게 하는 무선 커뮤니케이션 기술(와이파이, 블루투스 등), AIG 스위치로 고려해 볼 만한 아이디어인 눈깜박거림 렌즈 제어 기술 그리고 모든 정보를 분석하고 기능의 수행하기 위해 각 부분에 명령을 내리는 중앙 처리 장치(CPU) 기술 등이다.

5.1 CPU 기술

CPU(중앙 처리 유닛: Central Processing Unit)은 일반적으로 산술 로직 유닛(ALU: Arithmetic Logic Unit), 통제 유닛, 그리고 레지스터(resister)로 구성된다. CPU에 따라 한 개의 ALU가 있는 경우도 있고 수백만개 혹은 그 이상의 ALU를 가진 경우도 있다. 레지스터는 CPU내에 적은 량의 정보를 저장할 수 있는 저장고이다. 통제 유닛은 ALU에게 레지스트에 전달된 데이터를 가지고 처리할 것을 지시하며 그 처리된 결과를 레지스트에 저장하고 트랜지스터(transistor)를 통해 각 부분에 전달하게 된다.

스마트 안경의 경우 비디오 녹화 및 방영 기능으로 인해 강력한 CPU 기능이 필요하다. 예로 뷔직스 M100은 텍사스 인스트루먼트가 제조한 1.2GHz 성능의 OMAP4460을 탑재하고, 구글 글래스도 텍사스 인스트루먼트가 만든 1.0GHz 성능의 OMAP4430 SoC를 사용한다.

하지만, 간단한 계산이 필요한 AIG1은 한 개의 ALU만으로도 수

요를 충족할 것으로 생각된다. 최초의 전자 안경인 엠파워도 단순한 ALU만으로 머리 움직임에 기인한 시력 조절을 통제하였다. AIG1개발 이후, 스마트 안경 기능이 필요한 AIGN이나 AIGN2의 경우에는 보다 강력한 CPU가 필요하다고 생각이 된다.

5.2 무선 커뮤니케이션 기술

앞에서 설명한 초소형화 및 부품 간소화 기술 부분에서도 무선 커뮤니케이션 기술에 대해 다루었다. 여기서는 초소형화 및 부품 간소화 관련된 내용은 배제하고 통합 기능화를 위한 커뮤니케이션 기술만 간단하게 검토해 보고자 한다.

AIG의 각 기능 부분이 회로를 통해 연결할 수도 있고 무선으로 연결하여 AIG 부품 상호간에 정보를 주고 받으며 통제나 지시 그리고 기능의 수행을 진행한다. 이렇게 AIG에 내장된 부품과의 커뮤니케이션은 유선이던 무선이던 커뮤니케이션만 생각한다면 별 어려움이 없다. 하지만, 외부와의 정보 교환이나 전원의 공급 등의 기능을 하려면 무선 커뮤니케이션은 필수이다.

AIG는 시력조절을 위해 센서로부터 들어오는 시력정보를 받아 이를 시력처방으로 전환한 다음에 다시 이를 렌즈로 보내어 렌즈가 이에 따라 굴절력을 변화시킨다. 이러한AIG의 시력 자동조절 기능을 넘어 향후 건강이나 여타 정보 등을 제공하는 등 스마트 기능이나 야간시 기능, 로우비전을 위한 줌기능 등으로 기능이 확장될 경우 무선 커뮤니케이션 기능은 반드시 확보해야 한다.

무선 커뮤니케이션 방식은 앞에서 살펴보았으니 생략한다.

단, AIG의 경우 원거리나 중거리 무선 커뮤니케이션 방식은 향후 AIG의 기능이나 용도에 따라 필요할 가능성도 배제할 수는 없지만 시력교정 안경이란 역할에 기본을 둔 AIG의 경우 근거리 무선 커뮤니케션 방식이면 충분하다고 생각이 된다는 점만 다시 한번 거론하고자 한다. 시력조절을 위한 커뮤니케이션은 안경테 내에서만 진행되고 AIG와 다른 기기와 연결할 경우 거리가 다소 떨어질 경우가 있겠지만 이것도 근거리 무선 커뮤니케이션 방식이 커버하는 거리이면 충분하리라 생각된다.

5.3 눈깜빡거림을 통한 렌즈 제어 연구

2016년 삼성과 소니가 미특허청에 특허 등록을 신청한 스마트 콘택트렌즈에 대한 아이디어가 공개되었다. 단순한 아이디어 수준으로 이들은 눈깜빡거림을 통한 콘택트렌즈의 제어 가능성을 생각하고 있다. 이 기술이 현실화 된다면 AIG의 ON/OFF 스위치 및 센서에도 응용할 가능성이 높으리라 생각한다. 이들의 아이디어를 살펴보자.

5.3.1 삼성전자의 눈깜빡거림 작동 콘택트렌즈 구상

영화 미션 임파시블에서 배우가 눈을 깜빡거려 눈 속에 미리 장착한 소형 카메라를 조작하여 기밀문서를 촬영하는 모습을 볼 수 있다.

아마 여기에서 영감을 얻었는지 모르겠으나 이와 유사한 기능을 가진 스마트 콘택트렌즈의 개념을 설정하고 아이디어 수준이지만 이를 2014년 9월 미국과 한국의 특허청에 특허를 신청하였다. 미국에 특허를 출원하면 통상 1년 6개월이면 그 정보가 공개된다고 한다.

삼성의 스마트 콘택트렌즈의 아이디어를 알아보자.

필자가 이해한 바를 한마디로 요약하면 요즈음에 일상화된 위치 정보앱(app)이 들어 있는 통상의 네비게이션 시스템의 소형화, 간편화를 통한 위치 정보 제공용 콘택트렌즈인 것 같다.

삼성측에서 설명하는 내용을 보도록 하자.

스마트 콘택트렌즈는 내장된 GPS를 통해 착용자가 목적지를 향해 가는 가장 짧은 경로를 알려주고, 식당을 찾을 때에도 손쉽게 찾을 수 있도록 주소나 위치 정보를 알려 준다. 또한, 자신이 원하는 식사를 하기 위해 식당에 대한 정보가 필요할 경우, 가기로 마음먹은 식당을 쳐다보면 그 날의 식사 메뉴나 가격 등의 정보가 렌즈를 통해 나타난다. 이렇게 스마트 콘택트렌즈를 끼고 주위를 바라보기만 해도 주위 사물에 대한 정보를 콘택트렌즈를 통해 알 수 있게 된다.

스마트 콘택트렌즈는 착용자의 시선 거리와 상관없이 항상 정보를 선명하게 제공하는데, 이는 렌즈 속에 박막 카메라, 모션 센서, 디스플레이 유닛이 내장 되어 있고 렌즈가 전용 스마트폰 앱과 연결되기 때문이다. 그래서 눈 속 디스플레이(eye-mount display)라 부르기도 한다. 눈깜빡거림 만으로 렌즈를 제어하기에 기어 블린크(gear blink)라고 부르기도 한다.

콘택트렌즈에 장착된 카메라를 통해 이미지를 촬영하고 내장 안테나가 영상 정보를 수신하며 곧바로 착용자의 망막에서 직접 디스플레이 하기에 정보를 생생하게 제공한다. 이미지 처리 기능 실현을 위해 스마트폰을 함께 사용한다.

삼성의 스마트 콘택트렌즈는 위치 정보 등 스마트폰의 일부 앱 기능을 그대로 스마트 콘택트렌즈 속에 다시 구현하려는 것 같다. 그리고 눈깜빡거림이 어떻게 렌즈를 작동하는가에 대한 설명은 직접적으로 하지 않고 있는데 이는 아이디어를 제시한 수준이기 때문일 것이다.

시간이 흐르면서 더욱 구체적이며 현실적인 결과가 있길 기대한다.

5.3.2 소니의 눈깜빡거림 작동 콘택트렌즈에 대한 아이디어

소니는 삼성보다 다소 앞선 2014년 2월 미국 특허청에 자신의 콘택트렌즈 개발 아이디어를 등록 신청(신청 접수 번호: US51843351)하였다.

소니의 스마트 콘택트렌즈 기능의 핵심은 눈을 깜빡거려 작동하며 사진을 찍거나 비디오 레코딩을 하여 콘택트렌즈 안에 저장할 수 있고 이를 다시 플레이 할 수 있다는 것이다. 이러한 기능을 위해 무선으로 조작된다. 많은 장점이 예상되는 반면 만약 이런 기술이 실현된다면 논란이 많았던 구글 글래스보다 사생활 침해가 더욱 심각해질 것이다. 소니 스마트 콘택트렌즈가 현실화되어 출시되면 인격권이 침해당할 가능성이 더욱 높아질 것이고 사생활 보호는 정말 어려워질 수 있다. 몰래 카메라 범죄는 더욱 기승을 부릴 것이 뻔하다. 더구나 콘택트렌즈 형태이기에 그 범죄 현장을 잡아내기도 쉽지 않을 것이다. 구글 글래스가 실패한 이유도 사생활 침해의 문제가 가장 큰 이슈로 대두되었기 때문인 것을 고려하면 아이디어가 성공을 해도 일반용이 아닌 특수용으로만 사용될 가능성이 있다.

개발 후 판매시 논란을 일단 접어두고 소니의 콘택트렌즈에 대해 살펴보자.

렌즈는 이미지 포착 디바이스, 컨터롤 유닛, 데이터 저장소, 안테나 및 센서로 이루어져 있다. 착용자가 의도적으로 눈을 깜빡거리면 눈의 움직임을 전력(electric power)으로 바꾸어 주는 센서에 의해 비디오 레코딩이 된다. 사용하는 센서는 피에조 전기 센서[19](piezo electric sensor)로서 눈을 감는 시간을 눈꺼풀의 움직임에 따라 계산한다. 정상 깜빡거림에서 오는 눈꺼풀이 감았다가 다시 뜨는 시간 간격에 대한 수치를 기억하고 있다가 정상 시간보다 오래 걸리면 이를 콘택트렌즈 작동 명령으로 인식하게 한다. 또한 자이로스코프도 내장되어 있어 착용자가 머리를 숙이거나 들 때에도 올바른 지향(orientation: 지향 방향)으로 비디오 레코딩이 되게 한다.

배터리는 없으며 전력은 라디오파, 전자마그네틱 인덕션(electromagnetic induction) 혹은 전자 마그네틱장 울림(electromagnetic field resonance)을 통해 무선으로 전달된다.

눈깜빡거림으로 렌즈를 조작하고자 하는 점은 AIG의 개발시 고려할 중요한 사안 중의 하나이다. AIG를 ON/OFF 하는 스위치 메커니즘을 눈깜빡거림으로 대체한다면 AIG의 경량화, 슬림화, 소형화 및 이를 통한 미용상 장점 및 안경테 선택 가능성의 확대 등 많은 이점이 있을 것으로 생각된다.

기본적으로 필자가 생각하는 AIG는 부작용을 고려하여 인체 침습적인 방식을 피하기에 소니 방식 그대로의 눈깜빡거림에 의한 ON/

19_피에조 전기 센서란 압력, 가속도, 온도, 힘을 전하(electric charge)로 바꿈으로서 생기는 이들의 변화를 측정하는데 사용되는 디바이스를 말한다.

OFF는 적용하기 어려울 것이다. 그러나 인체 비침습적인 방식에 의한 눈깜빡거림이 가능할 경우 AIG1 개발에 원군이 되리라 생각한다. 또한 소니의 연구가 성공한다면 스마트 콘택트렌즈의 센서나 관련 부품의 소형화 기술을 AIG의 스위치에 적용할 수 있으리라 생각한다.

물론 손으로 터치하지 않고 AIG를 작동시키는 방법은 여러 가지가 있을 것이다. 예로 음성이나 머리 움직임으로도 가능할 것이다. 또한 배터리 없이 전력이 무선으로 전달되는 방식의 연구가 현실화된다면 배터리 없는 AIG를 개발하는데 도움이 될 것이다.

특허신청 후 삼성이나 소니 모두 아이디어 수준을 벗어나 개발이 가시화되고 있다고 발표된 것은 없는 것 같다. 기술적 도약이 요구되는 아이디어라 아마 최소한 수년 이상 연구를 계속해야 현실화될 가능성이 있는 것 같다.

06

전원 확보 및 공급 기술

함께 생각해 보자

- AIG의 작동을 위해 어떠한 전력충전 방식이 있는가?
- 솔라 에너지 방식을 AIG에 적용하려는 이유는 무엇인가?
- 리튬이온 배터리의 성능을 향상시키기 위해 UC 어바인(Irvine)이 연구 중인 아이디어는 무엇인가?
- 리튬이온 배터리의 문제점은 무엇이고 이를 개선하기 위해 어떠한 노력이 있는가?
- 솔라 파워에 의해 작동되는 스마트 콘택트렌즈는 누가 구상했으며 그 내용은 어떠한가?
- 클리어뷰 파워 기술은 무엇이며 AIG에 적용하면 어떤 이점을 얻을 수 있나?

포커스스펙스(FocusSpecs), 슈퍼포커스(SuperFocus) 등 매뉴얼로 시력을 조절하는 안경은 이를 작동하기 위한 에너지를 어떻게 확보하고 공급할까에 대한 고민을 할 필요가 없다. 하지만 자동으로 기능하는 AIG의 경우, 각 기능이 원활히 수행될 수 있으려면 각 해당 부분에 필요한 양의 전원이 제때에 제대로 공급이 되어야 한다. 즉, 자동 시력조절이 되게 하려면 에너지의 확보와 공급이 필수적이다. 또한 확보된 에너지도 그때 그때 어느 곳에서나 아무 때나 확보하여 이를 저장할 필요 없이 필요한 부분에 필요한 만큼 제때에 충분히 공급할 수 있다면 가장 이상적일 것이다. 이에 관한 연구 중 주목할 만한 연구로 클리어뷰 파워 기술연구가 있다. 하지만 수년째 개발 중에 있고 언제 개발될지 모른다. 이는 잠시 후에 살펴 보기로 한다.

AIG를 위한 전원 확보 및 공급의 목표는 365일 24시간 영구적으로 전원이 공급되어 착용자가 전기 공급 걱정없이 편안하게 AIG를 사용하는 것이다. 또한 공간을 절약하고 무게를 줄이는 등 여러가지 장점이 있는 무배터리 작동은 더욱 이상적일 것이다.

하지만, 현재의 기술수준을 볼 때 AIG1은 에너지를 전기 형태로 저장하고 이를 필요한 부분에 보내는 배터리가 필요할 것 같다. 하지만 가까운 미래에 배터리 없이 즉각 충전 공급 방식이 개발되어 AIG1에 적용될 수 있기를 기대한다.

엠파워(emPower)의 작동을 위해 장착되었던 배터리는 충전하는데 2~3일이 걸리는 등 엠파워가 시장에서 사라지게 하는 원인 중의 하나로 작용하였다. 따라서 이러한 에너지 문제를 극복하지 못하면 인공지능 안경(AIG)도 물 건너가는 것이다.

AIG가 제대로 작동하기 위한 전력을 확보하는 방식으로 아울렛 충전은 물론이며 풍력, 솔라, 모션(움직임에 의해생기는 전력 충전) 및 무선에 의한 충전을 고려할 수 있다. 이러한 방식중 모션이나 솔라 충전 방식이 가장 눈길이 가는 방식이다고 생각이 된다. 왜냐하면, 모션방식 중에서도 착용자의 머리 움직임에서 충분한 전력을 얻을 수 있다면 전원 공급에 관한한 그 이상 바랄 것이 없을 정도로 이상적일 것이며, 솔라 충전 방식은 풍력이나 모션 방식과 비교해 볼 때 현실적으로 그 적용 범위가 늘어나고 있으며 전력의 확보량이나 확보의 용이성 측면에서 기술이 더욱 발전되었기 때문이다. 그러나 머리 움직임 전원 충전 방식은 지금의 기술 수준을 고려했을 때 AIG가 필요한 충분한 전력을 얻기 위해 몇 단계의 기술적 도약이 필요한 기술이기에 당장 적용하기는 어려울 것 같다. 그래서 현재로서는 솔라 충전방식이 가장 적합한 방식이라 생각이 된다.

솔라 충전방식이 적용되는 예를 알아 보자. 연간 일조량이 많은 미국 캘리포니아 주에 있는 상당 수의 집들은 솔라 충전에 의해 가정용 전기 수요를 충당하고 있으며, 솔라 파워 자동차 경주 대회에서 보듯이 한정된 범위이기는 하나 일부 자동차에도 솔라 파워가 적용되고 있고, 시범 비행이긴 하나 하늘을 나르는 비행기까지 솔라 에너지를 이용하고 있다.

이뿐만 아니라 스마트 콘택트렌즈의 전원 공급방식으로 솔라 에너지를 채용하려는 연구들이 진행 중이다. 구글은 솔라 파워에 의해 작동되는 건강체크용 콘택트렌즈 특허를 2015년 미특허청으로부터 취득하였으며, 아이디어 수준으로 제시된 위스콘신 대학의 자동 시력조절 콘택트렌즈의 구동 방식으로 솔라충전을 염두에 두고 있다.

또한 부품들의 극소형 경량화가 원칙인 AIG를 위해 고려해 볼 수 있는 무선 충전 방식은 다른 충전기 부근에 있거나 충전기를 들고 다녀야 하는 문제가 있어 AIG 개발 방향에 부응하는 방법이 아닌 것 같으며, 단지, 솔라 충전에 문제가 생긴 경우 사용하는 보조 충전 방식으로 아울렛 충전과 함께 고려해 볼만하다고 생각한다. 따라서 현재로서는 AIG의 충전 방식으로 솔라 방식이 도전해 볼 가장 적합한 방식인 것 같다.

2016년 4월 말 하와이를 출발하여 샌프란시스코로 비행한 어떤 비행기에 대해 톱 뉴스로 다루는 것을 보았다. 그 비행기는 2015년 여름 아랍 에밀레이트의 아부다비를 출발하여 여러 곳을 거친 뒤에 미국의 샌프란시스코까지 들렀다. 왜 이러한 사실이 뉴스거리가 되었을까? 이는 이 비행기가 솔라에너지에 의해 비행을 했다는 점 때문이었다. 얼마 뒤 이 솔라 비행기는 최종 목적지인 아부다비에 무사히 도착함으로써 이 솔라 비행기의 처녀비행은 성공적으로 끝났다.

또한 필자가 햇볕이 있는 맑은 날이 1년 중 80일도 되지 않는 미네소타 주에 살다가 1년 중 300일 이상 햇빛을 쬐일 수 있는 캘리포니아 주로 이사왔을 때 알게 된 사실 중의 하나는 솔라 하우스(solar house)가 상당히 많다는 점이다. 지붕 위에 솔라 패널을 설치하여 집에서 사용하는 전력량의 대부분을 솔라 에너지로 채우는 집이 많다. 설치비는 다소 비싸지만 장기적으로 볼 때 전기료를 많이 절감할 수 있다고 한다.

우리 주위에서 보는 솔라 패널회사 중 솔라 모듈 효율(solar module efficiency)이 제일 높은 솔라 패널을 제공하는 회사는 솔라 시티(Solar City), 선파워(SunPower) 등인데 이들의 효율은 보통 22% 수준이라고 한다. 하지만 최근에 스웨덴의 스타트업 벤처인 솔 볼타익스(Sol Voltaics)가 이들보다 효율을 최고 50%나 향상시킨 패널을 개발하고 있다고 발표했다. 얇은 필름 솔라 모듈의 효율을 올리기 위해 사용하는 나노와이어(nanowire)를 통해 이것이 가능하다고 한다. 나노와이어는 고도의 전도체(conductive)로 사람 머리카락보다 수천 배 얇은 물질이다. 솔 볼타익스는 에어로택시(Aerotaxy)라고 부르는 솔 볼타익스 특유의 처리 과정을 통해갤리움 아세나이드(gallium arsenide) 나노와이어를 생산한다. 대부분의 포토볼태익(photovoltaic) 모듈은 크리스털린 실리콘(crystalline silicon)을 사용하여 만든다.

초기 설치비용이 다소들고, 햇볕이 있을 때만 충전할 수 있는 단점이 있지만 솔라 에너지를 사용하는 이유는 태양이 있는 한 계속적으로 무한히 사용할 수 있고 환경오염을 일으키지 아니하며 솔라 에너지를 얻기 위한 시스템을 유지하는 비용이나 관리를 위한 노력이 많이 들지 않기 때문이다.

안경과 관련한 솔라 에너지 적용의 예를 찾아보았다. 아직 시력조절 안경은 태동기라 솔라 에너지를 적용한 경우는 찾아보지 못했다.

하지만 안경을 통해 솔라 에너지를 축적하고 이를 애플의 아이폰 충전에 사용하도록 만든 경우는 볼 수 있었다.

김현중, 정광석이란 한국계 학생들이 2008년 말이나 2009년 초에 디자인한 것으로 보이는데, 미국 샌프란시스코의 마이애미 애드스쿨(Miami Ad School)의 학생 프로젝트인 레이반 샤마쉐이드(Ray-Ban Shama Shade)를 통해서 보인 디자인이다. 이는 레이반(Ray-Ban) 선글라스가 아이폰의 솔라 에너지 충전 디바이스로 활용된 것이다. 발명가인 김현중에 따르면 이 선글라스는 저렴한 오게닉 염색 나노(organic dye nano) 기술을 활용한 것이지만 고에너지 효율을 확보하기 위해 솔라 에너지를 흡수하고 변환해서 안경테 뒤에 있는 파워잭(power jack)을 통해 에너지를 아이폰에 전송할 수 있다.

구글도 2015년 10월 솔라 에너지에 의해 구동되는 스마트 콘택트렌즈의 특허를 취득했다고 발표했다. 이러한 솔라에너지의 기술은 AIG가 필요한 에너지를 솔라에 의해 충족시킬 충분한 가능성을 시사하고 있다.

다음으로 배터리에 대해 생각해 보자.

AIG가 배터리를 내장하고 전원을 공급할 것인지 아니면 막바로 솔라나 주위 빛을 이용하여 전원을 그때 그때 확보하여 사용해야 할지 여부는 AIG가 발명될 당시의 에너지 확보 및 공급에 대한 기술의 진전에 따라 결정될 사안이다.

아이디어 제시 수준인 소니의 스마트 콘택트렌즈는 배터리 없이 전력을 라디오파, 전자마그네틱 인덕션 혹은 전자 마그네틱 장울림을 통해 무선으로 전달받아 작동된다. 또한 한참 개발을 위해 노력 중인 유비쿼터스 에너지의 클리어뷰 파워 기술은 배터리 없이 특수 코팅에 의해 솔라 에너지를 흡수하여 충전하고 그 코팅이 된 기기의 전력 필요에 따라 별도 배터리 없이 막바로 전기를 공급하는 기술이다.

물론 이런 방식이 기술적으로 조만간에 실현 가능하다면 AIG가 배터리 없이 작동되는 방식이 최선일 것이다. 왜냐하면 배터리를 두어야 할 안경테 내의 공간이 필요 없으며 그만큼 슬림화, 경량화가 가능할 것이기 때문이다.

그러한 기술의 개발도 기대해 보지만 현재의 수준을 고려할 때 배터리 충전 방식도 배제할 수 없으니 조금더 살펴보자.

AIG의 충전을 위해 영구적인 극소형 배터리가 발명된다면 AIG의 가능성을 더욱 밝게 해줄 것이다.

가장 이상적인 배터리는 한 번 충전하면 영구히 사용할 수 있는 것이겠지만 가능성이 희박한 이야기 일 것이다. 대신 한번 충전하면 적어도 이삼년은 재충전하지 않고 사용할 수 있다면 이는 차선의 배터리가 될 수 있다고 생각한다. 하지만 이러한 배터리의 개발도 쉽지 않지만 더구나 AIG에 들어갈 극소형 배터리가 이삼년 재충전하지 않고 사용할 수 있게 하려면 갈 길이 멀어 보인다. 또한 모바일폰이나 컴퓨터에 장착되는 배터리는 재충전과 방전을 반복함으로써 배터리의 수명이 떨어지는 것이 일반적이다. 따라서 한번 충전하면 재충전하지 않고 가능한 오래 사용할 수 있으면서 배터리의 수명은 처음의 배터리와 같은 수명을 유지하도록 하는 것이 현실적인 방법이 될 수 있다라고 생각한다.

배터리의 수명을 늘려 거의 반 영구적으로 사용하게 할려는 연구가 있다.

UC 어바인(UCI) 연구팀은 미아르 타이(Mya Le Thai) 연구원 주도로 진행되어 2인치 길이와 0.25 밀리미터 두께의 배터리를 개발했다. 이 배터리를 통해 컴퓨터, 스마트폰, 자동차, 우주선 등에 사용되는 리튬이온(lithium-ion) 배터리의 수명이 거의 영구적으로 지속될 가능성을 발견했다고 발표했다.

다음은 그 연구팀의 설명이다.

배터리 개발자들은 나노와이어를 사용하여 배터리를 만들려고 하는데, 이는 머리카락보다 수천 배 얇은 필라멘트가 고도의 전도성(conductive)이 있고 전자의 저장과 전이(storage and transfer of electrons)를 위한 넓은 표면적을 가지기 때문이다. 하지만 현재의 나노 와이어는 쉽게 늘어나고 부수어지며 틈이 생기는 문제가 있다.

UCI 연구팀은 이러한 문제점을 해결해 줄 소형 배터리를 개발했다.

참고로, 문헌에 따라 UCI팀이 개발한 것을 배터리라 표현한 곳도 있고 커페시터(capacitor)라고 표현하고 있는 경우도 있다. 엄밀한 의미에서 배터리와 커페시터는 그 뜻을 구별하여 사용하는 경우가 있다. 둘 다 전기를 충전하여 저장하고 방전하지만 형태와 기능 면에서 약간의 차이가 있다. 사용과 관련한 가장 현저한 구별점으로, 커페시터는 짧은 시간에 전기를 충전하고 빨리 방전을 하지만, 배터리는 서서히 전기를 저장하고 천천히 안정되게 방전한다. 여기서는 배터리란 표현을 사용하기로 한다.

다시 UCI 연구팀의 소형배터리로 돌아가자.

그 소형 배터리는 금 나노와이어(gold nanowire), 망간 다이옥사이드(manganese dioxide) 및 플렉시글라스 (plexiglas)의 3개 부품으로 구성된다. 리튬이온 배터리의 수명을 거의 영구화하기 위해 나노와이어의 수명을 증가시키는 것이 중요하다.

망간 다이옥사이드 쉘(Manganese dioxide shell)에 금 나노와이어 를 코팅하고 겔(gel) 상태의 플렉시글라스로 만들어진 전해질(electrolyte)에 그 나노와이어를 담금으로 부서지는 문제를 해소할 수 있었다. 그 연구팀은 그 겔이 배터리 내부의 틈이 생기는 것을 방지한다고 설명했다. 단순히 액체 전해질(liquid electrolyte)을 겔 전해질(gel electrolyte)로 바꿈으로써 금나노와이어의 배터리는 2천 사이클에서 10만 사이클까지 확대되어 기존의 배터리 수명보다 400배 이상 연장시킬 수 있다고 발표했다.

하지만 최근에는 연이은 리튬이온 배터리의 폭발 및 화재로 안전성에 대한 우려가 늘어나고 있다.

2006년 소니는 리튬 배터리의 화재 가능성으로 인해 약 천만대에 달하는 랩탑 PC용 리튬이온 배터리를 리콜했고, 2015년에는 어린이용 호버보드(Hover board)에 장착한 리튬이온 배터리 폭발한 사건이 여러 차례 있었고 2016년 3월에는 워싱톤 주에서 하와이로 가던 비행기에서 사용하던 아이폰 6(iPhone 6)의 리튬이온 배터리의 과열에 의한 화재가 나는 사건이 발생했으며, 파나소닉이 공급하는 리튬이온 배터리의 화재로 인해 도시바 랩탑 PC도 2016년 3월부터 리콜에 들어갔으며, 2016년 5월에는 텍사스 주의 2살짜리 아이의 LED 발광 신발이 리튬이온 배터리에 의해 신발은 물론 이를 둔 SUV 차량의 뒷 시트를 불태운 사건이 발생했다.

또한 배터리 과열에 의한 화재문제로 2016년 9월부터 리콜에 들어간 삼성의 갤럭시 7로 인해 삼성은 1조원 이상의 피해복구 비용을 예상하고 있다. 그 뒤 배터리 화재문제를 해결한 갤럭시 7이 새롭게 출시되었으나 이마저 화재사고가 발생하여 삼성은 2016년 10월 결국 갤럭시 7을 단종하기로 결정하였다. 이로인해 삼성은 아마 수조원 대의 손해를 입으리라 생각한다. 이 덕분에 경쟁사인 애플은 판매급증은 물론이고 주가 또한 뛰었다. 애플이 어부지리를 하고 있다. 소비자로서 안타까운 일이다.

리튬이온 배터리의 과열로 인한 화재를 해결하기 위한 수많은 노력이 진행 중인데 그 중 주목할 만한 결과가 최근에 발표되었다.

그 발표에 따르면 2016년 1월 스탠포드 대학의 줴난바오(Zhenan Bao)가 리튬이온 배터리 속에 내장한 안전 스위치(safety switch)를 개발했다. 이 안전 스위치는 니켈(nickel)과 그래핀(graphene)으로 만든 특수 필름이다. 이 필름이 배터리의 레이어(layer) 사이에 배치되어 과열되는 것을 막아 준다. 배터리가 과열되면 필름이 늘어나서 일시적으로 전류를 차단하고, 배터리가 화씨(Fahrenheit) 160도(약 섭씨 71도) 이하로 내려가면 다시 전류가 흐르게 하는 일종의 온도 조절기의 바이메탈이다.

솔라 충전에 대한연구 중 AIG 적용과 관련하여 유심하게 살펴볼 만한 연구가 있다. 그 연구는 바로 구글의 솔라 파워 콘택트렌즈와 유비쿼터스 에너지의 클리어뷰 파워 기술(ClearView Power Technology)이다.

솔라 파워 콘택트렌즈

구글은 2012년 7월 미 특허청에 솔라 파워 콘택트렌즈란 제목 하에 아이디어 수준의 기술을 특허등록 신청했다. 그 후 계속적인 구체화 작업을 통해 2년 뒤인 2014년 프로토타입을 만들어 발표하였다. 미 특허청은 2015년 10월 구글의 솔라 파워 콘택트렌즈를 특허 번호 US 9158133 BI로 등록하였다.

구글이 발표한 솔라파워 콘택트렌즈에 대한내용을 살펴 보자.

구글은 당초 특허 신청시 소형무선 칩과 센서를 내장하여 글루코즈 수준을 파악하는 스마트 콘택트렌즈를 개발하고자 했다. 그러나 그 뒤에 자신이 개발할 스마트 콘택트렌즈의 기능을 확대하여 글루코즈 뿐만 아니라 체온이나 혈당량을 포함한 건강정보 확인과 주위 환경에 대한 데이터도 수집하는 용도로 개발하고 있다.

구글 콘택트렌즈가 수집할 착용자 주위 환경 데이터는 키우는 애완 동물로부터 떨어지는 비듬(pet dander), 보통 카펫(carpet)에서 많이 발견되는 먼지 마이트(mite)의 분비물, 봄철에 날아다니는 꽃가루 등과 같이 알레르기를 유발하는 물질 등 착용자의 건강과 관련되는 데이터이다.

이러한 기능을 가지는 렌즈의 작동을 위해 전원을 어떻게 공급할 것인가에 대해 다음과 같이 설명하고 있다.

태양광이나 주변 빛으로부터 전원을 공급받도록 개발하고 있는데 그 개발의 중심에는 빛감지기(photodetector)가 있다. 빛감지기는 주위의 디바이스가 발산하는 빛이나 태양빛으로부터 전기 에너지를 만든다. 또한 빛감지기는 콘택트렌즈가 스마트폰이나 컴퓨터와 커뮤니케이션을 할 수 있도록 데이터 수신 기능을 가진다. 이로 인해 콘택트렌즈는 바코드를 해독하여 주거나 착용자가 누구인지를 확인하기 위해 사용되기도 한다. 착용자 확인을 위해 사람의 망막을 분석하며, 확인요청(authentication request)에 반응하기 위해 전달될 광학적 신호를 분석한다.

솔라 에너지를 통해작동되는 구글의 스마트 콘택트렌즈는 구글과 제약회사인 노바티스(Novartis)가 협업으로 진행하고 있다. 구글 콘택트렌즈의 작동 원리를 조금 더 알아보자.

솔라 에너지에 의해 작동하는 콘택트렌즈는 착용자의 생리적 정보를 입수하고 이를 컴퓨터 등을 통해 그 정보를 보여주게 되어 있다.

소형 무선 칩과 글루코즈 센서를 통해 눈 표면의 눈물로부터 글루코즈 수준을 측정한다. 소형무선 칩과 글루코즈 센서는 콘택트렌즈의 두개 레이어(layer) 사이에 끼워져 있다.

센서는 체온, 혈당 등 착용자의 광범위한 생리 정보를 수집한다. 스마트 콘택트렌즈에 장착된 포토디텍터(potodetector) 센서와 솔라 셀은 콘택트렌즈가 계속 작동하도록 빛을 전기 에너지로 변환하여 공급한다. 착용자에게 조기 경보 메시지를 주기위해 소형 LED가 장착되어 있다. 만약 글루코즈 수준이 일정치를 넘거나 너무 낮으면 LED가 작동된다. 글루코즈의 측정은 눈물을 분석하여 측정한다. 포토디텍터 센서는 생체 정보를 수집하고 이 정보를 모바일폰이나 컴퓨터에게 전달할 수 있게 되어 있다.

유비쿼터스 에너지의 클리어뷰 파워 기술

구글의 솔라 에너지 연구는 콘택트렌즈에 대한 것이기에 AIG 개발에는 간접적으로 응용될 것이다. 하지만, 유비쿼터스 에너지의 클리어 파워 기술연구는 AIG의 발명에 직접 적용될 수 있는 솔라 에너지 공급에 대한 연구이다. 이 연구는 미시간 주립대학(Michigan State University)의 교수인 리차드 룬트(Richard Lunt)가 NSF로부터 409,800달러의 연구 개발비를 지원받아 2013년 1월에 시작한 프로젝트이다.

룬트는 뒤에 유비쿼터스 에너지란 회사를 창업하고 이 기술의 개발을 위해 연구 중이다.

유비쿼터스가 소개하는 이 기술의 내용을 살펴보자.

어떤 디바이스의 디스플레이 위에 깨끗하고 투명한 코팅을 함으로써 전원공급 문제를 해결한다. 이 코팅은 그 자체가 햇빛이나 주변의 빛을 흡수하여 전기 에너지로 변환하는 작용을 한다. 그래서 별도로 솔라 패널이나 이에 부속되는 부품들이 필요없다. 어디든 전기가 필요한 디바이스의 외관에 그대로 코팅만 하면 된다.

유비쿼터스 에너지가 개발하고자 하는 클리어뷰 파워기술의 핵심 내용은 투명성, 효율성, 저비용, 얇고 가벼움 및 유비쿼터스(ubiquitous)이다.

UV와 적외선만 흡수하고 가시광선의 90% 이상은 투과시키기에 투명하며 코팅만으로 전력을 확보하기에 비용이 적게 들고 독성이 없는 물질로 코팅이 가능하며 천분의 일 밀리미터 보다 얇은 두께여서 가벼우며 외관의 미적 감각 손상 없이 어떠한 물체나 디바이스의 표면에 코팅하여 전력을 생산할 수 있다. 포토볼타익(photovoltaic) 에너지 비용으로 kWh당 5센트에서 10센트가 개발 목표이다라고 한다.

아직 상품화되려면 수년의 시간이 걸리겠지만 이를 AIG에 응용할 경우 많은 이점이 있을 것으로 예상한다. AIG의 안경테에 코팅만 하면 되기에 솔라 패널이나 부속부품이 필요 없다. 이로 인해 AIG의 무게가 훨씬 가벼워지고 안경테로 날씬하게 만들 수 있어 편안한 착용감은 물론 미적 감각도 훨씬 나아질 것이다.

제5장

제1세대 인공지능 안경(AIG1)의 구상

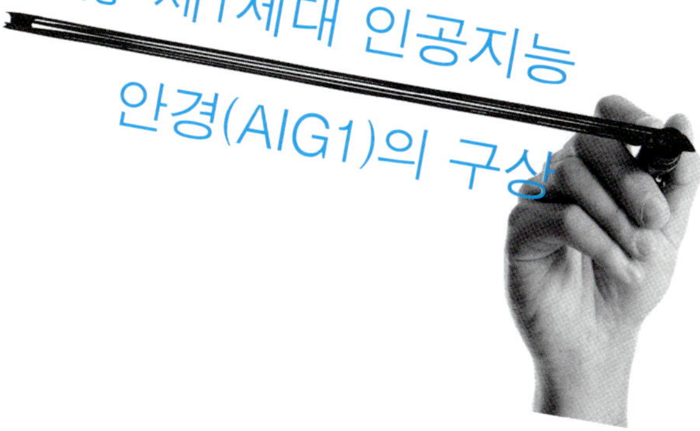

01
제1세대 인공지능 안경의 모델 설정

함께 생각해 보자

- 모델 AIG1 설정
- AIG1이 해결하고자 하는 시력 저하현상
- AIG1의 기본 특징
- AIG1의 3대 구성 요소

1.1 AIG1의 정의

앞에서 AIG에 대해 다음과 같이 정의하였다. AIG는 스스로 알아서 착용자의 시력을 20/20으로 조정해주는 안경이다. 정확하게 착용자의 상태를 인식하고 효율적으로 착용자의 시력에 관한 정보를 입수하여 사람처럼 그러나 감정이 아닌 사실에 입각한 판단을 하고, 판단에 머무르는 것이 아니라 그 판단한 결과를 알려주고 나아가서 판단의 결과물인 시력처방에 따른 렌즈의 굴절력 변화를 가져다 주는 안

표 5-1 인공지능 안경의 인공지능적 요소

인공지능	인공지능 안경
사물 인식적 요소	착용자의 변화하는 시력을 실시간 스스로 파악
학습과 계산	변화하는 시력에 따른 시력처방의 자동 계산
스스로 과업 수행	새로운 시력처방에 따른 렌즈 굴절력을 스스로 조절하여 착용자가 주시 거리에 관계 없이 편안한 자연시를 가지게 해 줌

경이다.

이렇게 정의한 AIG 개념을 기초로 볼 때 AIG의 출발점에 있는 가장 초보적인 AIG인 AIG1은 보다 현실적으로 모델을 설정해야 할 것 같다. 즉, 수동조절을 자동으로 조절할 수 있다는 수준으로의 개선으로 만족해야 할 것 같다. 처음부터 너무 높은 목표 설정은 AIG의 실현에 도움이 되지 않기 때문이다. 자동조절을 기본 요소로 하기에 이를 위한 편리성과 편안함 등을 AIG1은 반드시 제공해야 한다.

1.2 상품성을 위한 AIG1의 기능 및 구조적 특징

수동조절을 자동조절로 발전시키는 데 주안점을 두었을 때, 보다 상품성이 있는 AIG1을 개발하려면 적어도 어떠한 기능 및 구조적 특징이 있어야 하는가를 생각해 보자.

필자가 생각하는 AIG1은 다음과 같은 특징을 가지고 있다.

- AIG의 기본 기능으로 사람의 시력을 자동조절한다. 처음 단계라 근시와 원시만 자동 시력조절 대상으로 한다. 난시, 사시는

포토크로믹 렌즈[20]와 함께 옵션으로 제공하며 자동조절은 차세대 AIG의 과제로 한다.

- 편안한 자연시를 제공한다.
- 고굴절 렌즈를 사용하기에 가볍고 두께가 얇다.
- 안경테가 가볍고 미용 효과를 주며 피부 우호적인 물질로 만들어졌다.
- 배터리가 가볍고 극소형이면서 저렴하며 안전할 뿐만 아니라 극소량의 전력만 소비하며 장시간 연속 사용가능하며 아주 짧은 시간 내에 완전한 충전이 가능하다.
- 처리 유닛을 포함한 모든 부품들이 초소형화 되어 안경테에 탑재된다.
- AIG의 미션인 '서민을 위한 AIG'를 달성하기 위해 많은 사람들이 쉽게 접근할 수 있도록 가격은 저렴하며 어디서나 쉽게 구입할 수 있게 한다.
- 안전성이 높다. 인체 침습적인 방식이나 눈에 자극을 주는 방법으로 시력 측정하는 방식은 피한다. 가능하면 눈에 영향을 주지 않는 방식을 택한다.
- 파격적인 안경테 디자인보다는 기존 디자인의 활용에 중점을 둔다. 이로서 AIG 디자인에 대한 거부감이나 어색한 이미지를 불

20_포토크로믹 렌즈란 빛의 세기에 따라 안경 렌즈가 투명에서 어두운 색으로, 어두운 색에서 투명하게 바뀌는 렌즈이다. 선글라스의 기능을 일반 안경이 흡수한 안경이다. 보통 야외활동이나 주간 운전시 선글라스를 착용하는데, 포토크로믹 안경을 착용하면 이 경우에 선글라스로 바꾸어 착용할 필요가 없다. 왜냐하면, 포토크로믹 안경 렌즈는 실내에서는 투명하고 야외로 나가면 어두운 색깔로 자동 변하기 때문이다. 빛의 세기에 따라 변경 속도나 색깔의 짙어지는 농도가 다르다.

식한다.

이를 다음과 같이 세 가지로 정리할 수 있다. 즉, 근시와 원시의 자동 교정, 고품격 및 높은 접근성의 세 가지이다.

1.2.1 근시와 원시의 자동 교정

AIG1은 안경이 스스로 착용자의 시력을 계산하고 이에 따라 자동으로 렌즈의 굴절력을 변화시켜 20/20의 시력으로 조절해주는 안경이다. 이 안경의 전제는 안경원에 안경을 맞추러 오는 일반 사람의 경우처럼 눈 기관의 손상이 없는 정상적인 눈을 가졌으나 근시나 원시란 시력 이상이 있어 이의 자동 교정이 필요한 사람을 위한 AIG이다. 그리고, 기술적 난이도 때문에 난시, 사시의 교정은 처음부터 고정되어 조절할 수 없는 옵션으로 AIG1부터 제공하되 이들의 자동 시력조절 기능은 차세대 AIG(AIGN)의 과제로 두기로 한다. 나아가 난이도가 더욱 높은 기술인 각막, 눈 근육 등 눈의 기관이 손상된 경우를 고려하여 시력을 자동조절하는 것은 차차세대 AIG(AIGN2)의 과제로 넘기기로 한다. 필자는 본서에서 중간거리 시력조절을 포함한 근시와 원시만 자동 교정하는 AIG1과 난시 및 사시까지 포함하는 차세대 AIG만 함께 논의토록 한다. 본서의 다음 버전(version)은 눈 기관의 손상 등이 포함되는 차차세대 AIG도 논의할 수 있기를 기대한다.

1.2.2 고품격(high-end)

AIG1은 첨단의 신기술 제품이다. 이러한 이미지에 적합한 고품격의 안경이어야 한다. 고품격의 의미는 AIG1이 착용자에게 신뢰성, 정확성, 편리성, 편안함, 다양성, 안전성 및 미용성을 제공해 주어야 한다는 것이다.

정확성

착용자 시력의 측정과 렌즈의 조절이 정확해야 한다. 이를 위해 AIG1이 착용자의 얼굴에 정확히 피팅되어야 하며 올바른 피팅 상태가 지속되어야 한다. 지속적 피팅 상태의 유지를 위해 안경테의 이탈이나 흔들림이 없어야 한다. 흔들림이나 이탈은 자동적인 시력조절을 어렵게 하는 제1의 훼방꾼이다. 그래서 이를 위한 안정된 그립(Grip)을 제공하고 시간이 지남에 따라 예상되는 어느 정도의 이탈이나 흔들림은 안경원에 가지 않아도 문제 없이 사용할 수 있도록 허용 오차 내에서 해결되도록 센서를 디자인한다.

안전성(safety)

착용자의 신체에 손상을 주지 않아야 한다. 특히 배터리와 렌즈는 신체 부상과 관련한 안전에 중요한 요소이다. 액상 크리스털을 사용하

표 5-2 세대별 AIG의 교정 시력

교정	AIG1	AIGN	AIGN2
근시	♥	♥	♥
원시	♥	♥	♥
난시	Δ	♥	♥
사시	Δ	♥	♥
로우비전(low vision)		♥	♥
망원시(telescopic vision)		♥	♥
야간시 (night vision)		♥	♥
눈기관 손상 시력			♥

* Δ: 자동조절 기능이 아닌 초기 시력 고정 방식으로 제공

여 시력을 조절하기에 액상 크리스털을 둘러싸고 있는 렌즈 부분의 봉합은 중요한 이슈이다. 봉합 부분은 다른 부분보다 쉽게 부서져서 유수나 부서진 파편이 사람의 눈이나 신체에 해를 줄 수 있다. 또한 리튬이온 배터리는 과열되어 그 열이나 폭발로 인해 얼굴에 상해를 줄 가능성도 배제할 수 없다. 이에 대한 숙제도 해결해야 할 것이다. 안경테도 신체에 알레르기를 일으키는 니켈 등이 포함된 안경테 물질은 배제한다.

신뢰성

엠파워, 슈퍼포커스 등이 실패한 중요한 이유 중의 하나는 바로 품질문제였다. 렌즈가 쉽게 부서져서 광학유수가 흘러나오거나 원하는 시력조절이 제대로 되지 않는 등 품질이 안정되지 않았다. 따라서 AIG1은 품질이 안정되어 고장이 잘나지 않아야 한다. 내구성 있는 부품 사용으로 오랫동안 사용하여도 원래의 기능을 제대로 유지해야 한다. 자동 시력조절로 인해 특히 렌즈의 마모나 렌즈 조절 부위의 손상이 문제의 중심이 될 수 있다. 이에 대한 사전의 조치가 필요하다. 이를 해결하기 위한 방법으로 변형된 앨버레즈 렌즈를 적용하고 고굴절렌즈를 사용하여 렌즈의 움직임을 최소화해야 한다. 또한, 렌즈가 조절하는 굴절력을 미세한 굴절력 차이를 제공하기 위해 계속적으로 조절하기 보다는 범위를 정하고 이 범위에 따라 조절되도록 하여 렌즈의 움직임을 최소화 하는 것이다. 보통 렌즈 오차가 0.25 D 정도이면 시력에 큰 영향이나 불편함을 느낄 수 있다고 생각되어지기에 단위 움직임은 0.25 D 단위가 좋을 것이라 판단된다.

또한 이전의 실패 사례의 경험에 비추어 유의할 중요한 점이 있다. 안경은 광학기기일 뿐만 아니라 전자 제품이기도 하다. 전자 제품의 특성상 애프터서비스 이슈가 부각될 것이다. 따라서 AIG1을 판매하는 곳에서는 인공지능 안경의 전자기기 성질도 이해하고 있어야 하며 특히 AIG1의 제조 원리는 물론 인공지능 안경의 문제로 안경원에 찾아오는 고객들의 불만을 처리할 수 있도록 준비해야 할 것이다.

이러한 준비의 일환으로 안경원 현장에서의 새로운 기능이나 기술에 대한 안경사 훈련도 필요하겠지만 앞으로 안경이 발전되는 기술적인 면을 고려하여 대학의 안경학과의 커리큘럼에 전자, 화학, 컴퓨터 분야도 넣고 인공지능 안경이란 과목도 포함해야 할 것이다. 또한 대학의 안경광학과라는 명칭 대신 안경과로 변경하는 것도 검토해야 할 것이다. 왜냐하면 앞으로는 광학만이 아니라 전자, 화학, 컴퓨터 등 다양한 이론들이 안경의 기초이론이 될 것이기 때문이다.

편리성

착용자가 단순히 버튼을 한번 누르거나 음성으로 "자동"이라 말하면 자동 시력조절이 되게 하고 작동하기 위해 여러 가지 복잡한 절차가 없도록 한다. AIG1의 렌즈는 물론 안경테나 각 부분들의 유지(maintenance)도 별다른 노력없이 용이해야 한다. 또한, AIG1은 시력측정, 안경 조제 그리고 피팅이란 3대 주요 안경 서비스 과정을 단순한 1개의 과정 즉, 피팅 만으로 축소시켜 준다. 피팅은 안경이 시력처방에 따라 조제된 대로 제대로 기능을 하도록 착용자의 얼굴에 안경을 올바르게 위치시키는 조작 행위를 말한다.

이 뿐만 아니라 사용 중 고장이 나면 쉽게 수리를 받을 수 있어야 한다. 수리를 위해 동네 안경원, 가까운 판매처 혹은 애프터센터를 방문하면 즉각 24시간 이내 수리나 교환을 받을 수 있도록 조처해야 할 것이다. 수리에 관한한 모든 판매처나 애프터서비스센터가 네트워트로 연결되어 있어 구입한 곳이나 지정 애프터서비스센터가 아니라도 수리를 받을 수 있게 해야 한다. 예로 서울 명륜동의 성균 안경원에서 구입한 AIG1을 착용하고 부산 광안리에 출장을 갔는데 렌즈에 문제가 생겼다고 하자. 이 경우 AIG1을 판매하는 부산 광안리 소재 인디애나 안경원에 들러 AIG1의 수리를 요청할 수 있게 하는 것이다. 더 나아가 수리받는 중 품질보증 기간 이내이면 별도의 다른 AIG1을 무상으로 대여하거나 아니면 아예 교환을 해주어 소비자가 불편하지 않도록 해주는 것도 편리성을 높이는 한 방법이다.

편안함

자연시를 제공해야 한다. 유영현상(swim), 이미지의 도약 및 이미지의 왜곡이 없이 우리 눈이 보는 것과 같은 자연스러운 시력을 가지게 해주어야 한다. 또한, 신체에 불편감을 주지 않도록 인체 공학적으로 AIG1을 설계해야 한다. 이를 위해 렌즈, 안경테, 배터리 등을 포함하여 모든 AIG1의 구성 부품들이 소형화되고 가벼워야 한다. AIG1에 내장되는 모든 부분은 가벼울수록 그리고 작을수록 좋다. 또한 AIG1이 얼굴이나 코에 접촉하는 부위를 자극하지 않아야 하며 땀 등으로 인해 쉽게 흘러내리지 않도록 디자인되어야 한다.

미용성

현재까지 출시되었던 조절 안경은 이미지의 왜곡 방지 등의 이유로 제조상 여러 가지 형태나 색깔로 제공하지 못하는 경우가 제법 있었다. 이런 이유로 조절 안경을 구매한 소비자들로부터 불만과 힐책을 받아 오고 있다. 따라서 AIG1의 개발시 착용자의 선호도나 미용상 돋보이게 하는 이미지를 제공하도록 렌즈 자체의 디자인이나 안경테의 디자인도 심각하게 고려해야 한다.

슈퍼포커스나 애드스펙스는 완전히 동그란 아이림(eye rim)을 가진 안경으로 어떤 의미에서 약간 우스꽝스러워 보였다. 그래서 사람들은 이들 안경을 해리포터 안경이라는 별칭을 붙이기도 했다. 이제는 아예 완전히 동그란 안경테는 해리포터 안경테로 통하는 것 같다.

해리포터 안경테 디자인은 안경 발명의 초기에 보는 듯한 복고풍의 이미지를 주지만 미용적 이미지는 타격을 주는 것 같다. 슈퍼포커스가 직사각형 모양의 안경테 림을 디자인하려고 했던 노력이 있었지만 이미지의 왜곡 등 기술적 문제를 해결하지 못해 해리포터의 안경테로만 남아 있었다.

애들렌즈가 판매하는 앨버레즈 류의 조절 안경은 시력조절을 위해 서로 마주 보는 렌즈를 움직이는 구조로 되어 있다. 겹쳐지는 렌즈의 차이가 눈에 띄게 보인다. 따라서 두꺼울 뿐만 아니라 미용상 그렇게 좋아 보이지 않는다. 겹쳐지는 렌즈의 차이가 안보이게 할 수는 없을까? 숙제이다.

또한 구글 글래스는 우주인의 이미지를 주는 듯한 가늘고 날씬하게 쭉 뻗은 렌즈와 헤드셋을 가미한 새로운 디자인으로 출시하였다. 하지만 대부분의 안경 소비자들은 전통적인 안경 모양에 젖어있기 때문에 이런 모양은 오히려 디자인의 변화가 너무 파격적이어서 약간의 거부감을 가진 듯하다. 이런 디자인의 범용적인 수용에는 다소 시간이 걸릴 것 같다.

표 5-3 AIG1의 고급 기능

고급 기능	내용
정확성 (accuracy)	• 착용자 시력의 측정과 렌즈의 조절의 정확성 – AIG1의 올바른 피팅 – 올바른 피팅 상태의 지속 • 지속적 피팅 상태의 유지를 위한 안경테의 이탈이나 흔들림 방지 등
안전성 (safety)	• 착용자의 신체 손상 방지 • 배터리와 렌즈는 신체 부상과 관련한 안전에 중요한 요소 • 신체에 알레르기를 일으키는 니켈 등이 포함된 안경테 물질의 배제
편리성 (convenience)	• 자동 시력조절의 용이성 • AIG1의 렌즈, 안경테 및 각 부분들의 유지(maintenance)도 별다른 노력없이 용이해야 한다. • AIG1은 안경사의 시력 측정에 이은 안경 조제 및 환자에게 안경 피팅의 3대 주요 과정을 단순한 1개의 과정 즉, 피팅으로만으로 축소시켜 줌
편안함 (comfort)	• 자연시(natural vision)의 제공 • 신체에 불편감을 주지 않도록 인간 공학적인 디자인
신뢰성 (reliability)	• 품질의 안정으로 잦은 고장 방지 • 내구성 있는 부품 사용으로 원래 기능의 지속적 유지 • 자동 시력 조절로 인한 렌즈의 마모나 렌즈 조절 부위의 손상에 대한 사전의 조치 필요 – 해결하기 위한 하나의 방법은 렌즈가 조절하는 굴절력을 계속적으로 조절하기보다는 범위를 정하고 이 범위에 따라 조절되도록 하여 렌즈의 움직임을 최소화 하는 것
미용성 (cosmetic sense)	• 파격적 모양의 안경테 배제 • 현재 일반적인 안경의 모양과 같거나 약간의 새로운 감각을 가미한 안경테 • 하지만 패션에 대한 감각을 잃지 않도록 디자인
다양성 (multi choices)	• 색상이나 모양의 다양으로 선택의 폭을 넓혀 줌

따라서 파격적 모양의 안경테보다는 현재 일반적인 안경의 모양과 같거나 약간의 새로운 감각을 가미한 안경테를 디자인한다. 하지만 패션에 대한 감각을 잃지 않도록 디자인한다.

다양성

색상이나 모양이 다양해서 선택의 폭을 넓혀주는 것은 AIG1의 고품격을 고양시킬 뿐만 아니라 접근성도 높여 줄 것이다.

1.2.3 높은 접근성

접근성을 높이려면 3가지 측면에서 노력을 해야 한다. 즉, 이 3가지는 색상, 모양이나 기능을 선택할 수 있는 다양성, 가격의 저렴성, 그리고 구입의 용이성이다.

먼저, 다양성은 색상, 모양이나 기능을 선택할 수 있는 옵션을 제공하는 것이다. 어린이용, 일반용, 노인용에 따른 각 연령층이 선호하는 기능이나 색상, 모양에 따라 제품의 옵션을 구성하는 것도 그 한 방법이다.

두번째로, AIG1은 귀족 안경이 아니다. AIG1은 시력조절을 위한 도움이 필요한 사람을 위해 태어나는 도우미(helper)이다. 따라서 AIG1이 필요한 사람은 누구나 쉽게 사용할 수 있도록 가격이 저렴해야 한다. 가격이 비싸면 AIG1에 대한 일반인의 접근이 어려워진다. 이는 필요한 사람 누구에게나 도움이 되고자 하는 AIG1의 철학과는 괴리된 것이다.

마지막으로 소비자가 언제 어느 곳에서든 쉽게 구입할 수 있어야 한다. 가능하면 문제가 되지 않는 한 모든 유통에서 AIG1을 구입할 수 있어야 한다. 안경원은 물론이며 약국, 일반 전자 양판점, 그리고 인터넷 판매까지 가능하다면 소비자들은 시간과 장소의 제약 없이 쉽게 AIG1을 구입할 수 있을 것이다.

1.3 AIG1의 구성 및 주요 기능

AIG1을 구성하는 중요한 3대 부분은 센서, 처리 유닛 및 렌즈 이다. 센서는 눈의 시력을 파악하고, 이 파악된 정보를 처리 유닛에게 전달한다. 처리 유닛은 전달된 시력정보를 분석하여 20/20 시력에 적합한 처방을 계산한다. 계산된 시력처방을 렌즈에 반영시켜 렌즈 굴절력을 조정한다. 이렇게 AIG1은 우리 눈의 시력을 실시간 측정, 20/20 시력에 적합한 시력처방의 계산, 그리고 시력에 따른 렌즈 굴절력의 조절이란 기능을 수행한다. 개발을 위한 구체적인 이야기는 후술하기로 한다.

AIG1의 3대 구성 부분

센서, 처리 유닛 및 렌즈

AIG1의 기본 3대 기능

시력의 실시간 측정, 20/20 시력처방의 계산 및 렌즈 굴절력의 자동조절

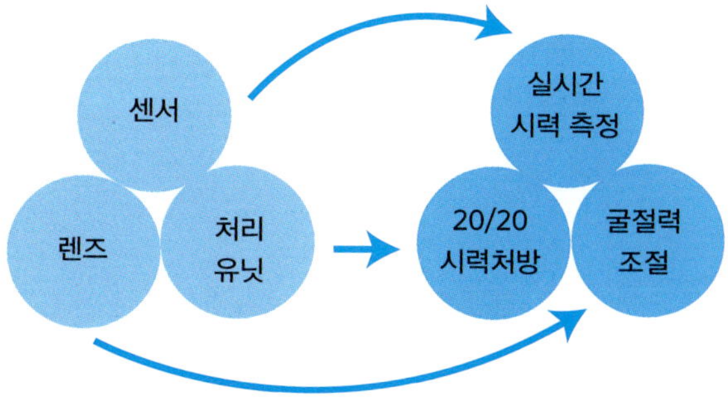

그림 5-1 AIG 3대 구성 부분과 기본 기능간의 상호 관계

모델 AIG1의 개념에 대해 결론적으로 정리하면, AIG1이 출시되면 사용자들은 자신의 미용을 고려하여 다양한 디자인의 안경 중 자신에게 가장 적합한 안경을 선택하고, 그 자리에서 별도의 시력검사 없이 구매하면 된다. 일단 안경을 착용하면 AIG1이 알아서 시력을 편하게 조절해 준다.

놀랍지 않은가? 발명만 되면 새로운 안경의 세상을 열게 된다. 따라서 AIG1은 안경에 있어서 산업혁명이요 르네상스이다.

02
시도되거나 진행 중인 제1세대 인공지능 안경

함께 생각해 보자

- 최초의 AIG1에 해당하는 안경은 무엇이며 어떠한 구조와 기능으로 되어 있는가?
- 현재 진행 중인 AIG1은 무엇이며 어떠한 구조와 기능으로 되어 있는가?
- 옴니포컬스의 아이디어 중 필자가 구상하는 AIG1이 활용할 수 있는 부분은 무엇인가?
- 엠파워 및 옴니포컬스와 류AIG1의 기본 컨셉을 비교해 보시오.

제1세대 AIG로 볼 만한 세계 최초의 안경은 픽셀 옵틱스의 엠파워이다. 최초의 전자 안경이라고 불리기도 한다. 엠파워는 시력처방을 전제로 하며 독서용 시력의 일부만 자동조절되는 안경이다. 렌즈는 전면의 하드 렌즈와 중간의 액상 크리스털 그리고 후면의 하드 렌즈로 구성된다. 전면 렌즈는 구면 렌즈이며 후면 렌즈는 부분적으로 프로그래시브 굴절력이 적용된 렌즈이다. 하드 렌즈 사이에 있는 렌즈는 전류에 의해 작동되는 독서용 추가(add) 굴절력을 제공하는 액상 크리스털 렌즈이다.

액상 크리스털의 원시시력 자동조절 기능을 작동시키기 위해 ON/OFF 스위치가 있으며 액셀러로미터란 센서가 내장되어 있어 머리 움직임을 파악하여 원시시력이 자동조절되도록 한다. 단순한 형태의 자동 원시시력 조절 안경으로 착용자가 고개를 숙이거나 젖히는 각도나 위치에 따라 액셀러로미터가 이를 감지하게 되어 이에 따라 엠파워가 일정 전류를 통해 액상 크리스털이 작동하게 한다. 작동이 되는 액상 크리스털은 +0.75 D의 일정한 굴절력만 제공하며 굴절력이 튜닝되지 않는다. 튜닝이란 TV나 라디오의 음성 조절과 같이 점진적으로 약하게 또는 강하게 조절할 수 있음을 말한다. 엠파워의 액상 크리스털 렌즈는 점진적으로 약하게 또는 강하게 조절되는 튜닝기능이 없이 단지 ON/OFF만 가능하다.

AIG1과 관련되는 현재 진행 중인 프로젝트로서 딥옵틱스(Deep Optics)의 옴니포컬스(Omnifocals)를 예로 들 수 있다. 본서의 AIG1 프로젝트를 실현하기 위한 참조할 만한 시도라는 점에서 딥옵틱스의 옴니포컬스에 대해 다시 한 번 살펴보자.

앞에 언급한 대로 이스라엘의 벤처기업인 딥옵틱스가 자동 시력조절 안경의 개념과 프로토타입을 개발하고 2016년 400만 달러의 벤처자금을 유치했다. 이 벤처자금으로 옴니포컬스란 전자 안경 렌즈와 안경 시스템 개발을 추진하고 있다. 2016년 3월까지 프로토타입을 개발한 상태이며 상용화 목표는 향후 2년이라고 한다.

옴니포컬스가 추구하는 기능적 특징으로 착용자가 세상을 자연스럽고 매끄럽게 보도록 하는 것이다. 자연시 기능을 가진 자동조절 안경이 되도록 센서, 액상 크리스털 렌즈 및 처리 유닛의 3가지 요소로 구성된다.

센서는 사람이 사물을 보는 거리를 측정한다. 센서에 의해 측정된 정보는 처리 유닛을 통해 렌즈에 보내어 지고 액상 크리스털은 그 정보에 따라 변형되어 렌즈의 굴절력을 자동적이고 효율적으로 조정되게 한다. 안경에 장착된 센서는 착용자의 눈이 어디에 초점을 이루고 어디에서 순간적으로 초점거리를 조정할지 결정하게 해주는 정보를 파악한다. 두 개의 센서가 안경에 내재된다.

처리 유닛은 안경다리 부분에 보이지 않게 장착되는 장치로 눈이 이루려는 초점의 거리를 계산하고 계산된 정보를 전기적 신호 형태로 렌즈의 액상 크리스털에게 보내는 역할을 한다.

액상 크리스털 렌즈는 빛의 복굴절 물질을 이용한다. 안경테로부터 전류가 렌즈로 들어오면 액상 크리스털이 그 위치를 이에 따라 변경하여 빛을 굴절시켜 렌즈의 초점거리를 변화하게 하는 것이다.

자연시를 구현하기 위해 투명한 액상 크리스털의 레이어 기술(a layer of see-through liquid crystal technology)을 이용한다. 이 레이어 기술은 전류가 지나갈 때 빛이 굴절되는 방식을 변화시킨다.

이 렌즈는 안경의 시야를 완전히 커버할 만큼의 크기로 되고 초점력을 전기적으로 변화시키는 능력으로 인해 가까이 있든 멀리 있든 어떤 물체들을 보아도 시야의 손상 없이 선명하게 한다.

기본적인 제품 구상은 옴니포컬스의 2개의 센서가 착용자의 PD에 따라 쳐다보는 사물 간의 거리를 측정하고 이를 다시 초점거리로 환산하여 착용자에게 가장 적합한 굴절력을 확인한 뒤 액상 크리스털 렌즈에게 조정한 굴절력 정보를 전자파 형태로 보내어 처방을 적용하는 것이다. 사람이 수시로 보는 물체를 변경하여도 실시간으로 변화되는 굴절력을 계산하고 렌즈의 굴절력이 변화하여 착용자가 자연시를 갖게 한다. 굴절력에 영향을 주는 전류를 변화하게 하는 물질은 액상 크리스털이다. 액상 크리스털의 레이어는 복굴절시키는 물질로 되어 있다. 복굴절로 인해 하나의 빛이 두개로 나뉘고 이들 모두는 방속력(velocity)이 달라져 서로 다른 굴절력을 가지게 된다. 전류가 액상 크리스털에 도달할 때 비대칭적 분자(asymmertric molecule) 상태로 되며 위치가 변화되고 빛을 굴절시킨다.

안경에 탑재한 두 개의 센서는 눈이 어디에 초점을 이루는지 동공이 움직이는 트랙을 계속적으로 모니터링하여 착용자가 쳐다보고 있는 물체로부터 얼마만큼의 거리에 있는지 즉각적으로 계산한다. 이것이 가능한 근거로 제시하는 것은 동공 간 거리가 변하는 것을 파악하면 사람의 눈이 초점을 이루고자 하는 사물의 깊이를 계산할 수 있다는 것이다. 렌즈의 투명한 액상 크리스털 레이어에 약한 전류를 보낸다. 이 전류에 의해 액상 크리스털이 착용자의 초점에 매치되도록 빛의 진행 방향을 변경시킨다. 이렇게 센서와 처리 기술이 눈의 위치를 추적하고 거리를 계산하며 이를 액상 크리스털에게 반영시켜, 액상 크리스털의 변화에 의해 렌즈의 굴절력이 변하여 착용자가 선명한 시력을 갖게 한다.

아래의 〈표 5-4〉는 옴니포컬스, 엠파워와 류AIG1의 기본 시력조절 기능에 대한 아이디어를 비교한 것이다. 참조바란다.

표 5-4 옴니포컬스, 엠파워와 류AIG1의 아이디어 비교

		옴니포컬스	엠파워	류AIG1
조기 세팅 처방		필요함	필요함	필요없음
착용자 스스로 시력 교정		할 수 없음	할 수 없음	원거리 및 중간 거리 가능
원거리 및 중간거리 시력	교정 렌즈	일반 하드 렌즈	일반 하드 렌즈	H렌즈
	시력 조절	고정으로 조절 불가	고정으로 조절 불가	자동조절
독서용 시력	교정 렌즈	액상 크리스털 렌즈	액상 크리스털 렌즈 + 후면 추가(add)	L(액상 크리스털) 렌즈
	시력 조절	자동	액상 크리스털: 자동 후면 추가: 고정	자동
자동조절을 위한 센서		2개의 눈 추적 센서	액셀러로미터	오뚝이 센서와 피팅센서
초점 거리 측정 방식		PD 움직임 추적	머리 움직임 파악	머리 움직임 파악

03

제 1세대 인공지능 안경을 어떻게 만들 것인가?

함께 생각해 보자

- AIG1의 구성 및 기능은 어떠한가?
- 센서가 착용자의 시력정보 수집하는 세 가지 아이디어는 무엇인가?
- 처리 유닛은 어떻게 구성되어 있는가?
- 자동 렌즈를 만드는 방법 세 가지는 무엇인가?

얼마 전 어느 대학교 안경광학과 교수님들과 잠시 인공지능 안경에 대한 견해를 나누는 기회를 가진 적이 있다. 필자의 아이디어에 대한 이야기를 하던 중 어느 한 분 교수님이 카메라 렌즈의 자동 포커스 기능을 이용한 자동조절 안경의 가능성을 거론하였다. 안경이 카메라 렌즈의 자동 포커스 기능을 가져 어떤 주시 거리에도 자동적으로 초점을 이루게 해주면 되는데, 문제는 눈의 피로가 심각하기에 이 문제 해결이 중요하다고 했다.

만약 이 방법이 실현된다면 가장 간단한 제1세대 인공지능 안경이 되리라 생각한다. 필자도 이런 안경이 발명되도록 계속해서 연구해 볼 생각이다.

카메라 자동조절 접근법이 아닌 앞에서 살펴본 시력조절 안경의 발명에 관한 방법들을 살펴보면 AIG1을 어떻게 만들 것인가에 대한 힌트를 얻을 수 있을 것 같다. 필자는 다음과 같이 가능한 AIG1을 구상해 보았다.

3.1 AIG1의 구성 및 기능

AIG1의 센서가 눈의 시력을 파악하고, 그 정보가 처리 유닛에 전달된다. 처리 유닛은 전달된 시력정보를 분석하여 20/20 시력에 적합한 처방을 계산하여 렌즈가 스스로 굴절력을 조정토록 한다라는 모델에 근거하여 구체적으로 파고들어 가보자.

AIG1은 센서, 처리 유닛, 렌즈 조절 메커니즘, 렌즈, 안테나, 무선 연결부, 솔라 에너지부로 구성된다. 각 구성 부분이 담당하는 기능은 다음과 같다.

AIG1은 착용자의 시력정보를 수집하는 센서, 센서가 보내는 착용자의 시력정보를 수신하고 분석 및 계산을 하여 시력처방을 완성하고 이 처방을 렌즈 조절 메커니즘에 보내는 처리 유닛, 처리 유닛에서 보내는 시력처방에 따라 렌즈의 굴절력을 조정하는 렌즈 조절 메커니즘, 렌즈 조절 메커니즘의 명령이나 움직임에 따라 즉각 조절되는 유연한 렌즈, 센서와 처리 유닛 렌즈 조절 메커니즘을 착용하고 있는 동안 끊임없이 커뮤니케이션이 가능하게 하는 무선 연결부와 안테나, 그리고 태양빛으로부터 전원을 공급받아 각 부품으로 공급하는 솔라 에너지부로 구성된다.

3.2 센서가 시력정보를 수집하는 방식에 대한 아이디어

센서는 착용자의 시력정보를 수집하여 처리 유닛에 전달하는 기능을 한다. 이런 기능을 수행하기 위해 센서가 어떻게 해야 하는가에 대해 고민해 보았다. 착용자의 시력정보를 센서가 수집하는 방법으로 동공 간 거리 변화에 의한 측정법, 각막 굴절력 측정법 그리고 주시 물체거리에 의한 초점 계산법의 세 가지 가능성을 생각해 보았다.

센서가 착용자의 시력정보 수집하는 세 가지 아이디어

- 동공 간 거리 변화에 의한 측정법
- 각막 굴절력 측정법
- 주시 물체거리에 의한 초점 계산법

3.2.1 동공 간 거리 변화에 의한 측정법

딥옵틱스가 개발하고 있는 옴니포컬스의 센서는 2개이며 안경 림의 코받침 아래 부위에 장착된다. 그 센서의 역할은 사람이 사물을 보는 거리를 측정한다. 착용자의 눈이 어디에 초점을 이루고 어디에서 순간적으로 초점거리의 조정을 할지 결정하는 정보를 파악한다. 쳐다보는 사물 간의 거리를 측정하는 기준은 착용자의 동공 간 거리의 변화이다. 두개의 센서는 눈이 어디에 초점을 이루는지를 알아내기 위해 동공이 움직이는 트랙을 계속적으로 모니터링하여 착용자가 쳐다보고 있는 물체로부터 얼마만큼의 거리에 있는지 즉각적으로 파악하도록 해준다.

과연 딥옵틱스가 구상하는 옴니포컬스의 센서가 동공 간 거리 변화를 통해 안경 착용자의 시력을 정확히 실시간으로 파악할 수 있을까?

이에 대한 논의를 더 진전시켜 보기 위해 동공에 대해 먼저 알아보도록 하자.

동공은 우리 눈의 중심부에 있는데, 동공을 거울로 쳐다보면서 빛의 밝기를 조절하면 눈의 중심부에 까맣게 보이는 것이 커졌다 작아졌다 하는 것을 볼 수 있다. 이것이 바로 동공이다. 밝은 빛을 보면 작아지고 어두운 빛을 보면 커지는데 홍채가 이를 조절한다. 어두운 곳에 가면 빛을 많이 받아들이기 위해 동공이 커지고 밝은 곳에 가면 눈으로 들어오는 빛의 양을 조절하기 위해 동공이 작아진다. 너무 빛이 강하면 자연스레 우리가 눈을 감는 것을 생각하면 쉽게 이해가 갈 것이다.

사람의 각 눈에는 하나씩 동공이 있는데 〈그림 5-2〉에서 보듯이 왼쪽 눈의 동공 중심과 오른쪽 눈의 동공 중심 간의 거리를 동공 간 거리(PD: pupillary distance)라 한다. 이는 보통 밀리미터(mm)로 측정한다. 양안 PD라고도 한다. 보통 단초점 안경을 조제할 때에는 양안 PD를, 다초점이나 프로그래시브 안경을 조제할 때에는 단안 PD를 사용하여 우리 눈의 동공 중심점이 렌즈의 광학 중심점과 더욱 정확하게 일치하도록 한다. 단안 PD는 왼쪽 동공거리와 오른쪽 동공거리의 2가지가 있다. 안경 착용자의 코 중심점을 기준으로 하여 왼쪽 동공 중심까지의 거리를 왼쪽 동공거리(LPD: Left pupillary distance)라 하고, 오른

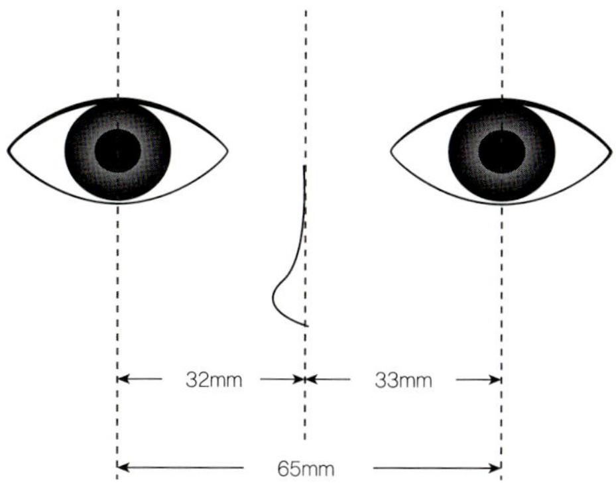

그림 5-2 동공 간 거리(양안 PD와 단안 PD

쪽 동공 중심까지의 거리를 오른쪽 동공거리(RPD: Right pupillary distance)라고 한다. 〈그림 5-2〉의 경우 이 착용자의 양안 PD는 65mm이며 LPD는 33mm, RPD는 32mm이다.

동공 간 거리는 출생 후 5살 전후까지 제일 크게 확대된다고 한다. 이는 아기의 얼굴이 금방 커가는 것을 생각하면 쉽게 알 수 있다. 5세에서 20세 전후 기간은 2번째로 동공거리가 확대되는 시기이다. 20세에서 50세 기간 중 약 3% 확대되며, 60세 이상 기간 중에는 1mm 정도 더 커진다. 대부분 성인의 동공 간 거리는 55mm에서 70mm 사이, 대다수의 어린이의 경우 40mm에서 55mm 사이의 범위에 있다. 어른인 남성의 평균 PD는 64mm이고 여성은 남성보다 다소 작은 62mm이다라고 알려져 있다.

동공 간 거리는 안경 착용자의 시력 정확도(acuity), 편안함(comfort), 이용성(utility)에 영향을 미친다. 안경 렌즈를 조제할 때 항상 안경 렌즈의 광학적 중심(optical center)이 착용자의 동공 중심과 일직선이 되게 해주어야 한다.

동공 간 거리는 우리 눈의 양안시 기능이 제대로 조절되는지 파악하는데 많이 이용된다. 착용자의 동공 간 거리를 잘못 계산하여 안경 렌즈를 조제하면 이 안경 착용자의 두 눈은 제대로 초점을 맞출 수 없는 문제점이 발생한다. 이 뿐만 아니라 흐릿하게 보이거나 복시현상, 두통, 토할 것 같은 느낌이나 피로감을 줄 수 있다.

동공 간 거리가 안경 렌즈의 광학 중심과 일치하지 않는 것을 광학적 불일치(decentration)라고 한다. 광학적 불일치는 원치 않는 프리즘 효과를 가져다준다. 안 근육(eye muscle)의 불균형으로 인한 사시(strabismus)와 같이 눈의 방향이 제대로 되지 않고 뒤틀어진 경우에는 프리즘으로 바로 잡아준다. 이런 경우가 아니면 프리즘 효과가 생기게 해선 아니된다.

미국의 경우 1980년경부터 처방없이 구입할 수 있는 OTC 독서용 안경판매가 허용되었다. 약 30여 년이 지난 2012년 경우 OTC 독서용 안경은 미국 내에서 연간 약 8억 달러, 약 4천 6백만 개나 팔렸다고 한다.

2009년 발표된 광학적 불일치와 독서용 안경 착용자가 느끼는 불편함의 상관관계에 대한 OTC 독서용 안경 연구에 따르면 0.50 디옵터 이하의 수직 프리즘 오차와 1.00 디옵터 이하의 수평 프리즘 오차는 별 불편함 없이 사용되는 것으로 조사되었다.

하지만 광학적 불일치는 앞에 말한 대로 여러 문제가 발생하기에 안전규격을 제정하여 일정 범위를 벗어난 안경은 품질불량이나 안전성에 문제 있는 안경으로 간주한다. 여기에 해당하는 미국의 안전규격은 미국 국가표준기관(ANSI: American National Standards Institute)이 제정한 ANSI Z 80.1-2010이다.

ANSI Z 80.1-2010은 처방 안경 렌즈의 허용치(tolerances)를 규정하고 있다. 렌즈의 프리즘 오차 허용치는 단초점, 다초점, 프로그래시브 할 것 없이 모두 수평 프리즘 오차는 0.33 프리즘 디옵터 이내, 수직 프리즘 오차는 0.67 프리즘 디옵터 이내이어야 한다.

이렇게 동공 간 거리는 프리즘에 영향 받을 수 있지만 딥옵틱스가 주장하는 대로 동공 간 거리의 측정이 착용자의 정확한 시력 측정으로 연결될지에 관해선 미지수이다. 왜냐하면 그 가정은 임상적으로 증명되지 않았기 때문이다. 단지 동공 간 거리가 착용자의 시력에 관계될 수 있다는 가능성을 시사하는 연구 발표가 있는 정도이다.

이 발표에 따르면 관찰거리가 달라지면 시광학적 시스템의 조절(accommodation of the visual optical system)이 이루어지는데, 이 조절로 인해 동공 직경(pupil diameter)의 변화를 가져오고, 이의 결과로 망막의 조도(retinal illumination)에 변화가 일어난다.

관찰거리에 따른 시광학적 시스템의 조절, 즉, 양안시의 조절이 동공 직경의 변화를 가져온다는 이 연구 결과를 확대 해석해 보면 동공 간 거리에 의한 시력교정이 필요한 사람의 초점거리를 파악할 수 있다는 계산이 나올 가능성이 있다.

필자가 PD에 의한 초점거리 계산이란 숙제를 가지고 한 번 생각해 보았다. 가까운 곳을 볼수록 눈의 움직임이 코 방향으로 향하고 멀리 볼수록 오른쪽이나 왼쪽 눈이 서로 코 방향을 향하다가 양 눈이 모두 평행되는 방향으로 움직인다. 눈의 이동에 따라 PD도 따라서 변하기에 이를 초점거리 계산에 이용할 수 있다는 가설의 가능성에는 동의한다. 하지만 PD의 변화에 의한 정확한 시력 측정이 된다고 결론 내기를 위해 보다 확신을 주는 임상연구 결과가 나와야 할 것 같다.

아무튼, 딥옵틱스가 구상하고 있는 옴니포컬스의 센서가 성공하길 바란다.

3.2.2 각막 굴절력 측정법

AIG1의 센서가 착용자의 시력정보를 수집할 수 있다고 생각하는 두번째 아이디어는 각막 굴절력 측정법이다. 필자가 생각하는바는 동공 간 거리의 측정에 의한 시력처방을 계산하는 방법보다는 각막의 굴절력을 곧바로 파악하는 방법이 더욱 현실적이라 생각한다. 앞에서 설명한 바와 같이 이미 시중에는 시력 측정기가 오래전부터 많이 나와 있다. 이들 각막 굴절력 측정기의 원리를 AIG1에 적용하는 것이다. 단지 문제는 이들 시력 측정기를 어떻게 초소형화 하고 저렴하게 만들어 AIG1에 탑재되는가 하는 것이다. 기존 시력 측정기 중 시력처방을 위한 센서 부분만 떼어내어 초소형화 하면 AIG1의 센서가 될 수 있을 것이다. 이 센서를 지적하기 쉽게 필자의 영문 이름의 첫 자를 따서 Y센서라 부르기로 하자. Y센서의 개발이 AIG1으로 가는 어려운 숙제 중 하나이다.

초소형 자동 시력 측정 센서인 Y센서는 안경테 림에 장착한 센서로 빛을 각막으로 보내어 각막의 굴절력을 파악하는 정보를 수집하는 기능을 한다. 그 파악하는 방법은 여러 가지일 수 있으나 하나의 아이디어를 제시해 보자면, 스피드건이 자동차나 달리는 물체의 속도를 알아내는 방식을 이용하여 빛이 각막으로부터 반사되어 나오는 속도

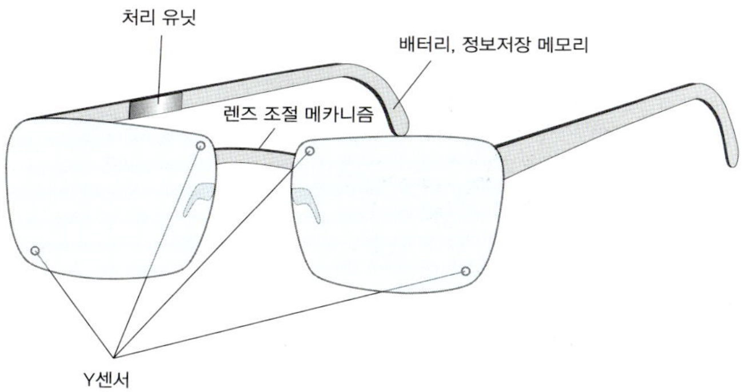

Y센서: 초소형 자동 시력 측정 센서-빛을 각막으로 보내어 각막의 굴절력을 파악하는 정보를 수집

그림 5-3 Y센서의 부착 위치 및 작동 원리

를 기준으로 각막의 전체적 윤곽(contour)를 그려보게 해줄 수 있다. Y센서는 빛을 각막으로 투영하고 각막에서 반사되어 오는 빛의 굴절 방향이나 속도 등의 정보를 수집하여 이를 처리 유닛에 보내어 처리 유닛이 각막 굴절력을 계산하도록 한다.

Y센서는 안경 림의 코너에 한 쪽 눈당 2개씩 모두 4개가 내장된다. 한 쪽 눈당 2개씩 설치가 되어야 하는 이유는 Y센서는 정면에서 작동해야 정확한 시력정보를 입수할 수 있다. 하지만 안경에 설치하는 경우 정면에 설치하려면 안경 렌즈의 중앙부에 설치해야 한다. 이렇게 설치를 할 수 있겠지만 안경 렌즈의 가장 중요한 부위인 광학 중심에 설치하기에 선명한 시력을 방해하고 시야를 가리는 등 안경 렌즈의 기본 기능을 상실하게 한다. 따라서 안경 림의 양측에 설치하여 설치 위치 및 각도 차이에 따른 시력정보 수집의 부정확성을 제거해야 한다.

그러면 빛은 어느 종류의 빛을 사용하여야 정보를 수집할 수 있을까?

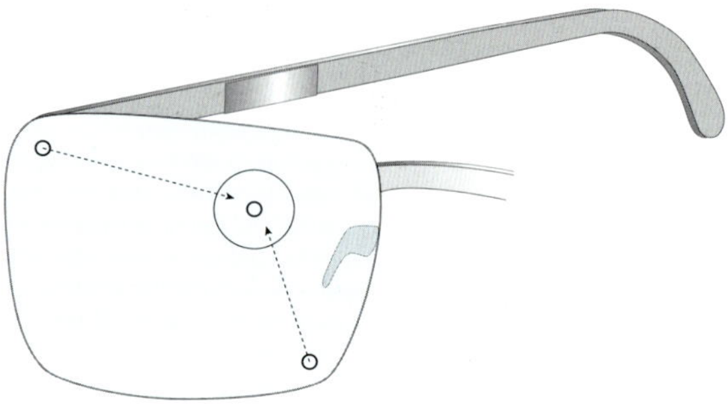

눈 추적 센서인 Y센서로부터 적외선(infrared light)을 눈에 쏘아 시력을 파악하며, 안경 림의 양측에 설치하여 설치 위치 및 각도의 차이에 따른 시력정보 수집의 부정확성을 제거한다.

그림 5-4 Y센서를 이용한 착용자의 시력 측정

시중에 나와 있는 제품을 알아보면 쉽게 아이디어를 얻을 수 있다. 아이트래킹(Eyetracking)이나 토비(Tobii)의 눈 추적 기기에서 보듯이 일반적으로 눈 추적을 위해 사용하는 빛인 적외선(infrared light)을 우리 눈에 쏘아 우리의 시력을 파악하는 방법이 현재로서는 가장 유력한 방법이다. 왜냐하면 이미 업계에서 개발하여 여러 용도로 사용하고 있기 때문이다.

하지만, 이때 대두될 가능성이 높은 중요한 이슈가 있다. 이 이슈는 장기적으로 적외선을 눈에 계속적으로 투영해서 착용자의 시력정보를 얻어야 하는데, 이런 경우 우리 눈에 문제없이 안전한가에 대한 이슈이다. 즉, 적외선을 장시간 우리 눈에 계속적으로 투영하는 경우 눈의 피로감을 높여주고 나아가 우리 눈의 시력을 떨어뜨리며 각막이나 여러 눈의 기관을 구조적으로 손상할 가능성이 있다는 점이다.

LED(light emitting diodes)에 대한 안전도를 규정한 국제표준으로 IEC

62471[21]이 있다. 미국은 아직 이 표준을 강제하고 있지 않지만 적외선에 의한 눈의 손상 및 안전에 관해 참조할 만한 조항이다.

이 표준에 의해 적용되는 적외선[22]은 파장이 780nm[23]에서 3,000nm이다. 이 표준이 지적하는 눈의 손상은 눈으로 투영되는 적외선은 각막을 연소시켜 손상할 수 있으며, 백내장을 유발할 수 있다는 점이다.

파장이 780nm에서 1,400nm인 근적외선[24](near-infrared light)은 사람의 눈으로 볼 수 없을 뿐만 아니라 피부로도 느끼지 못한다. 이런 점 때문에 근적외선은 피부나 눈을 소리소문없이 손상시킬 수 있다.

21_IEC는 국제 전자기술 위원회(International electrotechnical commission)의 약칭이다. IEC 62471의 명칭은 램프와 램프 시스템의 광생물적 안전(photobiological safety of lamps and lamp systems)이다. 이는 2009년 제정되었다. 램프와 램프 시스템의 광 생물적 위험에 따라 4가지 위험 그룹(면제 그룹, 저위험 그룹, 중위험 그룹 및 고위험 그룹)으로 분류하는 체계를 가지고 있다.

22_적외선의 파장과 관련하여 문헌마다 약간씩의 차이가 있다. 문헌에 따라 적외선 파장의 가장 짧은 길이를 말하는 것이 중구난방이다. 700nm, 750nm, 780nm나 800nm라고 말하는 등 700nm에서 800nm 사이를 오락가락한다. 정리되지 않은 것 같다. IEC 62471은 780nm란 전제를 두고 근적외선과 단파 적외선인 780nm에서 3,000nm를 대상으로 표준을 정한 것 같다. 필자도 IEC의 입장을 따라 적외선의 파장은 780nm에서 1mm로 한다. 또한 근적외선은 780nm에서 1,400nm가 파장의 표준으로 보고 이야기를 전개하고자 한다. 700nm, 750nm나 780nm와 같은 무시할 만큼 근소한 차이는 AIG개발에 큰 영향이 있을 것 같아 보이지 않아 이에 대한 논의는 무의미할 것이다.

23_nm(나노미터; nanometer) : $1\text{nm} = 1 \times 10^{-9}\text{m} = 1 \times 10^{-3}\,\mu\text{m}$(micrometer)

24_적외선은 파장에 따라 5가지-근적외선, 단파 적외선, 중파 적외선, 장파 적외선, 그리고 먼장파 적외선(far infrared)으로 구분한다. 근적외선은 780nm($= 780\times10^{-9}$m)에서 1,400nm, 단파 적외선은 1,400nm에서 3μm($= 3\times10\text{m}^{-6}$), 중파 적외선은 3μm에서 8μm, 장파 적외선은 8μm에서 15μm, 그리고 먼장파 적외선은 15μm에서 1mm까지의 파장을 가진다.

근적외선보다 파장이 긴 적외선에 피부가 노출되면 이따금씩 따갑게 느껴지는 통증 때문에 눈을 감거나 다른 곳으로 머리를 돌리는 등으로 적외선에 의한 상해를 피하거나 완화할 수 있다. 그러나 우리 눈은 적외선을 볼 수 없다. 그래서 따끔거리는 것을 느끼지 못하는 근적외선에 장시간 노출은 우리 눈에 더 심각한 피해를 끼칠 수 있다.

근적외선은 눈의 내부 온도를 상승시켜 굽는 효과(baking effect)를 가져 올 수 있다. 장기간 적외선에 노출될 경우 각막, 수정체, 망막 손상은 물론 백내장, 각막 천공(corneal ulcer)이나 망막 연소(retinal burn)의 질환이 발생할 수 있다.

눈의 보호를 위해 안전규격을 제시하는 미국 국가표준기관(ANSI)의 ANSI Z87.1−2015를 보면, 우리 눈에 유해한 자외선[25], 보라−파란색 광선 등 고에너지 가시광선[26](HEVL: High enetergy visible light) 및 적외선에 대한 안전 등급제를 규정하고 있다.

적외선이 눈에 화상을 가져다 줄 수 있기에 R이란 문자 뒤에 눈의 화상 위험도에 따라 1.3에서 10까지의 등급을 표시한다.

적외선에 의해 여러 가지 문제가 심각하게 심각하게 대두된다면,

25_자외선(UV: Ultra Violet light)은 대체로 100nm에서 400nm 사이의 파장을 가진 빛으로 우리 눈으로 볼 수 없다. 우리 눈이 UV에 노출되면 백내장, 눈 위의 노란 범퍼 증상(pinguecula), 눈 위의 피부 티슈 생성(pterygium)이나 나이 관련 망막 퇴행 등의 질환을 가져온다.

26_고에너지 가시 광선(HEVL)은 대체로 400nm에서 500nm 사이의 보라빛과 파란빛 영역으로 망막에 손상을 주는 빈도가 높고(high frequency), 에너지가 많은 광선이다. HEVL의 망막에 끼치는 나쁜 영향은 평생을 두고 누적적이어서 나이 관련 망막 퇴행을 일으킨다. 보통 우리 눈의 수정체가 노란 색조를 띄고 백내장을 형성함으로써 HEVL은 망막까지 도달하지 못하고 차단된다.

두가지 방법 외에는 선택의 여지가 없어 보인다. 그 하나는 임상적으로 충분히 안전성을 확보한 수준의 적외선만 사용하는 방법이고, 다른 하나는 이런 문제점이 없는 적외선을 배제한 다른 방법을 사용하는 것이다.

어떤 방법을 선택할 것인지, 선택한 방법의 문제점을 어떻게 해결해야 하는가가 우리의 숙제이다. 적외선을 사용한다고 가정할 시, 적외선 필터를 센서에 달아 빛이 센서를 통과할 때 적외선을 필터링한다면? 아마 원하는 시력 측정은 물 건너가 버릴지도 모른다. 왜냐하면 적외선을 사용해야 각막 반사를 확인할 수 있기 때문이다.

3.2.3 주시 물체거리에 의한 초점 계산법

두 종류의 센서

이 방법을 고려하는 경우 센서는 각막 굴절력 측정방법에서 사용하는 센서와는 전혀 다른 센서이다. 주시 물체거리에 의한 초점 계산법에서의 센서는 기본 센서와 부가 센서의 두 종류로 구성된다. 기본 센서는 동공 간 거리 변화에 의한 측정법이나 각막 굴절력 측정법에서 채용하는 빛을 눈에 투영하는 방식의 센서가 아니라 착용자의 기본 머리 자세와 주시 물체거리에 의해 변경된 머리 자세와의 차이를 측정하는 오뚝이 밸런스(넘어져도 금방 다시 제자리로 돌아가는 오뚝이의 원리를 이용하기에 '오뚝이 밸런스'라 부르고자 한다)이다. 부가 센서는 안경이 제대로 얼굴에 피팅이 되어 있지 않으면 착용자가 안경을 얼굴의 정확한 위치에 피팅하도록 경고를 주는 피팅 감시 센서(fitting surveillance sensor: 필자는 피팅 센서라 부르고자 한다)이다. 이는 안경이 얼굴에 제대로 피팅되는 것을 전제로 얼굴 움직임에 따른 안경의 자세 변화를 측정하여 시력

처방을 계산하도록 되어 있기 때문이다.

오뚝이 밸런스

오뚝이 밸런스는 넘어져도 금방 금방 일어서는 오뚝이의 원리를 이용한다. 그래서 필자는 이 센서를 오뚝이 밸런스라 부르고자 한다. 이 센서는 아주 민첩해서 머리의 움직임이 있으면 금방 안경의 기본 자세와 변경된 안경 자세의 차이를 파악한다. 변화된 아래 위 및 좌우 변화 각도에 대한 정보를 수집하여 이에 부응하는 시력처방을 계산하도록 처리 유닛에 무선방식으로 실시간 정보를 전달한다.

오뚝이 밸런스는 균형과 불균형의 차이를 쉽고 정확하게 파악할 수 있는 안경의 대칭축인 안경 브릿지 중심에 위치한다. 안경 브릿지 중심에 있는 오뚝이 밸런스는 안경이 먼 거리를 주시하는 양 눈의 중심이 서로 평행한 상태와 실제 얼굴의 자세 변화에 기인한 안경의 위치 변화 정도를 측정하는 계측기이다.

밸런스에 의한 시력 측정 가능성 검토

안경 착용자가 사물을 바라볼 때 평행시 상태(먼 거리의 물체를 바라볼 경우 양 눈의 각각의 시선이 평행하게 되는 상태)의 안경 자세를 기본 자세로 한다. 착용자가 바라보는 사물의 거리는 기본 안경 자세와 변화된 안경 자세의 차이를 파악함으로써 계산할 수 있다. 따라서 좌우, 아래 위의 각도 변화 상태의 차이를 측정하는 기능이 중요하다. 이것을 측정하기 위해 오뚝이 밸런스를 이용하고 안경이 제대로 피팅되어 있음을 확인하도록 피팅 센서가 작용해야 한다.

기본적인 얼굴의 자세는 사물을 바라보는 각도의 범위에 따라 수치가 주어진다. 각도의 범위는 착용자가 불편을 느끼지 않는 광학적

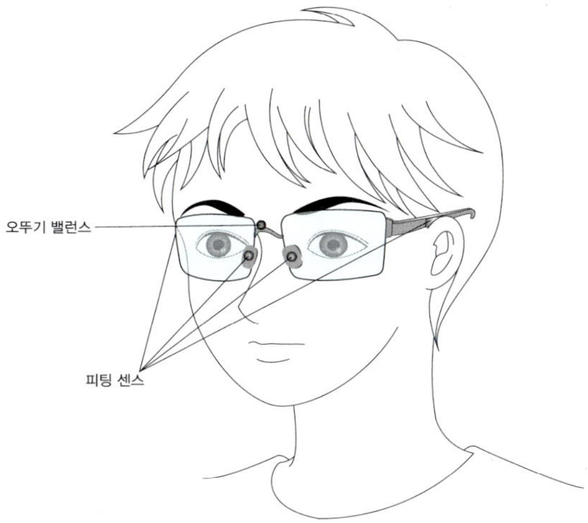

그림 5-5 오뚝이 밸런스와 피팅 센서

표 5-5 ANSI z 80.1 -2010 렌즈 굴절력에 따른 조제 오차 허용 범위

렌즈의 종류	단초점, 다초점 렌즈	프로그래시브 렌즈
렌즈의 구면 굴절력 범위	≥ 0.00 D, ≤ ± 6.50 D	≥ 0.00 D, ≤ ± 8.00 D
구면 굴절력 조제 허용 오차	± 0.13 D	± 0.16 D
렌즈의 추가(add) 굴절력 범위	≥ 0.00 D, ≤ + 4.00 D	≥ 0.00 D, ≤ + 4.00 D
추가 굴절력의 조제 허용 오차	± 0.12 D	± 0.12 D

오차가 시력에 영향을 미치지 않는 범위인 0.25 디옵터 범위로 조정되도록 수치가 미리 주어진다. 아래 〈표 5-5〉에서 보듯이 ANSI z 80.1-2010에서 규정하는 렌즈 가공의 허용범위는 평균적으로 0.125 디옵터이다. 그러나 0.25 디옵터 내에서의 조정은 시력의 정확도를

급격히 떨어뜨리거나 불편한 느낌을 추가적으로 주지 않는다. 이러하기 때문에 렌즈 가공시 정확한 처방에 맞는 렌즈가 없을 경우 차선책으로 0.25 디옵터 차이가 나는 안경을 조제해 주기도 한다.

처리 유닛은 미리 주어진 데이터 베이스에 의해 사물의 거리를 계산하고 초점거리를 파악하여 시력처방을 계산한다. 이를 위해 안광학적 기하학에 의해 범주별로 각도 차이에 따른 기본 수치 데이터 베이스를 만들어야 한다. 물론 별도 임상실험을 통해 실제 적용시 가능 여부를 살펴보아야 함은 물론이다. 또 하나의 숙제가 늘었다.

안경 코받침과 안경다리에 붙은 4개의 피팅 센서(코받침에 2개, 안경다리에 각각 1개씩)가 안경이 항상 얼굴에 제대로 피팅되어 있는지 감시하며 조금이라도 안경이 있어야 하는 얼굴의 위치에서 이탈하면 경고등이 켜지거나 음성으로 "안경을 바로 써 주세요"란 메시지를 보낸다.

이 방법의 단점은 얼굴 움직임이 없이 눈의 주시 방향을 바꿔 사물을 보는 경우 제대로 시력조절을 기대할 수 없다는 점이다. 하지만 앞의 두 가지 방법과 비교해 볼 때 적외선을 장시간 계속적으로 눈에 투시하지 않고 눈에는 일체 영향을 주지 않고 시력을 측정하기에 각막화상이나 손상, 망막의 손상, 백내장 등과 같은 눈의 질병이나 이상이 생길 수 있는 여지를 아예 제거해 주는 안전한 방법이다.

3.3 처리 유닛에 대한 구상

센서가 매순간마다 수집하여 무선 송신하는 시력정보를 수신하고 분석 및 계산을 하여 시력처방을 완성하고 이 처방을 렌즈 조절 메커니즘에 보내는 처리 유닛에 대해 자세하게 구상해 보자.

우선 처리 유닛의 이해를 위해 초점거리에 따라 어떻게 렌즈의 굴절력(디옵터)를 계산하는지를 알아보자. 기본적인 룰은 1 디옵터는 1 미터(약 39인치)의 초점거리(focal lenth)를 가진 렌즈의 굴절력이다라고 정의한다. 이 룰은 서로 역산하게 되어 있다. 즉, 2 디옵터는 2 미터가 아닌 1/2 미터의 초점거리를 가진 렌즈의 굴절력이며, 3 디옵터는 3 미터가 아닌 1/3 미터의 초점거리를 가진 렌즈의 굴절력을 의미한다. 센서로부터 입수한 착용자의 시력을 파악하여 초점거리에 따라 필요한 렌즈의 굴절력을 계산한다.

처리 유닛은 안경을 사용하지 않을 때 꺼놓을 수 있도록 하는 ON/OFF 스위치, 정보 입수용 안테나, 입수한 정보를 20/20 시력처방으로 자동 계산하는 소프트웨어 프로그램, 처방에 따른 렌즈 굴절력 변화를 렌즈에게 지시하는 등 각 부분을 연결하고 지시 통제하는 소프트웨어 프로그램과 무선 연결부 및 이를 기능하게 하는 하드웨어로 구성될 수 있다.

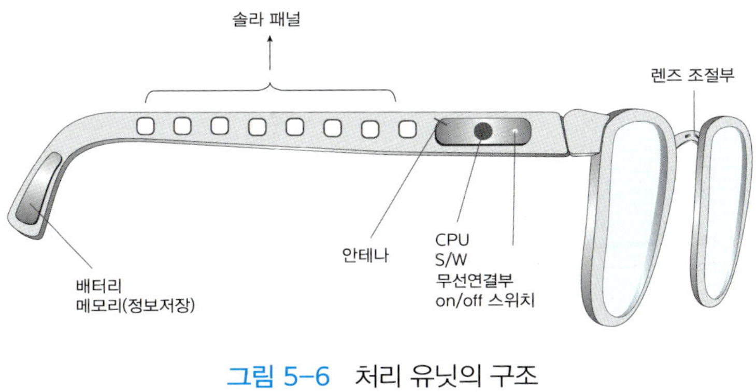

그림 5-6 처리 유닛의 구조

이 처리 유닛은 사람이 자신의 눈으로 안경의 굴절력을 수동적으로 조절하던 일을 안경이 자동적으로 조절하는 중추 부위이다. 하드웨어에 의한 지원은 물론이며 각 부분을 연결, 계산 및 지휘하여 정확한 20/20 시력이 제공되도록 하는 소프트웨어가 핵심적인 역할을 한다. 시각 장애자를 위한 앱인 마이크로소프트의 싱AI(Seeing AI) 앱도 일종의 소프트웨어 프로그램으로 싱 AIG가 시각 장애자에게 도움을 주는 일종의 인공지능 안경으로 역할을 하게끔 해주는 중추적 요소이다.

AIG에 사용될 소프트웨어 기술은 즉각적인 굴절력 변경 렌즈 기술이나 실시간 시력 파악 기술에 대한 숙제에 비하면 이는 난이도가 낮은 편에 속하리라 생각한다. 엠파워나 옴니포컬스에서 보듯이 처리 유닛의 기본 하드웨어나 소프트웨어 기술을 적용한 기본 플랫폼은 이미 개발되어 있고 이를 우리가 발명하는 AIG1에 적합하도록 일부 수정하여 적용하는 과제만 남았다고 생각되기 때문이다.

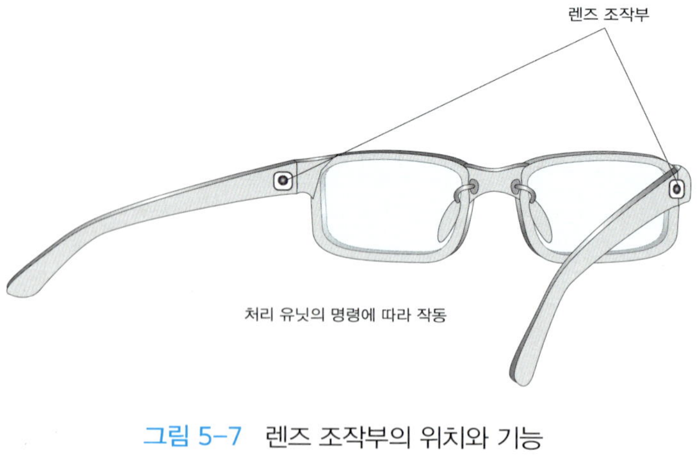

그림 5-7 렌즈 조작부의 위치와 기능

3.4 렌즈 조작부

처리 유닛에서 보내는 시력처방에 따라 렌즈의 굴절력을 조정하는 렌즈 조작부에 대해 알아보자.

렌즈 조작부는 수동조절 안경의 렌즈 도수를 조절할 때 사용하던 우리 손의 수고를 덜어주는 역할을 한다. 손으로 조절해주지 않고 정확도가 높은 기계적 처리를 하기에 20/20 시력을 정확하게 제공하게 해 주는 일꾼이다. 렌즈 조작부는 안경다리와 안경 림이 겹쳐지는 부위에 왼쪽, 오른쪽 각각 1개씩 2개가 있다. 수신 안테나와 무선 수신되는 처리 유닛의 명령에 따라 왼쪽과 오른쪽 렌즈 조작부가 최적의 굴절력을 제공하도록 기계적으로 개별적으로 각 렌즈를 조절해 준다.

3.5 자동 굴절력 조절 렌즈에 대한 구상

시력처방에 따라 처리 유닛에서 보내는 명령에 따라 렌즈 조작부가 기계적으로 시력을 즉각적으로 조절할 수 있게 만들어진 렌즈이다. 자동 굴절력 조절 렌즈를 제작할 때 유념해야 할 것은 렌즈가 즉각적으로 반응해야 한다는 점과 외부의 충격에 강하며 내구성을 가져야 한다는 점이다.

중요한 숙제 중의 하나로 떠오르는 것이 어떤 구조로 어떤 물질을 사용하며 이를 기계적으로 어떻게 조절할 것인가이다.

앞에서 리뷰한 유수 주입 플렉시블 렌즈 기술을 적용한 슈퍼포커스나 애들렌즈 포커스에서 힌트를 얻을 수 있다. 이에 대한 더욱 개선된 렌즈이어야함은 물론이다. 조절용 안경의 경우 보통 교정용 안경

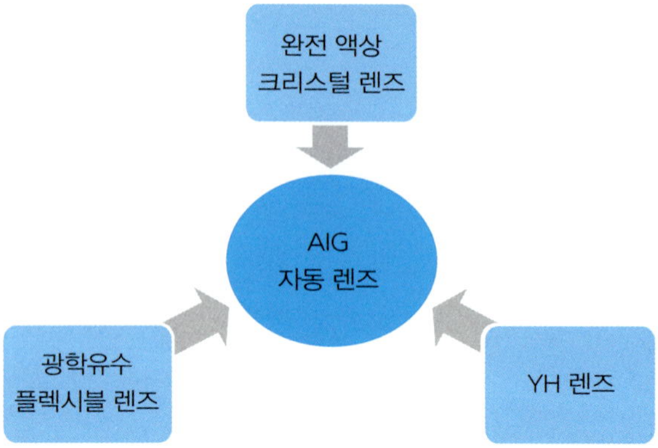

그림 5-8 AIG 자동 렌즈에 대한 3가지 방식

과 같이 품질보증이 1년이지만 엠파워의 경우 일반적인 경우와 동일하나 렌즈는 60일까지만 품질을 보증하였다. 그만큼 AIG1의 렌즈 발명이 쉽지 않음을 예고하고 있다.

이전의 제품에서 얻은 힌트를 토대로 다음과 같은 3가지 방식의 자동 렌즈를 구상해 볼 수 있다.

세 가지 방식의 자동 렌즈에 대한 구상

- 완전 액상 크리스털 렌즈: 하드 렌즈+액상 크리스털+하드 렌즈
- 광학 유수 플렉시블 렌즈: 하드 렌즈+광학유수+플렉시블 렌즈
- 액상 크리스털낭 겹침 렌즈(YH렌즈): 하드 렌즈+하드 렌즈(액상 크리스털 낭)

3.5.1 완전 액상 크리스털 렌즈

(= 하드 무도수 렌즈 + 액상 크리스털 + 하드 무도수 렌즈)

• 1개의 액상 크리스털에 의한 방법

• 2개의 액상 크리스털에 의한 방법

가장 바람직한 방법은 아주 얇은 하드 무도수 렌즈 안에 넣은 고굴절 액상 크리스털이 모든 시력 변화에 따라 굴절력을 즉각 조절하는 것이다. 이 경우 렌즈 조절부는 별도로 필요 없고 처리 유닛에서 보내는 신호를 받아 액상 크리스털이 전자 이온 형태의 이합집산에 의해 빛의 굴절력이나 방향을 통제하여 + 굴절력 뿐만 아니라 (−) 굴절력까지 포함하여 곧바로 조절되는 렌즈이다. 숙제는 전자 충격에 의해 굴절력의 방향이나 세기가 순간적으로 그리고 기능 손상 없이 + 굴절력 뿐만 아니라 (−) 굴절력에 이르는 넓은 범위까지 계속적으로 변화하는 투명한 고굴절의 액체 크리스털 물질을 개발해야 한다는 점이다. 쉬운 숙제는 아닌 것 같다. 그리고 액상 크리스털을 담는 하드 렌즈가 누수가 되지 않도록 빈틈없이 밀봉하는 기술과 충격에도 금이 가거나 부서지지 않고 적어도 수명이 10년 이상 오래 사용할 수 있는 튼튼한 외부 렌즈를 개발하는 것도 숙제이다. 엠파워의 경우 1.67 인덱스 렌즈를 사용하였고, 슈퍼포커스(SuperFocus)의 경우 튼튼해서 잘 부서지지 않아 안전 렌즈라고도 부르는 폴리카보네이트(polycarbonate)를 외부 렌즈로 사용하였다.

엠파워가 한때 렌즈 불량률이 66%에 오를 만큼 렌즈 품질문제가 많았고 슈퍼포커스도 렌즈의 유수가 누수된 것을 포함하여 끊임없는 렌즈 품질문제가 있었다는 것을 고려하여 외부 렌즈 자체의 튼튼함

뿐만 아니라 적어도 3년 이상은 어떠한 충격이나 외부작용에도 액상 크리스털이 누수되지 않을 정도의 강력한 밀봉 효과도 고려해야 할 것이다.

한 개의 액상 크리스털이 + 굴절력 뿐만 아니라 (–) 굴절력에 이르는 넓은 범위까지 계속적으로 변화하여 자동으로 시력을 조절하는 난이도가 높은 이 방법을 다소 완화한 방법은 액상 크리스털 낭을 2개로 하여 하나의 낭은 근시용으로 전체 렌즈를 커버하는 기본 낭으로 다른 하나는 독서용으로 렌즈 아랫 부분에 조그만 영역만 차지하게 하는 방법이다. 필자가 지금까지 조사한 바에 따르면 엠파워 등에서 보듯이 원시용으로 개발된 액상 크리스털은 있으나 근시용으로 개발된 액상 크리스털은 없는 듯하다. 하지만 이미 원시용으로 개발되어 사용되고 있기에 근시용 개발도 그리 어려울 것 같지 않다. 단지 시간 문제로 생각한다.

3.5.2 광학 유수 플렉시블 렌즈: 하드 렌즈 + 광학유수 + 플렉시블 렌즈

슈퍼포커스(SuperFocus)의 렌즈와 애들렌즈 포커스의 렌즈 구조이다. 슈퍼포커스 렌즈는 전면의 하드 도수 렌즈, 중간의 광학유수 그리고 후면 하드 무도수 플렉시블 렌즈로 구성된다. 전면에는 무도수 렌즈가 아닌 착용자의 기본 시력처방이 반영된 렌즈를 전제하고 있다. 이런 경우 안경을 구입하기 위해 착용자는 초기 적용을 위한 시력처방이 필요하며 이를 안경 렌즈 조제라는 절차를 거쳐야 한다.

액상 크리스털 렌즈와 다른 점은 렌즈의 굴절력 변화가 전자파에 의해 조절되는 것이 아니라 후면의 플렉시블 렌즈가 휘어졌다 펴졌다

함으로써 렌즈의 굴절력 변화를 가져온다는 점이다. 이러한 렌즈 후면을 휘게 하기 위해서는 제법 센 힘이 가해져야 하는데 이 문제가 숙제일 것이다. 하나의 방법은 렌즈 조작부에 지렛대나 다이얼이 있어 약간의 전기 공급에도 재빨리 원하는 만큼 휘어지게 하는 것이다. 또 하나의 문제는 렌즈가 휘어졌다 펴졌다 하면 렌즈가 빨리 흐려지거나 금이 가거나 쉽게 부서질 수 있다. 이러한 문제를 해결한 렌즈를 개발하는 것도 중요한 숙제이다. 이런 문제를 완화하는 한 가지 방법은 순간적으로 모든 변화에 렌즈가 계속 움직이는 것이 아니라 일정한 범주별 움직임에 따라 렌즈가 약간씩 움직여 조정하게 하는 것이다. 예로 AIG1의 각도가 아래로 15도 내려갈 때마다 렌즈의 굴절력 변화가 +0.125 디옵터 변화를 예정하고 있고 아래로 내려간 상태에서 다시 원래의 상태로 되돌아가는 AIG1의 각도도 15도씩 올라갈 때마다 (−) 0.125 디옵터 변화한다고 가정해 보자. 보통 0.25 디옵터의 변화는 눈에 큰 무리를 가져오지 않는다. 따라서 30도 변화마다 렌즈의 굴절력을 조정하면 1도 이하의 변화에도 렌즈를 움직이는 경우보다 렌즈의 움직임을 상당히 감소시킬 수 있다. 따라서 이에 따라 렌즈의 마모나 부속되는 문제도 비례해서 줄일 수 있다.

3.5.3 액상 크리스털낭 겹침 렌즈(YH렌즈): 하드 렌즈 + 하드 렌즈(액상 크리스털 낭)

근시용으로 만들어진 두개의 겹침 슬라이딩 렌즈(하드 렌즈-Hard lens-이기도 하고 편의상 필자의 이름 뒷자의 영문 이니셜인 H렌즈라고 부르기로 한다)와 독서용을 위한 굴절력이 아주 높은 액상 크리스털(L렌즈)의 3가지로 구성된 렌즈(필자 영문 이름의 첫 자를 따서 YH렌즈라 부르고자 한다)이다.

YH렌즈 = H렌즈 + L렌즈

한 짝의 H렌즈는 기본적으로 근시만 교정하는 역할을 하게 하고 당대 최고의 굴절력을 가지도록 하여 아주 얇은 렌즈 두께 차이에도 불구 렌즈가 높은 굴절률을 가지게 한다. 이는 변경되는 근시 처방에도 렌즈의 움직임은 극소화할 수 있다. H렌즈의 초기 상태는 0.00 디옵터와 (−) 6.00 디옵터의 중간인 (−) 3.00 디옵터로 제작되어 있다. 착용자의 시력처방에 따라 (−) 3.00 디옵터에서 0.25 디옵터 단위로 조정된다.

한짝의 H렌즈 중 얼굴 가까이 있는 후면의 렌즈 속에는 깨끗하고 투명한 액상 크리스털이 들어 있다. 이를 L렌즈라 부르고자 한다. L렌즈는 원시 교정 역할을 한다. L렌즈는 처리 유닛의 무선 명령에 따라 ON/OFF된다. 따라서 독서를 하지 않을 경우에는 자동으로 OFF 상태가 되고 근거리를 쳐다볼 때만 ON이 된다. OFF 상태에서는 YH렌즈 전체가 하나로 보이고 원시용 크리스털 낭은 보이지 않게 된다. 독서를 더이상 하지 않고 중거리나 원거리 물체만을 바라볼 때처럼 L렌즈가 필요 없을 때에는 안경테에 있는 버튼을 누르면 항상 OFF 상태가 된다.

액상 크리스털로 인해 원시의 문제를 해결할 수 있다. 하지만 슈퍼포커스, 엠파워에서 경험하였듯이 액상 크리스털이 누수되지 않도록 튼튼하게 밀봉할 수 있는 기술이 필요하다.

H렌즈 짝은 겹침 슬라이딩 렌즈 원리를 기본적으로 채용하기에 서로 위치를 이동하여 렌즈의 굴절력을 조절하도록 되어 있다. 따라서 주시하는 물체와의 거리 모두를 무차별적으로 자동으로 조절하게 하

면 렌즈가 쉬임 없이 하루 종일 움직여 쉽게 마모되고 헐렁해져 품질 문제가 생길 수 있다. 이에 대한 대비가 충실히 이루어져야 한다. 따라서 일정 구간별로 렌즈의 굴절력이 변화하게 하여 렌즈의 움직임을 최소화하여야 한다.

또한 합당한 고굴절의 렌즈 물질을 발견하고 적용하는 등 렌즈 굴절력을 어느 정도 확보할 수 있느냐의 문제도 있지만 기본적으로 너무 넓은 범위에서 시력조절이 너무 자주 일어나게 하면 품질이 불량이 될 가능성이 아주 높다. 따라서 조절되는 수준도 초점거리 범주별로 조절하게 해야 한다. 그렇게 해서 렌즈의 이동을 최소화하고 또한 제공하는 굴절력의 범위도 너무 넓게 해선 아니 된다.

기본적인 시력조절 범위는 대부분의 근시와 원시인 사람을 커버할 수 있는 (−) 6.00 디옵터에서 + 3.00 디옵터 범위에서 조절하도록 하고, (−) 6.00 디옵터보다 작거나 + 3.00 디옵터보다 큰 교정 굴절력을 원하는 경우는 특수 안경으로 개발하여 제공하는 이후의 과제로 하는 것이 좋을 것 같다.

애들렌즈(Adlens)의 최신형인 포커스 크로마(Focuss Chroma)와 에코(Echo)는 수동 시력조절 안경이지만 (−) 6.00 디옵터에서 + 4.00 디옵터 범위에서 조절하도록 디자인되어 있다는 점에서 이들이 먼저 고민하여 조절 범위를 그렇게 정했다는 것을 참조할 필요가 있다. 애들렌즈의 포커스 크로마나 에코보다 독서용은 조절 범위가 더 작은 + 3.00 디옵터까지로 했다. 이는 L렌즈의 크리스털 레이어의 품질문제 및 두께 등을 감안하여 + 4.00 디옵터 대신에 + 3.00 디옵터로 정했다. 또한, 조절력 범위가 너무 넓으면 미용상 보기 좋지 않을 수 있다.

즉, 제공 굴절력의 범위가 넓어질수록 렌즈가 더 두꺼워져야 하며, 각 렌즈의 굴절력 변경을 위한 움직임이 더욱 커져 겹칩렌즈 간의 벌어진 틈이 커지기 때문이다. (–) 6.00 디옵터에서 + 3.00 디옵터의 조절력 범위는 원시나 근시 착용자의 90% 정도를 커버하는 것 같다.

어떤 연구를 가지고 이야기 해 보자. 이 연구는 30대와 40대의 근시인 사람들 379명을 대상으로 조사를 하였다. 이 대상을 다시 둘로 나누어 조사하였다. 3세에서 10세 사이에 처음 근시용 교정 안경을 착용했던 사람의 경우와 20세 이후 근시용 안경을 착용한 사람의 경우 2가지로 나누어서 최종 근시로 고정되는 비율을 비교 조사하였다. 10세 이전 그룹의 경우 (–) 0.50 디옵터에서 (–) 3.00 디옵터로 최종 고정되는 비율은 26%, (–) 3.00 디옵터 이상 (–) 6.00 디옵터로 최종 고정되는 비율은 39%였다. 그리고 20세 이상 그룹에서는 95%가 (–) 0.50 디옵터에서 (–) 3.00 디옵터로 최종 고정되었다는 조사 결과가 나왔다. 이 연구를 볼 때 최소한 80%의 근시 환자는 (–) 6.00 디옵터로 커버된다고 볼 수 있다.

일반화된 평균 노안 교정 굴절력은 처음에 + 1.25 디옵터로 시작하고 40세에서 45세 경우에는 + 1.75 디옵터, 45세에서 50세 경우에는 + 2.00 디옵터, 50세 이후에는 + 2.25 디옵터가 필요하다. 이 경우를 보면 + 3.00 디옵터까지 커버를 하면 눈의 구조상 이상이 없는 한 어림잡아 90% 이상 커버한다고 볼 수 있다.

3.6 솔라 충전과 배터리

필자는 태양빛을 전기 에너지로 전환하여 일정량의 에너지를 통상의 메모리칩에 넣어 두고 필요할 때마다 필요한 양만큼 꺼내어 쓰되 태양빛이 없더라도 저장된 에너지를 복사해서 사용할 수 없을까라는 상상을 가끔씩 해 본다. 이는 물리학의 기본 원리 중의 하나인 '에너지 불변의 법칙'을 정면으로 부정하는 상상이라 가능성이 더욱 희박하게 보인다. 하지만 에너지를 복사해서 사용하는 방법이 개발된다면 석유에 이은 또 하나의 에너지 혁명이라고 할 수 있을 것이다. 이런 에너지 복사가 가능하다면 인공지능 안경은 물론이고 우리 인류는 더욱 윤택하고 편리한 생활 속에서 살 수 있을 것이다. AIG의 전원 확보와 공급을 생각하면서 제법 멀리 간 상상을 한 것 같다. 그러나 태양이 지구를 돈다는 전제가 깨어지고 지구가 태양 주위를 돈다는 사실이 밝혀진 것 같이 에너지 불변의 법칙이 깨어지고 에너지 복제의 법칙이 실제로 있었으면 하고 희망한다. 많은 발명가들이 에너지 복제의 방법을 연구하여 에너지의 복제를 실현하기를 바란다.

앞에서 설명하였듯이 AIG용으로 가장 바람직한 충전 방식은 솔라 충전이며 배터리 없이 AIG가 24시간 계속 작동 가능하게 하는 것이다. 만약 현재 개발 노력 중인 유비쿼터스 에너지의 클리어뷰 파워 기술이 현실화된다면 배터리 필요 없이 AIG 표면에 코팅만으로 에너지를 흡수하고 AIG 작동에 충분히 사용할 수 있을 것이다. 아직 언제 그 개발이 현실화될 지 모르기에 배터리에 대한 고려도 충분히 해야 할 것이다.

엠파워에 대한 불만 사항으로 배터리를 완전히 충전하려면 이삼일이 걸렸다. 또한 배터리 품질문제가 자주 거론되었다. 충전 소요 시간이 짧으면 짧을수록 좋다는 말은 더 말할 필요가 없을 것이다.

이상적인 배터리는 자동 충전되어 지속성이 있고 AIG1이 제대로 기능을 하도록 충분한 에너지를 공급하는 배터리이다. 이를 위해 자동 충전 솔라 배터리를 고려해 봄과 동시에 안전성 문제도 염두에 두어야 한다. 소형화된 기기를 위한 솔라 배터리의 안정성에 대해 아직 거론된 사례는 없는 것 같다. 왜냐하면 솔라 패널은 사용 범위가 넓혀져 가지만 가정용 전기의 보충용으로 사용되는 등 한정된 범위에서 이용하고 있고 소형기기를 위해 상용화된 솔라 배터리는 발표된 적이 없기 때문이다.

만약 리튬이온 배터리를 사용해야 할 형편이라면 최근에 잇따른 화재로 안전성 문제가 불거지고 있음을 경계해야 할 것이다.

배터리에 관한 우리의 숙제는 초소형이나 충분한 에너지 저장, 솔라 급속 충전, 무선 충전 및 안전성, 경제성의 확보이다.

04

류(Ryu) AIG1의 디자인

함께 생각해 보자

- 류AIG1은 어떠한 구조로 되어 있나?
- 류AIG1이 착용자의 시력 측정하는 방법은 무엇인가?
- 류AIG1은 어떻게 자동 시력조절을 해 주는가?

필자가 생각하는 AIG1에게 이름을 붙여 주었다. 필자의 성을 따서 류(Ryu) AIG1이라 부르기로 정했다. 류AIG1에 대한 간단한 이야기를 만들어 보았다.

4.1 류AIG1의 이야기

갑돌이는 고등학교 1학년 때부터 근시용 안경을 착용하고 있었다. 나이가 45세를 넘으면서 때로는 작은 글씨를 읽기가 쉽지 않았다. 안경의 위치를 바꿔 보거나 눈을 찡그리고 봐도 글을 읽지 못하는 경우가 많았다. 이런 불편한 상황을 몇 년 동안 지속한 후, 그 불편함을 더 참을 수 없었던 갑돌은 할 수 없이 글을 읽을 때를 위해 독서용 안경을 별도로 구입해서 사용하고 있었다.

어느 날 갑돌이는 집에 초고속 인터넷을 이용하기로 하고 그 인터넷 서비스 업체(S)가 요구하는 와이파이 모뎀을 구입했다. 설치 매뉴얼에 따라 설치하려고 해보았지만 제대로 되지 않아 S에게 전화를 걸었다. S의 소비자 서비스센터에는 이미 여러 통의 전화가 대기하고 있어 갑돌이가 전화를 건지 거의 20분이 지나서야 서비스센터로부터 응답을 받았다.

서비스맨: "안녕하세요? 고객님. 우선 제가 고객님을 확인해야 되니 고객님 성함과 주소부터 말씀해 주시겠습니까?"

갑돌: "예, 저는 갑돌입니다. 주소는 부산 멋진구 인공지능로 22 안경아파트 105동 903호입니다."

서비스맨: "예 감사합니다. 그러면 문제점이 무엇인지 말씀해 주시겠습니까?"

갑돌: "제가 귀사의 인터넷 서비스에 필요한 와이파이 모뎀을 구입했습니다. 설치는 했지만 작동이 안됩니다."

서비스맨: "아 그러세요? 그러면 그 모뎀의 뒷 편에 있는 레이블에 있는 모뎀의 번호를 말씀해 주시겠습니까?"

(서비스맨의 질문에 답을 하기 위해 갑돌이는 모뎀을 들고 뒷 편의 레이블을 보았다. 글씨가 깨알 글씨라 갑돌이는 읽을 수가 없었고 읽을 시도를 하기 위해 모뎀의 위치를 이리저리 바꾸거나 눈을 찡그려 보기도 하고 근시용 안경도 벗어 가까이 대어 보았다. 하지만 전혀 읽을 수가 없었다. 글을 읽을 때 사용하기 위해 마련해 둔 독서용 안경을 찾아 보았다. 하지만 어디에다 두었는지 기억이 나지 않았다. 그래서 마지못해 딸인 영순에게 부탁하기로 했다.)

갑돌: "너무 작은 글씨라 읽을 수 없네요. 독서용 안경을 찾아 보았지만 어디에 두었는지 기억도 안나고… 잠깐 기다려 보세요. 우리 아이한테 부탁해서 모뎀 번호를 알려 주겠습니다."

서비스맨: "예, 기다리겠습니다."

갑돌: (영순의 방을 향해 큰소리로) "영순아, 이리 와서 이 글 좀 읽어주라."

(영순이가 이 말에 쪼르르 뛰어 나온다.)

갑돌: "이것 좀 읽어 봐라. 그리고 이 전화를 받아서 영순이가 번호를 알려 주도록 해라."

영순: (영순이가 전화기를 받으면서) "아빠, 이것도 안보여?"

(영순은 안타까운 듯이 고개를 설레설레 흔들면서 와이파이 모뎀의 깨알 글씨를 서비스맨에게 읽어 주었다.)

영순: "235KLM7849M입니다."

서비스맨: "예, 알겠습니다. 잠시 기다려 보세요."

(잠시후)

서비스맨: "예, 이제 연결해 드렸습니다. 확인해 보세요."

(이 말을 듣고 갑돌이가 확인해 보니 인터넷이 작동했다. 통화를 끝내자 말자 신흥대 안경과에 다니는 영순이는 안타까운 표정으로 아빠에게 물었다.)

영순: "아빠, 나이가 들어 작은 글씨가 잘 안 보이는 모양이네. 독서용으로 구입한 안경은 왜 사용하지 않으셨어요?"

갑돌: "글쎄, 내 생각 속에는 식탁 위에 둔 것 같은데… 보이지 않는구나. 전화 응대를 빨리 해야 한다는 급한 마음에 찾으려 하니 더욱 어디 있는지 생각이 안 나더군."

영순: "아빠도 원거리용은 물론 중간 거리용 및 독서용으로 함께 사용할 수 있는 일체형 안경이 필요한 것 같습니다."

(평소 근시용과 독서용 두 가지를 함께 가지고 다니면서 상황에 따라 각기 착용해야 하기에 불편해 했던 갑돌이는 영순이의 이 말에 귀가 솔깃해졌다.)

갑돌: "그래? 사실 너무 불편하지… 근시용과 독서용 안경을 따로 두고 거기에다 운전할 때나 야외 나갈 때 선글라스 이렇게 세 종류의 안경을 가지고 다녀야 하니 참 불편하단다. 이 뿐만 아니라 내가 컴퓨터로 일을 할 때에도 잘 안보이는 경우가 있더구나. 가까운 거리나 중간거리 혹은 멀리 있는 물체, 어느 물체를 보아도 잘 보이게 해주는 일체형 안경이 있다니 참 반가운 소식이다. 그래 영순이가 안경에 대해 잘 아니 어떤 안경을 구입하는 것이 좋을지 추천해 주었으면 한다."

(아빠의 말을 들으면서 영순은 아빠처럼 노안을 가진 사람의 시력 문제를 위해 어떤 안경이 필요한 지를 생각해 보았다. 학교에서 배운 이중초점, 다초점, 프로그래시브 렌즈가 번쩍 떠올랐다.)

영순: "아빠, 안경을 전공하면서 배운건데, 아빠처럼 노안이 있는 사

람을 위해 이중 초점, 다초점 그리고 프로그래시브 렌즈가 나와 있습니다. 이중에서 하나를 선택하면 되는데, 요즈음 인기 있는 것으로 가격은 다소 비싸지만 보는 거리에 따라 선명한 시력을 제공하는 프로그래시브 렌즈가 있습니다."

갑돌: "그래? 영순이가 안경을 전공하니 잘 알겠지. 그래, 비싸지만 프로그래시브 안경을 하나 구입해야겠구먼. 헌데, 시력이 변하면 안경원에 또 가야 하는데… 이번에 안경을 구입하면 내 시력이 변하더라도 또 안경원에 가서 안경을 새로 구입해야 하는 불편함이나 이로 인해 발생하는 비용 문제를 피할 수는 없을까?"

(아빠의 이 말에 영순이는 최근에 읽은 류영환이 지은 책『인공지능 안경』에서 인공지능 안경은 일단 구입하면 착용자의 시력 변경이 있더라도 자동조절된다는 사실을 알고 있었다. 또한 인공지능 안경은 안경을 전공하는 학생이나 교수 뿐만 아니라 일반 인공지능 개발자, 스타터업부터 거대 기업까지 관심을 가지고 있기에 많은 논의나 관찰의 대상이라 영순이는 최근에 출시한 류AIG1에 대해 잘 알고 있었다. 그래서 영순은 아빠에게 류AIG1을 권하기로 했다.)

영순: "아빠, 그러면 류AIG1을 한번 사용해 보세요. 전통적인 프로그래시브 안경의 가격 정도만 지불하면 되는 반면 자동으로 시력을 조절해 주기에 시력이 변하더라도 계속해서 잘 볼 수 있습니다. 겹칩 슬라이딩 렌즈를 사용하는 류AIG1도 일종의 프로그래시브 안경입니다. 하지만 전통적인 프로그래시브 안경처럼 안경 렌즈에 미리 영역별로 원거리, 중간거리, 근거리 시력 굴절력이 적용되어 있지 않습니다. 대신 류AIG1은 겹친 렌즈를 슬라이딩시킴으로써 초점이 점진적으로 변화하는 가변 다초점 프로그래시브 렌즈와 전자적으로 조절되는 렌즈로 구성되어 있습니다. 따라서, 이 자동안경은 근시 교정 뿐만 아니라 노안을

가진 사람의 불편함을 해소하기 위한 원시 교정 그리고 컴퓨터나 특수용 작업을 위한 중간거리 시력도 조절해 준답니다. 이렇게 노안이 있는 아빠가 류AIG1을 착용하면 별도 독서용 안경으로 바꿔 착용할 필요없이 깨알 같은 글씨도 편안하게 읽을 수 있습니다. 또한, 원시와 근시가 자동으로 시력이 조절되기에 난시나 사시가 없는 아빠의 경우 안경원은 처음 안경을 구입하기 위해 한 번만 가시면 됩니다. 물론 난시와 사시가 있다면 이러한 시력 이상이 변화되어 교정이 필요할 때마다 방문해야 하는 번거로움이 있습니다. 이번 기회에 아빠가 집 옆에 있는 인디애나 안경원에 들러 하나 구입하세요. "

(영순이의 설명을 듣던 갑돌은 류AIG1을 구입하기로 마음을 먹는다.)

갑돌: "그럼. 인디애나 안경원을 들러 류AIG1을 하나 구입해야겠네. 어떻게 구입해야 하지? 같이 가서 골라 주겠니?"

영순: "제가 같이 가지 않아도 됩니다. 너무나도 간단하게 류AIG1을 구입할 수 있습니다. 먼저, 안경원에 가셔서 류AIG1를 구입하고 싶다고 안경사에게 요청하면 류AIG1 컬렉션을 보여 줄 것입니다. 안경사가 설명해주는 것을 들으면서 류AIG1 컬렉션 중에서 마음에 드는 안경테 디자인을 고르고 얼굴에 제대로 착용이 되는지, 원하는 기능이 정확히 작동되는지를 확인하시면 됩니다. 사용방법도 간단해서 그곳 안경사의 간략한 설명만 듣고 막바로 착용할 수 있을 것입니다."

(딸의 조언에 따라 갑돌이는 인디애나 안경원에 들렀다. 그 안경원은 안경사가 여러 명이 있는데 모두 고객들을 응대하느라 바빴다. 그래서 안경원의 벤치에 앉아 그 바쁜 모습을 쳐다보면서 자신의 차례가 오기를 기다리고 있었다.

이를 지켜본 인디애나 안경원의 영환 원장은 갑돌이의 안경 구입을 돕기 위해 갑돌이가 있는 곳으로 갔다.)

영환: “안녕하세요? 저는 여기 인디애나 안경원의 원장이자 안경사인 영환입니다. 무엇을 도와드릴까요?”

갑돌: “예, 안녕하세요? 저는 갑돌이라 합니다. 저는 나이가 들면서 작은 글씨가 잘 안보이기 시작했습니다. 그래서 안경을 하나 구입하려고 합니다. 저는 난시는 없고 근시와 노안 증세가 있습니다.”

영환: “아, 그러세요? 그러면 저희 안경원에 오시면서 미리 염두에 둔 안경이 있으십니까?”

갑돌: “신흥대 안경과에 다니는 제 딸이 류AIG1이라는 인공지능 안경을 구입해라고 합니다.”

영환: “따님이 안경을 공부하고 있으니 갑돌 선생님께 적합한 안경을 아주 잘 선택해 주었습니다. 류AIG1은 지금 제일 많이 팔리는 첨단 신제품입니다. 자, 그러면 류AIG1 컬렉션이 있는 곳으로 모시겠습니다. 잠시 저를 따라 오시겠습니까?”

갑돌: “예”

(영환은 곧장 앞장서서 류AIG1 컬렉션이 있는 곳으로 갑돌을 인도한다. 갑돌은 영환을 조용히 뒤따라간다. 류AIG1 컬렉션이 있는 곳에서 멈추어 선 영환은 갑돌에게 돌아서면서 은은한 미소를 띄우면서 밝은 목소리로 말했다.)

영환: “여기 진열대에 있는 안경이 류AIG1 컬렉션입니다. 가장 마음에 드는 1개를 골라 보세요.”

(갑돌은 팔짱을 끼고 심각하게 류AIG1 컬렉션을 쳐다본다. 잠시 후 마음을 정한 듯 콤비 스타일의 류AIG1을 선택해서 착용하고선 거울을 바라본다. 아주 만족한 듯 흐뭇해 한다.)

갑돌: "이 안경으로 하겠습니다."

영환: "예, 얼굴에 아주 잘 어울립니다. 잘 선택하셨습니다. 류AIG1은 이미 안경과를 다니는 따님에게서 설명을 들으셨겠지만 초보 단계의 인공지능 안경입니다. 선생님과 같이 근시와 원시가 있으신 분들에게 가장 적합한 안경입니다. 예전 안경과는 달리 자동으로 시력을 조절해주는 안경이다보니 전자제품의 성격도 있습니다. 안경에 배터리도 있고 이 배터리에 의해 센서가 작용하고 선생님이 주시하는 물체의 변화에 따라 새로운 시력처방을 계산하여 렌즈가 즉각적으로 굴절력을 변화하여 줍니다. 그래서 선생님은 편안하게 자연시를 경험할 수 있습니다. 자, 이제 사용 방법을 말씀 드리겠습니다."

갑돌: "예. "

영환: "류AIG1가 기능을 올바르게 하기 위해서 제일 먼저 갑돌 선생님의 얼굴에 류AIG1이 똑바로 피팅되어야 합니다. 똑바로 피팅된 상태에서 류AIG1의 두 종류의 센서 즉, 한개의 오뚝이 밸런스와 4개의 피팅 센서가 갑돌 선생님의 머리 움직이는 각도와 방향을 측정하여 시력을 자동으로 조절해 줍니다. 자, 먼저 갑돌 선생님의 얼굴에 류AIG1이 제대로 피팅되어 있는지를 확인해 보겠습니다."

갑돌: "예."

(영환은 갑돌이 착용하고 있는 콤비 스타일 류AIG1의 피팅이 제대로 되어 있는지를 확인한다. 특히 4개의 피팅 센서가 사용설명서에 나온 위치에 터치되고 있는지를 유의해서 확인한다.)

영환: "놀랄만큼 선생님 얼굴에 제대로 피팅이 되어 있습니다. 어떤 경우에는 안경이 한쪽은 올라가고 다른 쪽은 내려가는 등 처음부터 피팅이 되지 않는 분도 있습니다. 향후에 그런 일이 발생하면 저희 인디애나 안경원에 가져오시면 무상으로 피팅을 해 드립니다."

갑돌: "아, 그렇군요."

영환: "계속해서 사용법을 설명드리겠습니다."

갑돌: "예"

(영환은 갑돌이 착용하고 있는 콤비 스타일 류AIG1의 왼쪽 다이얼을 손가락으로 가볍게 누른다. 그러자 류AIG1의 근거리 영역이 작동한다.)

영환: "주위를 둘러봐 주세요. 가까운 곳도 보시고 멀리 있는 물체도 쳐다 보세요."

갑돌: (영환의 말에 갑돌은 근거리 영역만 작동되고 있는 류AIG1을 착용한 채 주위를 돌아 본다. 멀리 쳐다보았다가 가까운 데를 들여다 보기를 여러 번 반복한 뒤, 고개를 갸우뚱거리며) "어? 이상하네? 가까이 있는 신문 글씨는 잘 보이는데 조금 떨어져 있는 광고의 글자는 잘 읽을 수 없습니다. 어떻게 된 영문인지요?"

영환: "예, 그렇게 보이는 것이 당연합니다. 제가 그 이유에 대해 설명드리겠습니다."

갑돌: "정말 궁금합니다. 제가 사용법을 정확히 알아야 올바르게 류AIG1을 사용하지 않겠습니까?"

영환: "예, 맞습니다. 제가 방금한 것처럼 선생님께서 착용하고 계시는 류AIG1 다리의 오른쪽과 왼쪽의 앞쪽 부분에 있는 다이얼을 바깥쪽에서 안쪽으로 누르시면 자동 기능으로 전환됩니다. 다시 한번 더 누르시면 자동 기능이 꺼집니다. 방금 누른 왼쪽의 다이얼은 독서용 자동 시력만을 ON/OFF합니다. 그래서 갑돌 선생님께서 가까운 곳의 글씨는 선명하게 볼 수 있고 시력조절이 안된 원거리나 중간 거리의 물체나 글씨는 선명하게 보실 수 없었던 이유입니다."

갑돌: "그런 이유가 있었군요."

영환: "예. 그리고 류AIG1은 근시와 원시만을 교정하고 난시나 사시는 교정하는 기능이 없습니다. 갑돌 선생님은 난시가 없고 근시와 원시만 있기에 이 안경은 선생님의 시력조절에 거의 완벽합니다. 처음 착용하실 때 독서용 시력은 수동조절할 필요가 없지만 원거리 시력은 수동으로 조절해야 합니다. 왜냐하면 류AIG1의 센서는 착용자의 원거리 처방시력을 기준으로 착용자의 머리 움직임에 따라 근시시력을 자동조절하도록 만들어졌기 때문입니다. 착용자의 원거리 처방 시력은 류AIG1을 수동조절함으로써 파악할 수 있습니다. 수동조절에 의해 파악된 갑돌 선생님의 기본 근시 처방을 류AIG1이 기억하고 있다가 선생님께서 머리 위치를 변경하면 기본 위치와 변경된 위치의 방향과 거리 차이를 계산하여 시력을 조절해 줍니다."

갑돌: “아 그렇군요. 자동 안경이라 들었는데, 자동 다이얼을 눌러도 잘 안보여 이상하다고 했는데 먼저 수동으로 원거리 시력을 조절해야 되는군요.”

영환: “예, 그렇습니다. 갑돌 선생님께서 보시는 것처럼 류AIG1은 ON/OFF 스위치 역할을 하는 2개의 다이얼이 있습니다. 여기의 오른쪽 다이얼은 중간거리를 포함한 원거리 시력을 자동조절하기 위한 스위치이고 왼쪽 다이얼은 독서를 하시거나 근거리 사물을 보실 때 시력을 자동조절하기 위한 스위치입니다. 우선 갑돌 선생님의 기본 원거리 처방 시력으로 조정하기 위해 독서용 자동 기능을 끄겠습니다.”

(영환은 갑돌이 착용한 류AIG1의 왼쪽 다이얼을 눌러 자동 기능을 OFF로 한다.)

영환: “자, 이제 원점으로 돌아갔습니다. 먼저 오른쪽 눈의 근시 교정을 위해 안경을 조정하겠습니다.”

갑돌: “예”

영환: “오른쪽 눈으로만 보시면서 왼쪽 눈은 손으로 가려 주세요.”

(갑돌은 왼쪽 손으로 왼쪽 눈을 가렸다.)

갑돌: “이렇게 말입니까?”

영환: “예, 제대로 하셨습니다. 이제는 개방된 오른쪽 눈으로 저기에 붙여 둔 차트를 읽어 보시겠습니까?”

(영환은 손가락으로 갑돌과 약 6미터 떨어진 벽에 붙은 스넬렌 시력 차트의 8번째 라인에 해당하는 글자들만 한 줄로 나열한 글자들을 가리켰다. 이 글자를 읽을 수 있으면 20/20 시력에 해당한다고 확인할 수 있다. 갑돌은 그 글자들을 읽으려고 애써본다. 하지만 금방 체념을 한다.)

갑돌: "전혀 읽을 수가 없습니다."

영환: "예, 갑돌 선생님은 근시라 읽을 수 없는 것이 당연합니다. 이제 갑돌 선생님께서 류AIG1을 가지고 스스로 시력을 조절하는 방법을 말씀 드리겠습니다."

갑돌: "예? 원장님이나 다른 안경사가 아니라 제가 시력을 직접 조절한다는 말씀입니까?"

영환: "예, 그렇습니다. 류AIG1을 착용하시는 분이 처음 사용할 때 그리고 근시나 중간거리 시력을 조정할 필요가 있다고 느끼실 때에는 언제나 스스로 직접 시력을 조정할 수 있게 되어 있습니다. 그러하기에 갑돌 선생님께서도 쉽게 스스로 시력을 조정하실 수 있습니다."

갑돌: "아~, 그런 기능이 있군요. 이런 기능이 있으면 시력조절을 위해 안경원을 일부러 다시 방문할 필요는 없겠네요?"

영환: "예, 그렇습니다. 류AIG1은 착용자 스스로가 시력을 조절하는 기능을 제공하기에 착용자가 시력조절이 필요한 때에는 언제나 안경사, 안과의사와 같은 전문가의 도움이 없어도 직접 시력을 조절할 수 있습니다. 이러하기에 착용자는 시력조절을 위해 번거럽게 안경원을 다시 방문할 필요도 없어 참 편리합니다. 다시 방문해야 하는 시간이나 교통비도 절약할 수 있습니다."

(영환의 설명을 듣던 갑돌은 류AIG1의 편리한 점을 발견하고 기쁜 나머지 상기된 목소리로 말한다.)

갑돌: "류AIG1의 그러한 기능은 소비자에게 정말 편리하며 경제적인 기능입니다."

영환: "예, 그렇습니다."

(갑돌은 류AIG1은 자동 시력조절 안경인데 왜 처음에 수동으로 조절해야 하는지 의문을 풀 수가 없어 고개를 갸우뚱한다.)

갑돌: "그런데, 영환 원장님, 조금 전에 설명을 간략히 해주셨지만, 류AIG1은 자동 시력조절 안경인데 왜 처음에 수동으로 조절해야 하는지 정확하게 이해가 가지 않습니다. 제가 생각하기로는 그냥 자동 기능으로 설정해 놓으면 류AIG1이 알아서 조정하도록 되어 있는 것 같은데요. 수동으로 굳이 조정할 필요가 있습니까?"

영환: "좋은 질문입니다. 여기에는 주요한 이유가 있습니다. 류AIG1의 자동 시력조절은 눈에 생길 부작용을 염려해서 막바로 적외선을 눈에 쏘아 각막이나 수정체의 굴절력을 측정하여 조절하는 방식이 아니라, 류AIG1은 착용자의 기본 근시시력을 기억하고 있다가 착용자의 머리가 움직이는 방향, 각도, 속도 그리고 거리 등을 계산하여 필요한 초점 거리를 산출하고 이에 따라 렌즈의 굴절력을 조절하도록 되어 있습니다. 따라서 류AIG1은 착용자의 기본 근시시력을 알고 있어야 제대로 작동합니다."

(영환의 자세한 설명을 듣자 갑돌의 궁금한 표정이 밝은 표정으로 바뀐다.)

갑돌: "아, 그런 원리가 있었군요."

영환: "예, 그렇습니다. 자, 그러면 지금부터 갑돌 선생님께서 스스로 조절하는 방법에 대해 말씀 드리겠습니다. 참, 한가지 더 말씀 드리고 수동조절 방법을 함께 진행해 보겠습니다."

갑돌: "예."

영환: "류AIG1의 오른쪽과 왼쪽에 있는 다이얼은 각각 두가지 기능을 수행합니다. 이 기능을 누르거나 돌림으로써 수행하게 되어 있습니다. 오른쪽 다이얼을 앞뒤로 돌려 오른쪽 눈의 원거리나 중간거리 시력을 수동조절하고, 이 다이얼을 바깥쪽에서 안쪽으로 누름으로써 원거리나 중간거리 시력의 자동 기능이 ON/OFF되게 합니다. 왼쪽 다이얼은 앞뒤로 돌려 왼쪽 눈의 원거리나 중간거리 시력을 수동조절하고, 바깥쪽에서 안쪽으로 누름으로써 근거리 시력의 자동 기능이 ON/OFF되게 합니다."

갑돌: " 다이얼 한개당 두가지의 일을 하도록 되어 있군요."

영환: "예, 그렇습니다. 지금부터 수동조절 방법을 함께 진행하면서 말씀드리겠습니다. 제일 먼저 오른쪽 안경다리에 붙은 렌즈 조절 다이얼을 손으로 잡아 보세요."

갑돌: (갑돌은 오른쪽 다이얼을 오른쪽 손의 엄지와 검지를 가지고 가볍게 잡는다.) "이 다이얼 말씀이십니까?"

영환: (영환은 갑돌의 손가락이 조절 다이얼을 제대로 잡고 있는 지를 확인한다.) "예,

맞습니다. 제대로 잡고 계십니다. 이제는 천천히 앞뒤로 돌려 보세요."

(갑돌은 다이얼을 서서히 앞으로 돌렸다가 다시 뒤로 돌린다.)

갑돌: "앞으로 돌리니 물체가 흐려 보이고 뒤로 돌리니 선명하게 보입니다. 하지만 계속 뒤로 돌리니 다시 물체가 제대로 보이지 않습니다."

영환: "예, 그렇습니다. 류AIG1은 시력조절 다이얼을 앞뒤로 돌려가면서 가장 잘 볼 수 있는 곳에서 멈추면 됩니다. 갑돌 선생님, 이제, 다이얼을 다시 천천히 돌려 보세요. 그리고 차트가 가장 잘 보이게 되면 말씀 주세요."

갑돌: "예, 그러겠습니다."

(갑돌은 어리둥절해 하면서 오른쪽 조절 다이얼을 서서히 앞뒤로 돌려 본다. 몇 번의 클릭이 있은 후 갑돌은 만족한 듯 미소를 짓는다.)

갑돌: "제가 몇 번 클릭하니 이제는 아주 잘 보입니다."

영환: "잘하셨습니다. 자, 이제는 시력조절이 제대로 되었는지를 저와 함께 확인해 보겠습니다. 저기 차트를 다시 보시고 왼쪽 눈은 가리시고 왼쪽에서 오른쪽으로 글자를 읽어 주세요."

(영환이 차트를 가리키자 갑돌은 차트 방향으로 몸을 튼 뒤 왼쪽 손으로 왼쪽 안경 부분을 가린다.)

갑돌: "디, 이, 에프, 피, 오, 티, 이, 시"

영환: "예~. 모두 맞추셨습니다. 글씨의 일부분이 흐리거나 찌그러져

보이지는 않습니까?"

갑돌: "흐리거나 찌그러져 보이는 것 없이 모두 선명하게 보입니다."

영환: "자, 그러면 이제 오늘쪽 눈의 기본 근시시력은 지정되었습니다. "

갑돌: "오른쪽 눈의 시력의 조절을 위해 제가 더 해야 할 것은 없습니까?"

(갑돌은 너무 쉽게 시력조절이 되어 뭔가 석연찮은 구석이 있는 것 같이 조심스럽게 영환에게 질문을 했다.)

영환: "갑돌 선생님께서 오른쪽 눈의 기본 근시시력 조절을 위해 더 하실 일은 없습니다. 그냥 조절하신 상태대로 두면 별도의 조작 없이 막바로 기본 시력으로 지정됩니다. 류AIG1은 이를 시력 조절을 위한 기준 근시시력으로 기억하고 자동 시력조절시 활용합니다."

갑돌: "아, 그렇군요."

영환: "이제, 갑돌 선생님의 오른쪽 눈을 위한 기본 시력이 지정되었습니다. 방금 조절한 교정 시력은 갑돌 선생님의 오른쪽 원거리 시력을 위한 렌즈의 기본 굴절력이며 기본 근시시력입니다. 기본 근시시력을 기준으로 자동 모드로 전환했을 때 선생님께서 사물을 바라보는 위치가 달라지면 자동으로 렌즈가 이동하여 최적의 근시시력이 되게 조절해 줍니다. 수동조절에 의해 류AIG1이 파악한 선생님의 오른쪽 눈 시력 처방은 (−) 4.25 디옵터입니다."

(아직 기본 시력으로 조정하는 이유가 잘 이해가 가지 않았던 갑돌은 다시 영환에게 질문한다.)

갑돌: "손으로 다이얼을 조절하여 기본 시력을 지정하는 이유를 조금 더 이해하기 쉽게 설명 주셨으면 합니다."

영환: "예, 여기에는 주요한 두 가지 이유가 있습니다. 한가지는 자동 작동을 위한 기준 시력의 지정이며 다른 한 가지는 내구성과 관련한 것입니다. 기준 시력의 지정에 대한 이유를 먼저 설명 드리겠습니다. 조금 전에 설명드렸다시피 류AIG1은 착용자의 근시 처방을 기준으로 하여 머리 움직임에 따라 자동 기능이 작동됩니다. 만약 기준점이 없으면 류AIG1이 머리 움직임을 파악하여 새로운 시력 처방을 계산해도 이는 착용자에게 필요한 시력이 아니기 때문에 착용자가 사용할 수 없는 무용지물이 됩니다. 류AIG1은 수동조절 후 사용하시다가 끄게 되면 류AIG1의 렌즈 굴절력은 항상 자동 기능을 켜기 직전 수동으로 조절한 기본 근시 굴절력으로 돌아갑니다. 그리고 기본 근시시력을 변경해야 되는 경우에는 방금 하신대로 다이얼을 조절하면 언제나 기본 시력을 원하는 대로 변경할 수 있습니다."

(갑돌은 다른 이유도 빨리 알고 싶은 나머지 영환의 설명 도중에 재촉한다.)

갑돌: "그러면 다른 이유인 내구성은 어떠하다는 것입니까?"

(영환은 갑돌의 성급한 질문에 다소 당황하였으나 이내 간간한 미소를 띄우며 설명을 계속했다.)

영환: "예, 다른 이유인 내구성과 관련한 것을 말씀 드리겠습니다. 류AIG1은 겹침 렌즈가 슬라이딩함으로써 원거리와 중간 거리 시

력을 조절합니다. 시력조절을 위해 슬라이딩이 이루어져야 하겠지만 자주 슬라이딩하거나 슬라이딩의 범위가 넓으면 겹치는 렌즈 부분의 마모가 빨리 일어나서 류AIG1을 오랜 기간 사용하지 못하실 수 있습니다. 그래서 가능하면 렌즈가 최소한 거리만 이동을 하도록 유의해서 사용하실 필요가 있습니다. 따라서 기본 시력으로 조절은 렌즈의 이동을 감소시켜 주어 안경을 오랫동안 사용하게 해 줍니다."

(갑돌은 왜 수동으로 기본 시력을 조정하는 것이 너무나도 궁금했는데 이에 대한 설명을 듣자 밝은 표정을 짓는다.)

갑돌: "아, 그렇군요. 설명 감사합니다. 그리고 다른 질문이 하나 더 있습니다."

영환: "말씀해 보세요."

갑돌: "조금전 영환 원장님께서 저의 오른쪽 눈 시력 처방은 (−) 4.25 디옵터라고 하셨는데 오른쪽 눈이 (−) 4.25 디옵터이란 것은 어떻게 알 수 있었습니까?"

(갑돌의 질문을 들은 영환은 갑돌이 착용하고 있는 류AIG1의 오른쪽 안경테 부분이 보이게끔 거울을 갖다 댄다.)

영환: "여기 거울을 한번 보세요. 여기 조절 다이얼 옆의 조그마한 스크린을 보면 (−) 4.25란 표시를 볼 수 있을 것입니다."

갑돌: "아~, (−) 4.25란 표시가 거기에 있군요."

영환: "예, 보시듯이 조절 후 다이얼 옆에 있는 스크린에 나타나는 숫자가 조절된 기본 근시 굴절력을 의미합니다. 자, 다음으로 왼

쪽 눈의 기본 근시시력을 확정하도록 하겠습니다."

갑돌: "예, 그래야지요."

영환: "조금 전과는 반대로 왼쪽 다이얼을 잡고 돌려서 조절해 주세요. 왼쪽 눈으로만 보시면서 오른쪽 눈은 손으로 가려 주세요."

(갑돌은 약 6미터 떨어진 벽에 붙은 시력 차트를 보면서 오른쪽 손으로 오른쪽 눈을 가리고 왼쪽 손으로 조절 다이얼을 앞뒤로 돌려본다. 몇 번의 클릭이 있은뒤 만족하다는 듯이 미소를 짓는다.)

갑돌: "예, 저의 왼쪽 눈이 저기의 차트를 가장 잘 볼 수 있는 곳에서 다이얼의 조절을 멈추었습니다."

영환: "잘하셨습니다. 자, 이제는 시력조절이 제대로 되었는지 확인해 보겠습니다. 저기 차트를 다시 보시고 오른쪽 눈은 가리시고 왼쪽에서 오른쪽으로 글자를 읽어 주세요."

(영환이 차트를 가리키자 갑돌은 차트 방향으로 머리를 돌리고 오른쪽 손으로 오른쪽 안경 부분을 가린다.)

갑돌: "디, 이, 에프, 피, 오, 티, 이, 시"

영환: "예~. 모두 맞추셨습니다. 글씨의 일부분이 흐리거나 찌그러져 보이지는 않습니까?"

갑돌: "흐리거나 찌그러져 보이는 것 없이 모두 선명하게 보입니다."

영환: "자, 그러면 이제 왼쪽 눈의 기본 근시시력도 지정되었습니다."

갑돌: "예, 감사합니다."

영환: "방금 조절한 교정 시력은 갑돌 선생님의 왼쪽 시력을 위한 렌즈의 기본 굴절력입니다. 조금전 말씀드렸듯이 여기 기본 시력을 기준으로 자동 모드로 전환했을때 선생님께서 사물을 바라보는 위치가 달라지면 자동으로 렌즈가 이동을 하여 최적의 시력이 되게 조절을 해줍니다. 수동조절에 의해 류AIG1이 파악한 선생님의 왼쪽 눈의 시력 처방은 (−) 4.50 디옵터입니다."

갑돌: "아, 그렇습니까? 한번 거울로 보여 주세요"

(영환은 갑돌이 착용하고 있는 류AIG1의 왼쪽 안경테 부분이 보이게끔 거울을 갖다 댄다.)

영환: "자, 거울을 보세요. 여기 조절 다이얼의 바로 옆 스크린에서 (−) 4.50란 표시를 보실 수 있지요?"

갑돌: "예, (−) 4.50이란 표시를 보았습니다. 그러면 저의 오른쪽 시력은 (−) 4.25 디옵터이고 왼쪽 시력은 (−) 4.50 디옵터입니까?"

영환: "예, 그렇습니다. 제대로 이해하셨습니다."

갑돌: "설명을 듣고나니 류AIG1이 아주 편리하고 필요한 기능을 가졌다고 확신이 갑니다."

영환: "자, 이제 눈을 가리지 말고 안경을 착용한 채로 시력 차트의 글자를 왼쪽에서 부터 오른쪽으로 읽어 보세요."

갑돌: "디, 이, 에프, 피, 오, 티, 이, 시"

영환: "예, 모두 정확히 맞추셨습니다. 글씨의 일부가 흐려보이지는 아니하신지요?"

갑돌: "아주 잘보입니다. 일부가 흐려보이는 글씨는 없습니다. 아주 선명합니다."

영환: "이제 되었습니다. 말씀 드렸다시피 사용하시다가 기본 시력을 변경하실 필요가 있을 때에는 여기 다이얼들을 다시 앞뒤로 돌리기만 하시면 됩니다."

(갑돌은 영환의 말을 듣고 신기하다는 듯이 다이얼을 살짝 쓰다듬어 본다.)

갑돌: "아, 그렇게 렌즈를 수동조절하는군요. 다이얼의 촉감도 아주 좋습니다. 허허허"

영환: "어지럽거나 불편한 느낌은 없으십니까?"

갑돌: "전혀 그렇지 않습니다."

영환: "자, 그러면 이제는 중간거리를 포함하여 원거리 시력이 자동으로 조절되는지 확인해 보겠습니다. 갑돌 선생님, 안경테에 있는 오른쪽 다이얼을 바깥쪽에서 안쪽으로 살짝 눌러 보세요."

갑돌: (류AIG1의 안경테 부분의 오른쪽 다이얼을 손가락으로 가리키면서) "여기 말씀이십니까?"

영환: (갑돌이 원시 자동조절 ON/OFF 스위치 역할을 하는 오른쪽 다이얼을 손가락으로 가리키는 것을 확인한 뒤) "예, 그렇습니다."

갑돌: (영환의 확인이 끝나자 마자 그 다이얼을 눌렀다.) "예, 눌렀습니다."

영환: "이제 주위를 둘러 보아 주세요. 모든 사물들이 선명하게 잘 보이십니까?"

갑돌: (갑돌은 멀리있는 표지판, 안경 진열대 위에 놓은 컴퓨터의 글씨, 그리고 바로 앞에 놓인 신문 글씨를 번갈아 쳐다보면서) "야~! 선명하게 잘 보입니다. 멀리 있는 표지판은 물론이고 바로 앞에 있는 안경원의 컴퓨터 스크린에 있는 글씨도 잘 보입니다. 어느 글이나 물체도 찌그러지는 현상도 없고요. 좋습니다. 하지만 탁자에 있는 신문의 글씨는 잘 읽을 수가 없네요. 허허 참…."

영환: "예, 맞습니다. 노안기가 있으신 갑돌 선생님은 탁자에 있는 신문 글씨는 제대로 읽기가 어려울 것입니다. 왜냐하면 지금 류AIG1은 근거리 시력조절 기능을 켜지 않았기 때문입니다. 잠시 뒤에 이에 대해 말씀드리겠습니다."

갑돌: "아, 그렇습니다. 그런 줄 모르고 고장난 안경인가 하고 의아해 했지요. 허허허."

영환: (갑돌의 이 말에 잔잔한 미소를 띄우면) "이제 중간거리나 원거리는 제대로 작동됨을 확인했습니다. 만약 일시적으로 자동 시력조절이 되지 않게 하시려면 이 다이얼을 한 번 더 눌러 꺼 놓으시면 됩니다."

갑돌: "일시적으로 조절이 필요한 경우는 어떤 경우가 있습니까?"

영환: "여러 경우를 생각할 수 있습니다. 렌즈의 일시적인 움직임이 갑돌 선생님께서 하시는 작업을 방해한다거나 짧은시간 내에 머리 움직임이 너무 많음으로 인해 렌즈가 수시로 자동조절되어 불편함이나 어지러움이 올 경우 등을 예로 생각할 수 있습니다. 이 경우에는 근시 자동조절 스위치는 꺼놓은 채 제일 편한 시력으로 수동조절 후 고정시켜 놓고 류AIG1을 사용하시는 것

이 편하리라 생각합니다.”

갑돌: “아, 그렇군요. 착용자의 편안함을 많이 고려했군요.”

영환: “다음으로 독서 등을 위한 근거리 시력 자동조절에 대해 확인해 보겠습니다. 지금은 OFF 상태이니 작동하는지 확인해 보겠습니다. 확인을 위해 안경다리 측면 왼쪽에 있는 다이얼 눌러 주시겠습니까?”

(영환은 갑돌에게 착용하고 있는 안경다리의 왼쪽 측면에 있는 원시 자동조절용 다이얼이 있는 곳을 지적해 준다.)

갑돌: (손가락으로 영환이 가리키는 방향의 안경 왼쪽 다리의 다이얼에 손을 갖다대고 물었다.) “여기 말씀이십니까?”

영환: (갑돌의 손가락이 왼쪽 다이얼 위에 있음을 확인한 뒤) “예, 정확히 가리켰습니다. 이제 살짝 눌러 보세요.”

갑돌: “예, 눌렀습니다.”

(갑돌이 왼쪽 다이얼을 살짝 누르자 독서용 시력이 자동으로 조절되기 시작한다.)

영환: “자, 이제 이 신문의 글씨를 한번 쳐다보세요. 그리고 한 번 읽어 보세요.”

갑돌: (류AIG1을 착용한 채 아래를 쳐다보면서) “아, 이제 아주 잘 보이네요. 신문 글씨를 읽기가 쉽지 않았는데… 신문에 이렇게 되어 있습니다. 크리스마스를 맞이하여 따뜻한 이야기를 하나 소개하겠습니다. 평소에도 불우이웃돕기에 적극적인 대학서림은 서울 혜화동에 혼자 외롭게 사는 할머니를 위해 ….”

영환: "예, 정확히 읽으셨습니다. 이제 원시와 근시 자동 기능으로 모두 작동되고 있습니다. 원시 기능이 자동으로된 상태에서 근시 기능이 제대로 자동조절되는지 확인해 보겠습니다. 이제는 저 멀리에 있는 표지판을 한 번 읽어봐 주세요."

(영환은 안경원의 창문을 넘어 멀리에 있는 도로 표지판을 손가락으로 가리켰다.)

갑돌: "저 도로 표지판을 말씀하시는 거죠?"

(갑돌도 안경원의 창문을 넘어 멀리에 있는 도로 표지판을 손가락으로 가리켰다.)

영환: "예, 맞습니다."

갑돌: "인공지능로 23길이라고 적혀 있습니다. 아주 잘 보입니다."

영환: "예, 정확히 읽으셨습니다. 근시, 원시 모두 제대로 자동 기능이 작동됨을 확인했습니다. 이제부터는 사용상 주의점을 말씀드리겠습니다."

(영환은 안경 케이스 속에 들어 있는 사용 설명서를 꺼내어 갑돌에게 제시한다.)

영환: 류AIG1은 선생님의 얼굴에 정확히 피팅되어 있어야 제대로 기능을 합니다. 그래서 만약 삐뚜르게 안경을 착용하실 경우에 제대로 작동되지 않을 수 있습니다."

갑돌: "예, 알겠습니다."

영환: "이 안경은 구입 후 1년 동안 무상 품질보증을 해드립니다. 안경을 고의로 훼손하지 않은 경우에는 1년에 렌즈는 2회, 안경

테는 1회, 기타 부품의 작용 문제는 2회까지 무상으로 수리를 해드립니다."

갑돌: (보증 이야기에 더욱 환한 미소를 지으면서) "무상보증은 생각하지 않았는데 들으니 더욱 구입하여 사용하고 싶은 마음이 생깁니다. 그러면 가격은 얼마입니까? 비싸지 않습니까?"

영환: "가격은 프로그래시브 안경 정도의 가격으로 ○○만원입니다."

갑돌: "아 그렇군요. 가격이 염려스러웠는데, 비싸지가 않네요. 그럼 주세요. 구매하겠습니다."

지금까지의 이야기 전개는 류AIG1을 구입하는 구매자와 안경사의 대화를 통해 류AIG1이 작동하는 원리를 설명한 것이다.

4.2 류AIG1의 기본 구조 및 작동 원리

류AIG1은 착용자의 시력을 파악하는 오뚝이 밸런스와 4개의 피팅 센서, 센서로부터 시력 측정결과 입수하여 시력처방을 자동 계산하고 렌즈에게 굴절력을 변화시키도록 명령하는 처리 유닛, 처리 유닛의 명령에 따라 렌즈의 굴절력을 기계적으로 조절하는 렌즈 조작부, H렌즈 통해 근시를 교정하고 L렌즈를 통해 원시를 교정하는 YH렌즈, 센서와 처리 유닛 및 렌즈와 커뮤니케이션을 가능하게 하는 무선 연결부, 안테나 및 전원의 충전과 공급을 담당하는 솔라 에너지 장치, 그리고 편안하고 디자인 감각 있는 안경테와 피팅 센서를 안정되게 하는 지지 부분으로 구성된다.

류 AIG1에 대한 기본 구조

- 원거리용 + 중간 거리용 + 독서용
- 원시 및 근시의 자동 교정 (난시 및 사시는 옵션으로 렌즈에 사전 처방 적용이 필요하며 자동 교정은 되지 아니함)
- 머리 움직임에 기반한 주시 거리 변경에 따른 초점조절 안경 (원거리, 중간거리 및 근거리)
- 오뚝이 밸런스와 피팅 센서
- 처리 유닛: 센서로부터 시력 측정 결과 입수, 처방 자동 계산, 렌즈 굴절력 변화 명령
- 렌즈 조작부: 렌즈를 처리 유닛의 명령에 따라 기계적 조절
  - H렌즈 조절: 수동 및 자동, 0.00 D에서 (-) 6.00까지 0.25 D씩 증감(24 조절 클릭)
  - L렌즈 조절: 수동 및 자동, 0.00 D에서 +3.00 D까지 조절
- YH렌즈: H렌즈 통한 원거리 및 중간 거리 시력조절과 액상 크리스털로 만들어진 L렌즈를 통한 독서용 시력 제공
- 무선연결부와 안테나
- 전원의 충전과 공급을 담당하는 솔라 에너지 장치
- 편안하고 디자인 감각 있는 안경테와 피팅 센서를 안정되게 하는 지지 부분
- 옵션:
  - 포토크로믹 렌즈
  - 난시 처방 렌즈
  - 사시 처방 프리즘 렌즈

이렇게 구성된 류AIG1의 작동 원리는 착용하고 있는 동안 류AIG1이 착용자에게 제대로 피팅되고 있는지를 피팅 센서가 지속적으로 확인해 주면 이를 바탕으로 착용자의 머리 움직임에 대한 오뚝이 센서의 기본 위치에서 달라지는 머리 움직임의 방향이나 각도의 측정(좌우,

위아래 등)을 통한 시력 변화를 감지하고 이를 필요한 렌즈 굴절력 변화로 계산하여 렌즈를 조절한다. 착용자가 독서를 하기 위해 안경이 기본 상태에서 머리를 숙이는 각도의 변화 범위에 따라 L렌즈의 크리스털 레이어가 작동하여 글을 읽는 데 편안한 시력을 제공한다.

Ryu AIG1의 작동 원리

- 피팅 센서에 의한 올바른 피팅 여부 확인과 오뚝이 밸런스의 얼굴 벡터 변화량(방향+움직임 각도 변화량) 측정
- 양측 다이얼을 앞뒤로 돌려 기본 근시시력 지정
  - 오른쪽 눈과 왼쪽 눈 각각 개별적 조절
- 2개의 다이얼을 통해 자동 시력 조절 기능 ON/OFF
  - 다이얼을 바깥쪽에서 안쪽으로 살짝 눌러 작동시킴.
  - 오른쪽 다이얼은 근시 자동 스위치, 왼쪽은 원시 자동 스위치임
  - 자동 시력조절을 원하지 않는 경우 각 다이얼을 한 번 더 눌러 OFF시킴.
- 요구되는 시력 변화에 따른 H렌즈의 범주별 이동과 L렌즈의 전자적 작동으로 자동적이며 편안한 시력 제공

4.3 주시 물체거리에 의한 초점의 계산

앞에서 언급한 센서가 착용자의 시력정보를 수집하는 3가지 아이디어인 동공간 거리 변화에 의한 측정법, 각막 굴절력 측정법 및 주시 물체거리에 의한 초점 계산법 중 류AIG1은 주시 물체거리에 의한 초점 계산방법을 택한다.

주시 물체거리에 의한 초점 계산방법을 택할 때 앞에서 이야기한

대로 1개의 오뚝이 밸런스와 4개의 피팅 센서로 착용자의 시력 변화량을 파악한다.

오뚝이 센서는 동공 간 거리 변화에 의한 측정법이나 각막 굴절력 측정법에서 채용하는 빛을 눈에 투영하는 방식의 센서가 아니라 류AIG1이 설정한 기본적인 자세와 주시 물체거리의 변화에 의한 변경된 자세와의 차이를 측정한다. 오뚝이 밸런스가 기본적으로 시력처방의 변경을 가져오게 하는 시력 변화량을 측정하는 유일한 센서이다.

피팅 센서는 안경이 제대로 얼굴에 피팅이 되어 있지 않으면 착용자가 안경을 얼굴의 정확한 위치에 피팅하도록 경고를 주는 피팅 감시 센서이다. 피팅 센서는 오뚝이 밸런스가 시력 변화를 정확하게 읽어내도록 안경이 얼굴에 제대로 피팅되어 있는지를 알려주는 센서이다. 제대로 피팅이 되어 있지 않으면 계산 오차가 커져서 오뚝이 밸런스는 일을 할 수 없고 결국 류AIG1은 문제 안경이 될 소지가 높아진다.

4.4 처리 유닛(Processing unit)

류AIG1의 처리 유닛은 센서가 열심히 일하고 수집하여 무선을 통해 송신하는 시력정보를 수신, 분석 및 계산을 하여 시력처방을 완성하고 이 처방을 렌즈 조절 메커니즘에 보내는 역할을 한다. 센서로부터 입수한 착용자의 시력을 파악하여 초점거리에 따라 필요한 렌즈의 굴절력을 계산한다. 처리 유닛은 정보 입수용 안테나, 입수한 정보를 20/20 시력 처방으로 자동 계산하는 소프트웨어 프로그램, 처방에 따른 렌즈 굴절력 변화를 렌즈에게 지시하는 등 각 부분을 연결하고 지시 통제하는 커뮤니케이션 프로그램과 무선 연결부 및 이를 지지하는 하드웨어로 구성된다.

이 처리 유닛은 사람이 자신의 눈으로 안경의 굴절력을 수동적으로 조절하던 일을 안경이 자동적으로 조절하는 부분이며 일종의 인공지능 안경으로 역할을 하게끔 해주는 중추적 구성 부분이다.

4.5 렌즈 조작부

렌즈 조작부는 처리 유닛에서 보내는 시력처방에 따라 렌즈의 굴절력을 조정하는 역할을 한다. 렌즈 조작부는 수동조절 안경의 렌즈 도수를 조절할 때 사용하던 우리 손의 수고를 덜어주는 역할을 한다. 손으로 조절해주지 않고 정확도가 높은 기계적 처리를 하기에 올바른 20/20 시력을 제공하게 해주는 일꾼이다. 렌즈 조작부는 안경 림과 안경다리가 만나는 부분 근처에 왼쪽, 오른쪽 각각 1개씩 2개가 있다. 내장된 극소형 안테나를 통해 무선 방식으로 수신되는 처리 유닛의 명령에 따라 왼쪽과 오른쪽 렌즈 조작부가 최적의 굴절력을 제공하도록 기계적으로 개별적으로 각 렌즈를 조절해 준다.

4.6 YH렌즈

류AIG1은 자동으로 굴절력이 조절되는 렌즈인 YH렌즈를 채용한다. 처리 유닛이 계산한 시력처방을 전자신호의 형태로 보내는 명령에 따라 렌즈 조작부가 기계적으로 시력을 즉각적으로 조절할 수 있게 만들어진 렌즈이다.

YH렌즈는 두개의 하드 부분으로 이루어진 H렌즈(전면 H렌즈부 및 후

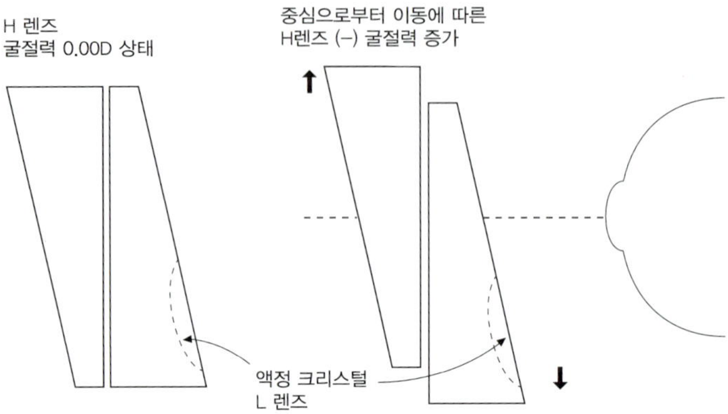

그림 5-9 YH렌즈

면 H렌즈부)와 후면 H렌즈 속에 내장된 L렌즈(액상 크리스털 렌즈)로 구성된다. H렌즈는 겹침 슬라이딩 원리를 이용하여 음의 굴절력만 제공하는 하드 렌즈이며 L렌즈는 전자에 의해 액상 크리스털이 작용하여 양의 굴절력만 제공하는 렌즈이다.

한 짝의 H렌즈는 기본적으로 원거리 및 중간 거리 시력을 교정하는 역할을 한다.

H렌즈는 〈그림 5-9〉에서 보는 바와 같이 앨버레즈 렌즈의 볼록 렌즈 영역을 제거한 렌즈이다. 원래 앨버레즈 렌즈는 겹침 렌즈가 아래 위로 서로 미끄러지듯이 움직여 볼록 렌즈와 오목 렌즈의 형태로 되어 근시 및 원시를 모두 교정하게 되어 있다. 하지만 H렌즈는 근시만 교정하도록 볼록 렌즈 부분을 도려낸 것이다. 원시 교정은 모두 L렌즈가 담당하도록 하여 H렌즈의 부담을 줄인 것이다. 볼록 렌즈 부분을 도려낸 주요한 이유는 미용상 이유와 렌즈 움직임을 최소화 시키기 위함이다(이렇게 만들어진 H렌즈가 의도된 대로 류AIG1에서 원거리 및 중간 거

리 영역의 시력을 원활하게 조절해 줄 것이란 것은 실험으로 검증되지 않은 필자의 머리속 계산에서 나온 이론상의 가설이다. 실제로 제작을 통한 실험 검증이 필요하다.). 또한 미용상 이유 및 조절에 따른 렌즈 이동 거리의 최소화를 위한 추가적인 방법으로, 당대 최고의 굴절력 렌즈를 채용하여 가능하면 아주 얇은 렌즈가 되게 한다. H렌즈의 자동조절 기능도 착용자의 필요에 따라 ON/OFF 할 수 있도록 되어 있다. 착용자의 원거리 시력을 위해 H렌즈를 0.00 D에서 + 6.00 D까지 0.25 D 단위로 조정할 수 있다. 일단 고정된 원거리 시력은 특별한 사정이 발생하지 않는 한 렌즈 간 조절 범위는 그리 크지 않다. 왜냐하면 H렌즈와 L렌즈 간의 분업이 잘되어 있어 H렌즈는 중간거리와 원거리 시력조절을 담당하고, L렌즈는 근거리 시력조절을 담당하여 렌즈별 작업량을 줄여주기 때문이다. 특히 근거리 및 원거리 모두를 조절하는 전통적인 앨버레즈 렌즈와는 달리 H렌즈는 엘버레즈의 원리를 이용하면서도 중간거리와 원거리 시력만을 조절하게 하여 겹침 렌즈의 움직임을 최소화시켜 잦은 움직임으로 인한 어지러움, 피로 등의 부작용이나, 렌즈 파손이나 액상 크리스털의 누수 등으로 인한 품질불량 등 예상되는 여러 문제들을 미연에 상당부분 방지할 수 있으리라 생각한다. 또한 앨버레즈 렌즈의 볼록

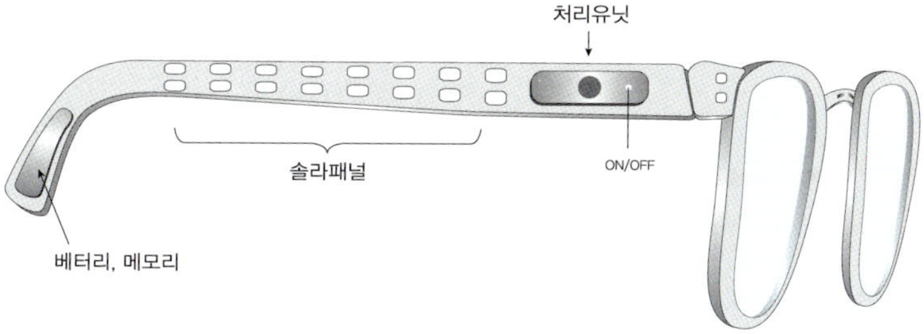

그림 5-10 류AIG1

렌즈 영역을 도려냄으로 인해 렌즈 두께도 얇아지기에 미용상 효과도 기대할 수 있다.

한 짝의 H렌즈 중 얼굴 가까이 있는 후면의 렌즈 속에는 깨끗하고 투명한 액상 크리스털이 들어 있는 L렌즈가 있다. L렌즈는 원시 교정 역할을 한다. 즉, L렌즈 속에 있는 액상 크리스털은 처리 유닛의 계산 프로그램을 이용하여 착용자의 머리 움직임을 원시시력처방으로 만드는 처리 유닛의 명령에 따라 개별적으로 ON/OFF된다. 렌즈의 굴절력은 전력의 공급량에 따라 조절된다.

OFF 상태에서는 YH렌즈 전체가 하나로 보이고 원시용 크리스털 낭인 L렌즈는 보이지 않게 된다. 아래를 쳐다볼 때에도 + 굴절력이 필요 없을 경우 수동으로 OFF를 하면 된다. 그리고 H렌즈의 후면이 시력조절을 위해 움직일 경우 L렌즈가 따라 움직이게 되어 있어 원거리 시력을 손상하게 할 우려가 있다. 또한 반대로 L렌즈가 너무 아래로 내려가 버려 근거리 시력을 제대로 제공하지 못하게 될 수 있다. 따라서 후면 H렌즈의 움직임에도 불구 L렌즈는 착용자에게 원거리용 시력의 방해가 되지 않을 뿐만 아니라 충분한 근거리용 시력을 제공하도록 렌즈를 디자인해야 한다.

YH렌즈의 렌즈 부분별 작동 ON/OFF 관계

- H렌즈 작동 스위치 ON/OFF
  - ON 상태에서 원거리 및 중간거리 시력 자동조절
  - OFF 상태에서는 OFF상태 직전 조정한 시력 유지
- L렌즈 작동 스위치 ON/OFF
  - ON 상태에서 근거리 시력 자동조절되며 일정 각도나 방향으로 머리 움직임에 따라 조절됨
  - OFF 상태에서는 근거리 굴절력이 제공되지 아니함

렌즈의 잦은 이동으로 인한 품질문제를 방지하기 위해 당대 최고의 굴절력이 있는 물질을 렌즈로 사용하고 0.25 디옵터씩 교정되게 한다. 기본적인 시력 조절 범위는 대부분의 근시와 원시인 사람을 커버할 수 있는 (–) 6.00 디옵터에서 + 3.00 디옵터 범위에서 조절한다.

YH렌즈

- YH렌즈 = 전면 H렌즈 + 후면 H렌즈 + 후면 H렌즈 속에 있는 L렌즈
- 전면 H렌즈와 후면 H렌즈는 시력조절을 위해 서로 맞대어 슬라이딩하게 되어 있으나 L렌즈는 후면 H렌즈 속에 고정되어 있음
- H렌즈는 볼록 렌즈 부분을 제거한 변형된 앨버레즈 렌즈
- L렌즈는 공급되는 전류의 양 조절에 의한 굴절력이 변화되는 전자 렌즈
- H렌즈는 원거리 및 중간 거리 조절용이며 L렌즈는 독서용
- 시력 조절 범위는 (-) 6.00 D에서 + 3.00 D이며, 0.25 D 단위로 조절됨.
  - H렌즈: 0.00 D에서 (-) 6.00 D까지 0.25D 단위로 조절됨.
  - L렌즈: 0.00 D에서 + 3.00 D까지 조절됨

4.7 솔라 충전과 배터리

류AIG1은 솔라 에너지에 의해 신속하게 자동 충전되며 저전력을 소비한다. 보청기 작동 수준의 시간당 1mW 이하의 아주 적은 전력만 소비한다. 배터리는 10분 내로 급속 충전 기능이 있으며 완전히 충전하면 100시간 동안 사용할 수 있고 어두운 밤을 제외하고는 별도 충전없이 솔라 에너지에 의해 계속 충전되기에 거의 영구적인 배터리 지속성이 있다. 사용 중 솔라 배터리의 고장 등을 염두에 두어 별도의 내장 재충전 배터리나 아울렛 충전을 할 수 있도록 고안한다.

4.8 높은 접근성

철학적인 이슈로 류AIG1은 귀족용 안경이 아니라 서민용 안경이다. 따라서 고가인 개당 약 140만 원에 판매한 엠파워와는 달리 일반 프로그래시브 안경 가격 수준으로 가격을 낮추도록 노력한다. 근시나 원시의 시력교정이 필요한 서민들이 쉽게 류AIG1에 접근할 수 있도록 저렴할 뿐만 아니라 어디에서나 쉽게 구입할 수 있도록 폭넓은 유통을 고려하고 법적인 규제도 철폐하도록 노력해야 한다. 안경원은 물론 약국, 전자제품 취급점, 온라인 등 모든 유통 채널에서 쉽게 구할 수 있도록 해야 할 것이다.

05

류AIG1의 파생 모델: 개발 난이도 및 방향의 고려

함께 생각해 보자

- 류AIG1의 파생 모델을 고려하는 이유는 무엇인가?
- 류AIG1.1과 류AIG1.2는 어떤 모델인가?
- 류 AIG1이 류AIG1.1과 류AIG1.2와의 차이점은 무엇인가?

류AIG1에 대한 아이디어를 생각하고 본 서에 적으면서 항상 머리를 떠나지 않고 있는 것은 '현실적으로 쉽게 발명할 수 있는가?', '사용자를 염두에 두었을때 개발의 방향은 올바른가? 그리고 '제품 출시 후 품질문제가 없는가?'에 대한 이슈이다.

류AIG1의 H렌즈를 굳이 자동조절시킬 필요가 있는가에 대해 생각을 해보았다. 자동조절할 경우 렌즈 조절부의 메커니즘이 복잡할 것이고 이로 인해 안경테는 더욱 두껍고 투박하게 보여질 뿐만 아니라 전력 소모량 역시 감당할 수 없을지도 모른다. 그리고 겹침 렌즈이기에 자동조절되게 하면 렌즈의 이동이 수 없이 많아져 사용 후 짧은 시간내에 결국 겹침 부분의 마모나 렌즈 조절 부위의 손상 등의 심각한 품질문제가 생길 수 있다.

또한 우리가 일반(시력 고정) 안경에서 보듯이 일단 자신의 시력에 맞게 조제한 안경인 경우 일단 적응이 되면 별 무리없이 장시간 사용한다. 단, 강의실에서 강의를 듣는 학생이 뒷자리에 앉을 경우에서 보듯이 거리가 멀어짐에 따라 착용하는 안경으로 제대로 볼 수 없는 경우가 있다. 이런 경우에 자동조절이 좋은 방법이나 최적의 시력을 한번만 고정하면 적어도 강의시간 내내 굴절력을 변경하지 않고 칠판의 글씨를 볼 수 있을 것이다. 따라서 자동 시력조절이 최선의 방법이나 사용 여건, 개발 가능성 또는 품질문제를 고려한 차선으로 AIG 개발의 최초 단계에서는 근시시력의 자동조절 기능을 배제한 수동 조작 방법도 고려할 만하다. 착용자가 스스로 필요할 때만 렌즈 이동에 의한 근시시력 조절을 하면 렌즈의 마모, 전력공급 부족, 조절 부위의 빠른 손상 등을 완화내지 제거시켜 줄 수 있을 것이다.

따라서 H렌즈를 자동화하는 대신 착용자가 시력을 조절하는 방법이 가장 현실적인 방법일 수 있다.

다음으로 고려해야 하는 이슈는 현실적이라기보다는 발명의 방향이 이러해야 되지 않겠는가라는 측면에서 아예 렌즈를 모두 전자 렌즈로 개발하는 방식이다.

+ 전자 렌즈에 만족하지 않고 (−) 전자 렌즈도 개발하여 아예 전자 렌즈 일체형으로 하는 방식이다. AIG가 발전해 가기 위해 꼭 필요한 방식이다.

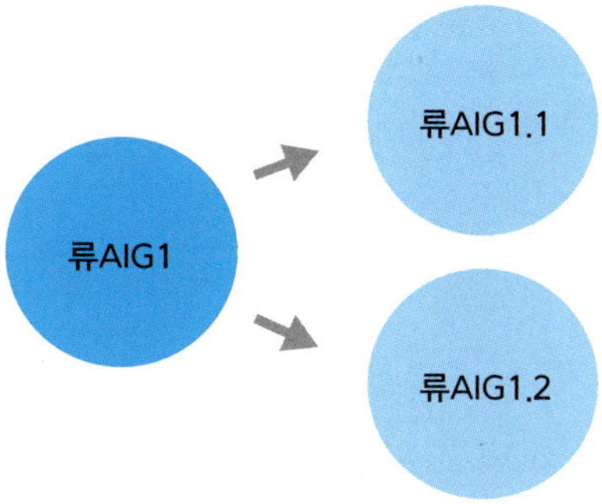

그림 5-11 류AIG1의 파생 모델

그래서 앞에서 설명한 기본적인 류AIG1의 플랫폼을 중심으로 H렌즈 조절을 수동화한 모델을 류AIG1.1이라 명명하고 +/- 전자 렌즈(L렌즈) 일체형을 류AIG1.2라 칭해 보았다.

AIG1의 발전 방향에 따른 개발 모델이라 생각하면 된다. 즉, AIG1에 속하는 3가지 모델 중 가장 기술적 난이도가 낮은 류AIG1.1, 중간 수준인 류AIG1, 그리고 가장 난이도가 높은 AIG1.2로 이해하면 된다.

이 두 파생 모델은 앞에서 설명한 AIG1의 현실적 변형 모델이니 앞의 류AIG1에 대한 설명과 혼동하지 않았으면 한다.

5.1 류AIG1.1

류AIG1.1의 기본 구조

- 원거리용 + 중간 거리용 + 독서용

착용자의 원거리 및 중간 거리 시력은 착용자가 수동으로 조절하며 독서용만 자동조절됨(별도 시력처방이 필요 없음).

- 난시 및 사시는 옵션으로 렌즈에 사전 처방 적용이 필요함. (난시 및 사시를 포함한 시력처방 필요)
- 머리 움직임에 기반한 주시 거리 변경에 따른 근거리 초점조절 안경
- 5개 센서: 오뚝이 밸런스와 4개의 피팅 센서
- 처리 유닛: 센서로부터 시력 측정 결과 입수, 독서용 처방 자동 계산, 렌즈 굴절력 변화 명령
- 렌즈 조작부: 렌즈를 처리 유닛의 명령에 따라 기계적 조절
  –H렌즈 조절: 수동, 0.00 D에서 (–) 6.00까지 0.25 D씩 증감(24 조절 클릭)
  –L렌즈 조절: 자동, 0.00 D에서 +3.00 D까지 튜닝
- YH렌즈: H렌즈 통한 원거리 및 중간 거리 시력조절과 L렌즈를 통한 독서용 시력 제공
- 무선 연결과 안테나
- 신속 충전이나 지속적이며 저전력 극소형 솔라 배터리
- 편안하고 디자인 감각 있는 안경테
- 옵션:
  –포토크로믹 렌즈
  –난시 처방 렌즈
  –사시 처방 프리즘 렌즈

류AIG1.1은 앞에서 설명한 기본 류AIG1의 구조나 작동 원리에 기반한다. 류AIG1과 다른 점은 YH렌즈를 수동조절한다는 점뿐이다.

따라서, 류AIG1.1은 겹침 슬라이딩 렌즈인 H렌즈의 수동조절을 통해 근시를 교정하고 액상 크리스털 렌즈인 L렌즈를 통해 원시를 교정하는 YH렌즈를 채용한다.

지금까지 알려진 액상 크리스털을 사용하는 시력조절 안경은 엠파워이다. 엠파워의 액상 크리스털은 + 0.75 D의 굴절력을 제공한다. 이의 의미는 이미 + 0.75 D까지 굴절력 제공이 가능한 액상 크리스털이 개발되어 있다는 것이다. 하지만 +0.75 D는 한정된 원시 환자에게만 혜택을 줄 수 있을 뿐이다. 그래서 엠파워도 별도 추가 굴절력을 하드렌즈 뒷면에 적용하도록 했다. 이런 엠파워의 원시 굴절력 제공 노력을 거울 삼아 류AIG1.1도 90% 이상의 원시 환자를 커버할 수 있는 + 3.00 D 이상까지 굴절력을 조절할 수 있도록 개발해야 할 것이다.

5.2 류AIG1.2 : 액상 크리스털 렌즈에 의한 모든 영역의 시력 자동조절

류AIG1.2의 기본 구조

- 원시 및 근시의 자동 교정(난시 및 사시는 옵션으로 렌즈에 사전 처방 적용 필요)
- 머리 움직임에 기반한 주시 거리 변경에 따른 초점조절 안경(원거리, 중간거리 및 근거리)
- 5개 센서: 오뚝이 밸런스와 피팅 센서
- 처리 유닛: 센서로부터 시력 측정 결과 입수, 처방 자동 계산, 렌즈 굴절력 변화 명령

- YH렌즈 대신 한 개의 액상 크리스털 렌즈와 무도수 하드 커버 렌즈 사용함

류 AIG1에서 사용한 원거리 및 중간거리 시력조절 기능을 제공하는 H렌즈와 독서용 시력조절을 위한 양의 굴절력을 제공하는 액상 크리스털 렌즈 대신에 류AIG1.2는 양과 음의 굴절력을 동시에 제공하는 한 개의 액상 크리스털 렌즈만 사용함.

- 렌즈 조작부: 처리 유닛의 명령에 따라 전류의 공급량에 의한 조절에 의한 (−) 6.00에서 +3.00 D까지 굴절력 변화
- 무선 연결 및 안테나
- 솔라 에너지를 흡수하여 지속적이며 신속히 충전되는 극소형 배터리
- 편안하고 디자인 감각 있는 안경테
- 옵션:
  - 포토크로믹 렌즈
  - 난시 처방 렌즈
  - 사시 처방 프리즘 렌즈

류AIG1.1과 마찬가지로 류AIG1.2도 앞에서 설명한 기본 류AIG1의 구조나 작동 원리를 따른다. 류AIG1이나 류AIG1.1과 다른 점은 액상 크리스털 렌즈가 양의 굴절력만 제공해주는 것이 아니라 양의 굴절력은 물론이며 음의 굴절력도 제공한다는 것이다. 즉, 1개의 L렌즈가 원거리, 중간거리 및 근거리 시력을 모두 제공한다는 점이다. L렌즈는 (−) 6.00 D에서 +3.00 D까지 굴절력을 제공한다. 류AIG1.2의 L렌즈는 무도수 폴리카보네이트 렌즈 속에서 작동한다.

표 5-6 류AIG1, 류AIG1.1 그리고 류AIG1.2의 주요 사양과 기능 비교

<table>
<tr><th colspan="2" rowspan="2">사양 및 기능</th><th>기본 모델</th><th>난이도 완화 모델</th><th>방향 적합 모델</th></tr>
<tr><th>류AIG1</th><th>류AIG1.1</th><th>류AIG1.2</th></tr>
<tr><td colspan="2">렌즈</td><td>YH 렌즈와
+ L렌즈</td><td>YH 렌즈와
+ L렌즈</td><td>+/− 일체형
L렌즈</td></tr>
<tr><td rowspan="3">렌즈
굴절력</td><td>전체</td><td>(−)6.00D ~
+3.00D</td><td>(−)6.00D ~
+3.00D</td><td>(−)6.00D ~
+3.00D</td></tr>
<tr><td>H렌즈</td><td>(−)6.00D ~
0.00D</td><td>(−)6.00D ~
0.00D</td><td>−</td></tr>
<tr><td>L렌즈</td><td>0.00D ~
+3.00D</td><td>0.00D ~
+3.00D</td><td>(−)6.00D ~
+3.00D</td></tr>
<tr><td rowspan="2">개발
기술</td><td>자동
시력
측정</td><td>오뚝이 시력 측정, 피팅 센서 및 자동 시력 처방 계산 프로그램</td><td>오뚝이 시력 측정, 피팅 센서 및 자동 시력 처방 계산 프로그램</td><td>오뚝이 시력 측정, 피팅 센서 및 자동 시력 처방 계산 프로그램</td></tr>
<tr><td>렌즈
기술</td><td>YH 렌즈 기술</td><td>YH 렌즈 기술</td><td>액상 크리스털
렌즈 기술</td></tr>
<tr><td rowspan="3">시력
조절
방식</td><td>원거리</td><td>자동</td><td>수동</td><td>자동</td></tr>
<tr><td>중간
거리</td><td>자동</td><td>수동</td><td>자동</td></tr>
<tr><td>근거리</td><td>자동</td><td>자동</td><td>자동</td></tr>
<tr><td rowspan="2">렌즈
굴절력
조절</td><td>H렌즈</td><td>착용자에 의한 수동조절 및 CPU 명령에 의한 자동 조절</td><td>착용자에 의한
수동조절</td><td>−</td></tr>
<tr><td>L렌즈</td><td>전류 공급량에
따른 자동조절</td><td>전류 공급량에
따른 자동조절</td><td>전류 공급량에
따른 자동조절</td></tr>
<tr><td colspan="2">오뚝이 밸런스
의 주요 구성</td><td>엑셀러로미터 +
자이로스코프</td><td>엑셀러로미터</td><td>엑셀러로미터 +
자이로스코프</td></tr>
</table>

지금까지 설명한 류AIG1의 모델별 주요 사양과 기능을 알아보기 쉽도록 〈표 5-6〉에 정리해 두었다. 참조하기 바란다.

5.3 개발 사양의 제시

필자는 세계 최초의 AIG 안경은 픽셀 옵틱스의 엠파워라고 생각한다. 그 이유는 엠파워가 아주 초보적인 수준이지만 인공지능(AI)의 기반 기능 중 스스로 알아서 서비스를 제공하는 자동성과 사용자와 AI 간의 커뮤티케이션에 한 발을 담근 최초의 제품이라 볼 수 있기 때문이다. 즉, 비록 원시의 일부 시력만 조절하지만, AIG의 주요 기능인 안경 스스로(자동성)가 착용자의 시력을 파악(커뮤니케이션)하여 렌즈의 굴절력을 조절해 주는 기능을 이 세상의 누구보다도 먼저 제공하였기 때문이다. 그리고 엠파워는 이 세상에서 처음으로 전류 공급량에 의한 액상 크리스털의 굴절률 조정을 통해 시력을 조절하기에 최초의 전자 안경이라고 불리기도 한다. 엠파워는 시력처방을 전제로 하며 독서용 시력의 일부만 자동조절되는 안경이다. 렌즈는 전면의 하드 렌즈와 중간의 액상 크리스털 그리고 후면의 하드 렌즈로 구성된다. 전면 렌즈는 구면 렌즈이며 후면 렌즈는 부분적으로 프로그래시브가 적용된 렌즈이다. 중간 렌즈는 전류에 의해 작동되는 독서용 추가(Add) 굴절력을 제공하는 액상 크리스털 렌즈이다.

액상 크리스털의 원시시력 자동조절 기능을 작동시키기 위해 ON/OFF 스위치가 있으며 액셀러로미터란 센서가 내장되어 있어 머리 움직임을 파악하여 원시시력이 자동조절되도록 한다. 단순한 형태의 자동 원시시력 조절 안경으로 착용자가 고개를 숙이거나 젖히는 각도

표 5-7 엠파워와 류AIG1.1 및 1.2의 기본 사양 비교

<table>
<tr><th colspan="2">제품명</th><th>엠파워</th><th>류AIG1.1</th><th>류AIG1.2</th></tr>
<tr><td colspan="2">사전
시력 처방</td><td>필요함</td><td>불필요함</td><td>불필요함</td></tr>
<tr><td colspan="2">렌즈 구성</td><td>하드 렌즈와
액상 크리스털</td><td>YH 렌즈
(H렌즈와 L렌즈)</td><td>+/− 일체형 L렌즈</td></tr>
<tr><td rowspan="2">렌즈</td><td>굴절률</td><td>1.67</td><td>1.74</td><td>1.52(o)/1.79(e)</td></tr>
<tr><td>아베수</td><td>32</td><td>33</td><td>−</td></tr>
<tr><td colspan="2">구면 굴절력
범위</td><td>(−) 7.00 D ~ +4.50 D</td><td colspan="2">(−) 6.00 D ~ + 3.00D</td></tr>
<tr><td colspan="2">시력 조절</td><td>하드렌즈: 조절불가
액상 크리스털: 자동</td><td>H렌즈: 수동
L렌즈: 자동</td><td>L렌즈: 자동</td></tr>
<tr><td colspan="2">원주 굴절력</td><td>0.00 D ~ + 4.00 D</td><td>0.00 D ~ + 4.00 D
(옵션)</td><td>0.00 D ~ + 4.00 D
(옵션)</td></tr>
<tr><td colspan="2">추가(ADD)</td><td>+1.25 D ~ +2.75 D</td><td>−</td><td>−</td></tr>
<tr><td colspan="2">프리즘</td><td>+1.50 D</td><td>+0.75D ~ +1.50D
(옵션)</td><td>+0.75D ~ +1.50D
(옵션)</td></tr>
<tr><td colspan="2">베이스 커브</td><td>2.75/4.25/5.25D</td><td>−</td><td>−</td></tr>
<tr><td colspan="2">스위치</td><td>자동 모드
스와이프/액상
크리스털 렌즈 자동
기능 ON/OFF
스위치</td><td>L렌즈 및 H렌즈
각각 자동 기능
ON/OFF 다이얼</td><td>L렌즈
자동 기능 ON/OFF
스위치</td></tr>
<tr><td colspan="2">시력 측정
센서</td><td>엑셀러로미터</td><td>오뚝이 밸런스
(액셀러로미터),
피팅센서</td><td>오뚝이 밸런스
(액셀러로미터 + 자이로
스코프),
피팅센서</td></tr>
<tr><td colspan="2">기본 전원
공급 방식</td><td>아울렛 충전 스탠드</td><td colspan="2">솔라 에너지</td></tr>
<tr><td colspan="2">안경테
디자인</td><td>아스펜 아이웨어</td><td colspan="2">류AIG1 독자 컬렉션</td></tr>
</table>

나 위치에 따라 액셀러로미터가 이를 감지하게 되어 이에 따라 엠파워가 일정 전류를 통해 액상 크리스털이 작동하게 한다. 작동이 되는 액상 크리스털은 +0.75 D의 일정한 굴절력만 제공하며 굴절력이 조절되지 않는다.

엠파워는 전자렌즈를 사용했다는 점에 있어서 류AIG1, 류AIG1.1, 그리고 류AIG1.2와 좋은 비교 대상이다. 〈표 5-7〉은 엠파워와 비교하면서 제시한 표이다. 사양은 개발 상황에 따라 수시 변경될 수 있기에 단지 이 표는 개발에 대한 기준을 제공하기 위한 참조용이다.

제6장 차세대 인공지능 안경의 구상

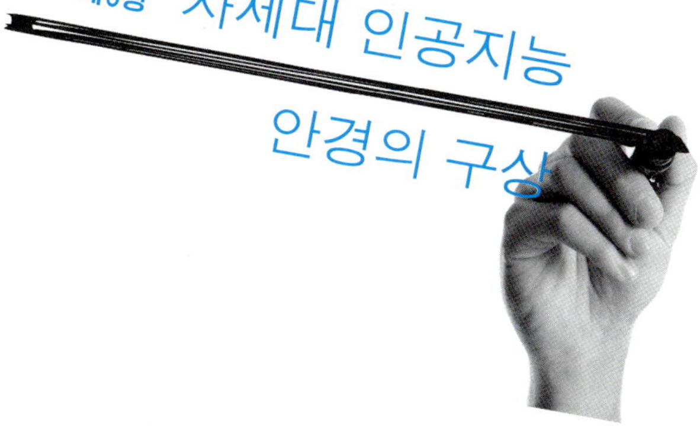

01

차세대 인공지능 안경의 모델 설정

함께 생각해 보자

- AIGN은 누구에게 적합한 안경인가?
- AIGN은 어떤 기능을 가지고 있는가?
- AIGN은 어떤 이점을 주는가?
- AIGN 개발을 위해 필요한 기술은 무엇인가?

AIG도 여러 컴퓨터 관련 기기처럼 기술적 진전에 따라 보다 나아지는 여러 세대(generation)의 AIG로 나누어 생각할 수 있을 것이다. 하지만 현재로선 앞으로 어떤 기술이 발명되어 어떻게 사용할 수 있을지 정확히 알 수 없어 다시 여러 세대(generation)로 세분하거나 미지의 먼 미래를 지금 설명하는 것은 의미가 없기에 제1세대 AIG의 바로 다음 세대 AIG인 차세대 AIG(AIGN)에 대해서만 함께 생각을 나누고자 한다.

제1세대 및 차세대 AIG의 기본 기능 비교

(제1 세대 인공지능 안경: AIG1)

- 근시 및 원시의 자동 시력조절
- 자동 시력 파악
- 자동 렌즈 굴절력 변화를 통한 시력조절

(차세대 인공지능 안경: AIGN)

- 근시, 원시, 난시, 사시 및 로우비전의 자동 시력조절
- 음성 및 영상 제공
- 망원 기능 제공
- 야간시 기능 제공
- 눈의 피로도 측정 및 경고 기능
- 안압, 맥박, 당뇨, 시력, 눈의 영양 상태 정보 등 건강정보 제공
- 위치 정보: 어린이용 안경, 모바일폰과 연결

필자가 본서에서 제시하는 AIGN의 주요 기능은 앞에서 보듯이 AIG1의 자동 시력조절 기능에 안경 본래의 기능인 난시 등의 자동 시력조절 기능과 최근의 스마트 안경의 특수 기능을 추가한 것이다. 즉, AIG1은 근시와 원시만 자동 시력조절하는 AIG이지만 AIGN은 근시 및 원시 뿐만 아니라 난시, 사시 및 로우비전을 자동 시력조절하는 AIG이다. 또한 부가 스마트 기능으로 음성으로 대화를 하여 사람과 정보를 주고받고 영상 정보를 제공하기도 한다. 망원 기능이 있어 멀리 있는 사물을 가까이 있는 것처럼 볼 수도 있으며 야간시 기능이 있어 그믐밤 AIGN을 통해 사물을 볼 수 있다. 눈의 시력 저하를 막기 위해 눈의 피로도를 일정 간격으로 측정하고 피로도가 높을 경우

경고 음성 메시지가 나온다. 안압, 맥박, 당뇨, 시력, 눈의 영양 상태 등 건강 정보도 일정 간격이나 착용자가 원하는 때에 언제든지 제공한다. 위치 정보를 제공하여 어디든 주소만 알려주면 쉽게 찾아 갈 수 있게 해준다. 특히 어린이용 AIGN은 어린이를 잃어버리지 않도록 아이가 어디에 있는지를 24시간 알려주는 위치정보 센서가 장착된다. 또한 AIGN을 벗어두었는데 찾지 못한 경우 모바일폰이나 다른 기기와 연결하여 버튼을 누르면 음성으로 "나 여기 있어"란 음성 또는 음악을 통해 찾게 한다.

2016년 10월 기준으로 아직 AIG라고 부를만큼 인공지능 기능이 들어 있는 안경은 출시되지 않았지만 AIGN 발명에 참조할 만한 노력이 있다. 이를 다음 부분에서 함께 살펴보자.

02

AIGN의 발명에 참조할 만한 최근의 노력들

함께 생각해 보자

- 물고기 눈의 원리를 이용한 즉각 시력조절 콘택트렌즈 연구는 어떠한 연구인가?
- AIGN의 로우비전 조절 기능을 위해 참조할 만한 최근의 연구는 무엇인가?
- 미시간 대학의 야간시를 위한 콘택트렌즈 아이디어란?
- 싱 AI가 AIGN에 활용될 수 있는 것은 무엇인가?

AIGN의 모델 설정시 참조할 만한 AIG류의 안경을 찾아보았지만 직접적으로 연관이 되는 '이것이다'라는 AIGN을 제대로 설명하는 제품은 발견하지 못했다. 하지만 AIGN 발명을 위해 도움이 될 만한 연구들이 있다. 이들 연구 중에서 미시간 대학의 야간시용 콘택트렌즈 연구, 스위스 연방 기술 인스티튜션의 줌 연구, 위스콘신 대학의 즉각 시력조절 콘택트렌즈 연구, 그리고 마이크로 소프트(Microsoft)의 싱

AI(Seeing AI)를 살펴보면서 AIGN 발명을 위한 아이디어를 얻어 보고자 한다.

코끼리코 눈의 원리 이용한 즉각 시력조절 콘택트렌즈

미국의 위스콘신 대학의 한 연구팀은 아프리카에 서식하는 코끼리코의 눈 작용에 영감을 받아 즉각 시력이 조절되는 콘택트렌즈(이하 '코끼리코 렌즈'라고 부르기로 한다)를 개발하는 아이디어를 최근에 제시하였다.

코끼리코(elephant nose)는 뿌옇게 흐린 진흙탕 물에 사는 물고기이다. 위스콘신 대학의 연구팀은 진흙탕 물 속이라 햇빛이 충분하기 못한 환경에서도 코끼리코가 어떻게 사물을 제대로 볼 수 있는가를 연구하던 중 코끼리코 렌즈 아이디어를 생각하게 되었다.

이 연구팀이 말하는 아이디어는 다음과 같다.

코끼리코 렌즈는 근거리는 물론 원거리 시력 모두를 자동조절한다.

이를 위해 렌즈는 솔라 에너지로 작동되는 전기회로와 빛 센서를 내장하고 있다.

코끼리코의 망막은 반사하는 측면 벽을 가진 일련의 길쭉한 컵 같은 구조로 되어 있다. 이 구조는 코끼리코가 사물을 보기 위해 필요한 빛을 모으는데 도움을 준다.

이러한 코끼리코 눈의 구조를 본 떠서 만든 작은 디바이스인 빛 센서가 코끼리코 렌즈에 내장되어 있다. 빛 센서는 측면 벽으로 들어오는 빛이 반사되도록 알루미늄 코팅한 수천 개의 빛 수집기(light collector)를 가지고 있다. 따라서 코끼리코처럼 빛 센서가 낮은 조도하에서도 이미지를 포착할 수 있다.

센서가 눈의 초점 조절이 이뤄져야 한다고 결정하면 내장된 칩은 약한 전류를 보내어 초점을 변화시킨다. 초점 조절이 필요한 가에 대한 판단을 위해 약한 적외선을 사용하는데, 이미지를 확보하고 난 뒤 이미지 경계의 선명도(sharpness)를 분석한다.

그 연구팀은 향후 5년에서 10년 뒤에야 코끼리코 렌즈 개발이 가능하리라고 생각하는 아이디어의 제시 수준이다.

위스콘신 대학의 연구팀이 액상 크리스털을 사용할지 아니면 다른 방법을 사용해서 시력을 조절할지는 모르지만 콘택트렌즈가 시력을 자동조절시킬 수 있는 메커니즘을 개발한다면 이를 AIGN의 주요 기능에 응용할 수 있다. 즉, 빛의 조도가 희미한 환경에서도 AIGN이 솔라나 주위 빛을 이용한 전력 충전이 용이할 수 있으며, 시력 자동조절을 간단하고 초소형화된 메커니즘에 의해 확보할 수 있다. 특히 초소형화된 시력 자동 기능은 새로운 전자 시력조절 물질이나 액상 크리스털을 사용함으로써 확보할 수 있다고 추측한다. 만약 기존의 하드렌즈 대신에 액상 크리스털을 사용하여 원시와 근시시력을 자동적으로 조절시킬 수 있다면 현재 원시용으로만 개발된 액상 크리스털의 기술이 더 나아가 근시용으로도 개발하였다는 것을 의미할 것이다. 이렇게 되면 AIGN의 렌즈는 더욱 경량화 슬림화되고 미용상 효과 등 많은 이점을 가져다 주리라 생각한다.

야간시 콘택트렌즈

2014년 3월 미국 미시간 대학의 연구팀이 미 국무성의 지원을 받아 연구하고 있는 프로젝트이다. 군사용을 염두에 둔 것 같다. 개발할 콘택트렌즈를 착용하면 어두운 곳에서 열온도 차이에 의한 이미지 확보할 수 있다. 자외선(UV)을 포함하여 빛의 전체 스펙트럼을 파악하도록 그래핀(graphene)을 사용한다.

이것이 개발된다면 AIGN이 제공하고자 하는 야간시 기능을 초소형화하여 응용할 수 있으리라 생각한다.

줌 콘택트렌즈

AIGN이 렌즈나 안경테의 두께는 늘리지 않으면서 망원시 기능을 확보할 수 없는가?

이 줌 기능을 확보하면 로우비전도 제공 가능하다. 현재 줌 기능, 즉 망원 기능은 카메라에 적용되고 있는 기술이다. 관건은 소형화, 경량화이다. 아마 콘택트렌즈에 줌 기능이 들어간다면 어떻게 될까? 이것이 가능하다면 안경에 적용은 아주 쉬울 것이다. 현재 스위스의 연방 기술 인스티투션(Swiss Federal Institution of Technology)에서 퇴행해 가는 눈의 질병을 가진 사람들을 위해 2.8배 줌의 시력조절이 되는 콘택트렌즈를 개발하려고 연구 중이다.

싱 AI

마이크로 소프트의 싱 AI(Seeing Artificial Intelligence) 앱은 맹인 및 시력이 손상된 사람 등 시력 장애인이 그들 주위에 누가 있고 무엇이 있는가를 인식하는데 도움을 주는 앱이며 이를 안경과 연결된 피봍헤드(Pivothead) 위에서 구동되는 앱(app)이다. 싱AI는 아직 완성된 스마트 안경이 아니라 개발 중에 있다.

필자가 구상하는 AIGN의 기능 중에는 AIGN과 착용자 간에 시력의 자동조절을 위해 이미지 및 음성 의사소통이 있는데 이것을 참조하면 도움이 되는 힌트를 얻을 것 같다.

앞에서도 언급했지만 간략히 살펴보면 싱 AI 앱은 피볼헤드가 제작한 스마트 안경 위에서 구동되는 것이다. 이 안경이 작동되는 원리를 간략히 보자. 안경 측면을 가볍게 뒤에서 앞으로 문지르면 착용자의 전면을 스냅샷(snap shot) 식으로 찍는다. 안경 내장 카메라에 찍힌 이미지를 싱 AI 앱이 분석해서 보고 있는 것이 무엇인지를 알려 준다. 싱 AI 앱은 클라우드 기반 서비스(Cloud-based service)를 통해 이미지를 분석, 확인하게끔 연결될 수 있다.

싱 AI 안경은 착용자의 앞에 누가, 무엇이 있는가를 스캔하고 사전 입력된 정보를 통해 그 안경이 데이터베이스에 근거한 추측을 하여 그 사람이 누구인지, 그것이 무엇인지를 간략히 음성으로 묘사하여 착용자가 인식하도록 한다.

싱 AI 앱이 가능하게 하는 기초 요소는 마이크로 소프트가 '캡션봇(Caption Bot)'이라고 부르는 인식능력과 결부한 '사진 캡셔닝(photo captioning)' 기술이다. 캡션봇은 어떤 이미지의 내용을 파악하여 사물이 어떠한가를 설명한다. 아직은 묘사의 정확도가 많이 떨어지나 앞으로는 개선되리라 생각된다.

03

AIGN의 기능에 대한 아이디어

함께 생각해 보자

- AIGN이 교정하는 시력은?
- 대부분의 사람이 가진 난시의 정도는?
- 사시는 어떻게 교정하는가?
- AIGN은 어떤 인공지능 기능을 가지고 있는가?

AIGN을 구체적으로 어떻게 발명할 것인가에 대해 말한다는 것은 AIG1도 발명 아이디어 단계인지라 너무 이른감이 있다. 그래서 구체적 기술 적용이나 구체화된 발명방법에 대한 이야기는 류AIG1이 출시된 이후인 다음 기회로 미루기로 하고 AIGN의 기능은 어떠해야 하는가에 대해 간략히 아이디어를 제시하는 정도로 본서를 마무리 짓고자 한다.

3.1 난시, 사시 및 로우비전도 교정

AIGN은 AIG1의 기본 기능인 우리 눈의 시력을 파악하여 20/20 시력에 적합한 처방을 계산한 후 이를 렌즈에 알려 렌즈의 굴절력을 실시간으로 우리 눈이 최적 시력이 되도록 자동조절해주는 것을 기본적인 기능으로 하고 있다.

AIG1은 근시와 원시만 자동 교정 대상으로 했으나 AIGN은 난시, 사시 및 로우비전도 자동 교정한다. 난시(astigmatism)는 주시하는 물체가 선명하게 보이지 않고 흐릿하게 보이는 경우이다. 난시를 가진 눈은 각막이 동그란 형태라기보다는 럭비공처럼 타원(oval shape) 형태로 생긴 경우가 대부분이다. 이 럭비공 형태의 각막에 우리가 좌표 평면에 x, y의 두 개의 축을 두듯 서로 직각이 되는 두개 축의 연장선, 즉 경선(meridian)을 그었다고 했을 때, 한쪽의 경선이 90도 떨어진 다른 경선보다 시력에 영향을 줄 만큼 많이 커브가 되어 있기 때문이다. 이로 인해 빛이 망막 위에 한 개의 초점을 이루기보다는 망막 앞, 뒤 또는 둘다의 위치에 여러 개의 초점을 이루기 때문에 난시를 경험한다. 대부분의 사람은 0.5 디옵터에서 1.25 디옵터 정도의 난시를 가지고 있다고 한다.

난시의 교정은 원주 렌즈로 한다. 각막의 축방향인 경선 중 난시를 거론할 때 사용하는 경선을 주경선(principal meridian)이라 한다. 주경선은 난시를 가진 각막의 가장 굴곡이 심한 경선과 가장 편평한 경선을 말한다. 2개의 주경선이 직각으로 되어 있는지에 따라 규칙 난시(regular astigmatism)와 불규칙 난시(irregular astigmatism)로 구분한다. 즉, 2개의 주경선이 서로 90도 떨어져 있으면 규칙 난시이고 서로 90도로 떨어져 있지 않으면 불규칙 난시라 한다. AIGN에서 교정하는 난시는 규칙 난시이다.

규칙 난시는 근시나 원시가 있으면 이를 먼저 구면 렌즈(spherical lens)로 교정한 후 난시 정도에 따른 원주 렌즈(cylindrical)로 교정한다.

사시(accommotive esotropia; crossed eye)는 우리 눈의 근육이 안구를 움직이는 역할을 하는데 왼쪽 눈의 근육과 오른쪽 눈의 근육의 균형 상태가 다른 경우 또는 한쪽 눈의 근육들 간에 불균형에 의해 일어나는 현상이다. 이 경우에는 안경에 프리즘 도수를 넣어 해결한다.

구면 렌즈에 원주 렌즈와 프리즘 렌즈를 추가하여 난시와 사시를 자동조절되게 하려면 단순한 구면 렌즈의 자동조절보다 훨씬 복잡하여 이를 구현하기 위해 필요한 기술적 난이도가 높다. 그래서 류 AIG1이 발명되고 근시 및 원시를 충분히 교정하는 동안의 시행착오를 통해 AIGN을 발명하는 방향으로 나아가야 초기에 기술적 장벽에 의한 심한 좌절감을 피할 수 있으리라 생각된다.

또한 AIGN은 AIG1보다 디자인 면에서 돋보여 긍정적 미용 효과를 높이고 무게도 더욱 가벼우며, 내장되는 센서나 처리 유닛 등의 크기도 더욱 소형화 된다. 또한 더욱 편한 착용감을 주며 가격도 대중들이 구입하기 쉬울 만큼 저렴하다. 너무 당연한 이야기를 하는 것 같은 느낌이 든다.

3.2 심화학습(deep learning) 능력 및 문제해결 기능

사람의 두뇌와 같이 이슈에 대한 심화학습(deep learning) 능력 및 문제 해결 기능이 있어 착용자의 시력 히스토리(history: 이력)를 기억하고 20/20 시력의 유지를 위해 스스로 진단 및 조처를 한다. 하지만 눈의 질병이나 이로 인한 눈의 구조 변화는 AIGN이 해결하고자 하는 범위를 벗어난다. 이 과제는 차차세대의 AIGN에게 맡기고자 한다. 기술적 난이도가 더욱 높기 때문이다. 또한 AIGN이 스스로 해결할 수 없는 이슈는 음성이나 영상으로 알려 계속 좋은 시력을 유지하도록 한다. 이를 위해 무선으로 외부 서브와 연결되어 필요한 정보를 수시로 업데이트한다.

3.3 망원 및 야간시 기능 제공

시력이 아주 낮은 사람이 있다. 보통의 안경으로 시력을 조절하기 어려울 만큼 약한 시력을 로우비전(low vision)이라 한다. 로우비전을 가진 사람은 항상 흐릿한 시력, 맹점(blind spot)이나 터널 비전(turnnel vision)과 같이 일부 시야가 손상된 시력을 가지고 있어 안경은 물론이고 수술, 약물, 콘택트렌즈로도 교정이 될 수 없다. 모든 연령층에서 로우비전을 가진 사람이 발견된다. 하지만 젊은사람이 로우비전을 가지는 것은 예외적인 경우이고 일부 노인만 로우비전을 가지는 경우가 대부분이다.

로우비전도 근시, 중간 거리시, 원시의 3가지 유형으로 분류할 수 있으며 시력조절을 돕기 위해 주로 망원 렌즈를 사용한다. 망원 렌즈만으로 시력조절이 어려운 경우 비디오 영상을 통해 보게끔 하는 방법도 이용한다.

로우비전의 해결을 위해 AIGN이 망원 기능과 비디오 기능 또는 음성 기능이 있다면 로우비전으로 고통을 당하는 사람들에게 큰 도움이 될 수 있을 것이다.

또한 로우비전을 가진 사람은 아니지만 가끔은 아주 멀리 있는 물체를 보고 싶은 경우가 있다. 낚시를 할 때 띄워 놓은 추가 갑자기 물밑으로 사라지고 낚시줄이 팽팽해진다. 이때 강태공은 미끼를 문 대어를 놓치지 않기 위해 안간힘을 다할 것이다. 이때 그 대어가 무엇인지 얼마만한 크기인지를 볼 수 있다면 그 대어를 놓칠 확률은 줄어들 것이다. 그리고 등산을 하다가 아름다운 새가 멀리 떨어져 있는 나무에 앉아 있다. 이때 그 새가 어떤 새인지 알고 싶거나 자세히 보고 싶은 경우도 있을 것이다. 또한 길을 가다가 저 멀리에 지인이 걸어가는 것 같다. 하지만 멀리 있어 확인할 수 없다. 이런 경우에 망원시를 제공하는 안경이 있으면 얼마나 고맙겠는가? 이 망원 기능이 AIGN에 장착되어 ON/OFF 기능이 있어 필요할 때에 멀리 있는 물체도 확인하게 해준다.

또한 그믐밤 길을 걸어 본 적이 있는 사람은 알 것이다. 그믐밤 가로등이 없는 곳을 걸어갈 때 얼마나 무섭던지… 누가 뒤에 나와 해코지를 하지 않을까? 아니면 승냥이나 사나운 짐승이 갑자기 달려들지 않을까? 등 이런 경우에 야간시 기능이 있는 AIGN이 해결해 줄 것이다. 하지만 완전히 선명하게 보이는 기술은 아직 개발되지 않았다. 필자가 아는 바로는 현재 적용할 수 있는 기술은 적외선을 이용하여 물체를 열감지하여 물체를 어렴풋하게 아는 정도의 기술이다.

3.4 건강정보 제공 및 경고 기능

눈의 피로도, 안압, 맥박, 당뇨, 시력, 눈의 영양상태 정보 등 건강 정보를 제공한다. 일정 수치 이하로 내려가면 경고의 음성이나 LED를 통해 알려주는 기능이 있다. 만약 우리 눈이나 몸의 이상 현상으로 인해 시력이 떨어지고 있다면 휴식을 권하거나 시력개선 약물을 복용하도록 권하는 메시지도 전한다. 또한 시력의 이상 정도에 따라 LED를 통하거나 음성을 통해 시력의 상태를 나타내어 주기도 한다.

3.5 위치 정보

착용자가 "위치"라고 말하면, AIGN은 "주소를 알려주세요."라고 음성으로 응대한다. 주소를 말하면 최적의 거리를 음성 및 영상으로

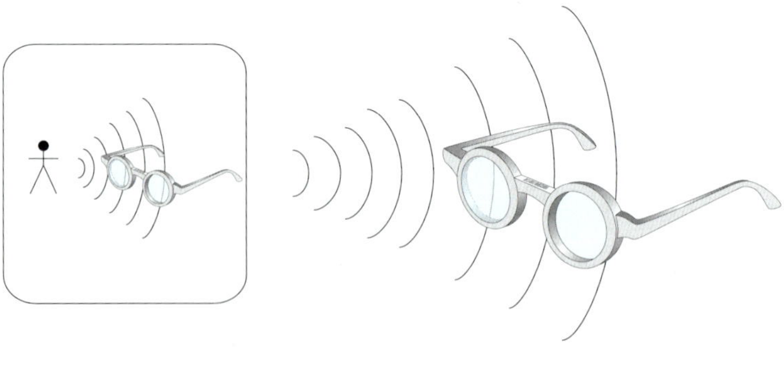

그림 6-1 AIGN과 무선 연결 디바이스 간 위치 확인

알려준다. 원하는 곳까지 쉽게 갈 수 있다. 또한 아이를 키우는 집은 항상 아이가 어디에 있는지 알고 싶어 한다. 아이가 안보이면 부모들은 불안해한다. 그래서 아이들 AIGN은 위치 정보 서비스가 옵션이 아닌 기본 장착이다. 부모가 별도 연결기기를 통해 아이가 있는 곳의 주소는 물론 모습까지 찍어서 알려 준다.

현재 매드 비전(Mad Vision)이란 업체가 모바일폰을 통해서 안경의 위치를 추적하는 방법을 적용한 파인드미 시리즈(FindMe series) 안경을 판매하고 있다. 파인드미 안경을 찾을 때 자신의 모바일폰의 버튼을 누르면 레이더가 작동하여 부저(buzzer)가 울려 안경을 찾을 수 있다. 이와 역으로 안경에도 동일한 기능의 버튼이 있어 이를 누르면 레이더가 작동하여 모바일폰에서 부저가 울린다. 안경이나 모바일폰을 찾지 못해 헤매는 걱정을 없애주는 아이디어 제품이다.

3.6 제1세대 구글 글래스 실패의 교훈

구글 글래스 제1세대 제품은 실패로 판정되었다. 초기 일부만 한정 판매하고 논란이 계속되자 단종한 것 같다. 이 논란의 중심에는 비디오 카메라가 있다. 비디오 카메라는 끊임없는 사생활 침해에 대한 우려로 인해 수많은 우리 사회로부터 큰 거부감을 일으켰다. 첨단 제품임에도 불구하고 우리 사회에 이익이 되기보다는 폐해가 될 수 있다는 염려는 우리 AIG 발명에 좋은 시사점을 준다.

특히 영화를 상영하는 극장이나 알몸으로 이용하는 목욕탕의 경우 그 거부 반응은 아주 거세었다. 이렇게 착용자에게 도움을 주지만 사생활을 침해하는 등 좋지 않은 용도로 사용하면 망한다는 교훈을 구글 글래스를 통해 얻게 되었다.

3.7 자가 제품 진단 및 수리

안경의 센서, 처리 유닛, 안경테 등의 하드웨어나 소프트웨어에 문제가 생기면 스스로 진단해서 수리를 하거나 어디에 문제가 있다고 알려준다. 소프트웨어 문제는 AIG 관련 거의 모든 정보가 저장되어 있는 AIGN센터에서 수리 파일(repair file)을 다운로드 받아 해결한다. 하드웨어에 문제가 있으면 구입한 안경원이나 지정된 수리센터를 방문하여 애프터서비스를 받으면 된다.

3.8 AIGN 센터

AIGN이 인공지능 기능을 제대로 수행하도록 원하는 정보를 제공하는 클라우드 서브이다. 착용자에 대한 대부분의 인공지능 기능은 AIGN이 자체적으로 처리하나 새로운 정보나 소프트웨어의 업데이트 등을 AIGN센터에서 받아 AIGN 기능을 완벽하게 수행하는데 도움이 되는 센터이다.

차차세대 AIG 아이디어

AIG 아이디어에 대한 이야기를 접고 다른 단원으로 넘어가기 전에 차차세대 인공지능 안경(AIGN2)에 대해 필자가 상상한 바를 간략히 나누고자 한다.

AIGN2를 착용하면 망막이 퇴행하거나 각막 또는 수정체 등 눈의 구조가 손상되거나 안근육이 비정상적으로 작동하는 경우 등을 포함하여 눈의 이상이나 질병이 있어도 AIGN2는 이를 즉각 파악하고 선명하게 볼 수 있게 해 준다. 이는 이유 불문하고 문제가 있는 눈이 정상적인 기능을 하도록 AIGN2가 착용자의 눈이 기능하기 위해 부족한 부분을 실시간 스스로 파악하고 이를 전자적으로 보완하는 구조나 기능 상태를 만들어낸다. AIGN2의 전자적 보완 상태를 통해 문제가 있는 눈이라도 눈의 기능이 정상화되어 20/20 시력을 복원하게 된다. 결론적으로 눈의 어떠한 이상이나 질병이 있어도 전자구조나 이미지를 만들어 쳐다보는 이미지가 시뇌에 전달되어 인식할 수 있도록 하는 기능이 있다. 이 기능이 가능하게 하는 핵심기술은 분자 기계 원리에 의해 개발된 극소형 눈 구조 및 기능 진단 기술, 무선 커뮤니케이션 기술에 의한 진단에 따른 전자 형태의 솔루션을 해당 눈의 구조에 보내어 시력을 보완하게 하거나, 이 방법도 어려울 정도로 눈의 구조가 손상된 경우 AGN2가 전자 이미지를 찍어서 망막이나 시신경의 도움이 없어도 막바로 시뇌에 전달하는 기술이다. 그래서 AIG2N 의 출시로 로우비전을 가진 사람은 물론이며 맹인들도 다시 사물을 선명하게 볼 수 있게 된다.

이 뿐만 아니다. 스마트 기능도 있다.

무선 커뮤니케이션 방식에 의해 빅데이터를 가진 클라우드에 접속하여 필요한 정보를 수시로 받아 안경 렌즈를 통해 볼 수 있고 원하면 안경을 통해 무선 프린터에서 받은 정보를 문서로 받아 볼 수도 있다. GPS기능, 모바일폰 기능, 자료 저장 기능, 망원기능, 야간시 기능, 음성과 비디오 기능, 건강 체크 기능 등이 조그만 하고 귀엽게 생긴 AIGN2에 모두 내장되어 있다. 음성이나 눈 깜빡거리는 시간이나 방법의 조절에 의해 작동되기도 한다. 최근 소식통에 의하면 음성인식 시스템의 단어 에러율은 1995년 43%나 되었던 것이 2017년에 와서는 6%로 대폭 향상되었다고 한다. AIGN의 음성 작동 기능에 낭보이다. 특히 이 음성인식 기술의 진전은 누구보다 맹인을 위한 AIGN2 개발에 큰 도움이 될 것이다. 맹인은 AIGN2를 착용하기 전에는 보이지 않기에 음성으로 AIGN2가 어디 있는지 찾아내어 사물을 볼 수 있도록 이를 작동하는 기능이 절실하기 때문이다.

착용자는 이 모든 기능을 경제적이고 편리하게 누릴 수 있는 좋은 세상을 AIGN2는 열어 준다.

AIGN2시대가 오면 전통적인 시력 교정용 안경과 이단자적인 스마트 기능용 안경은 변증법적인 통합을 이루어 AIGN2가 이들 모두를 대표할 것이다. 지금은 꿈과 같은 이야기일지 몰라도 필자가 1989년에 선각자인 한성수 씨로부터 들은 거짓말 같은 미래의 컴퓨터 세상이 현실이 된 것과 같이 AIGN2도 가까운 미래에 현실이 될 것이라 믿는다. 맹인들도 AIGN2를 통해 보고 싶은 사물을 마음껏 보고 즐기는 세상이 도래하길 진정으로 바란다.

제7장 AIG 발명의 진행과 관련한 중요한 사안들

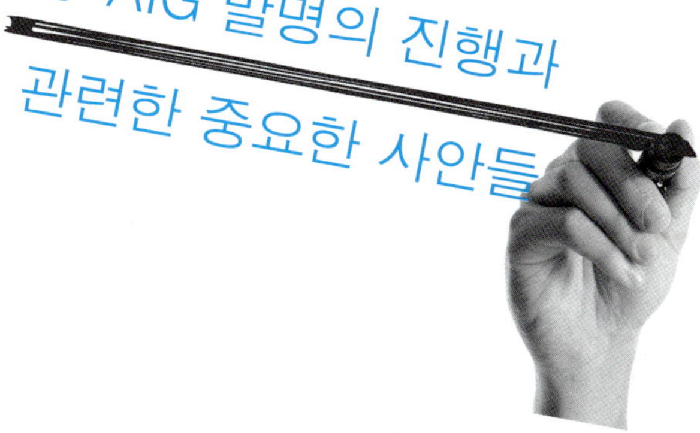

01
벤처자금의 확보

함께 생각해 보자

- 벤처 캐피털의 유치가 중요한 이유는 무엇인가?
- 딥옵틱스의 옴니포컬스가 스타트업 자금을 어떻게 유치하였는가?
- 벤처 캐피털 유치 단계를 설명하시오.
- 사업 계획서는 어떻게 작성하는가?
- 미국의 전국과학재단은 발명의 촉진을 위해 자금 지원을 어떤 방식으로 하는가?

1.1 상품화를 위한 벤처 캐피털 유치

개발 자금 마련을 위해 개발자 개인이 자신의 집이나 자가용을 팔고 부모나 형제자매 아니면 지인으로부터 돈을 빌려 봤자 어찌 보면 푼돈일 수도 있고 실패하면 패가망신은 물론 온 주위로부터 원망만 받을 수 있다. 한 번의 실수가 한 평생의 고민거리요 따가운 눈총을 받는 신세로 전락하게 되는 원인이 될 수 있다. 제대로 된 걸맞은 직장을 구하기 힘들고 돈이 나갈 곳이 많은 나이들은 세대에 들어가면 자신의 모든 것을 건 모험을 해보기란 더욱 쉽지 않다. 왜냐하면 그 나이에는 주어진 기회가 별로 없기 때문이다.

이런 엄청난 결과를 피하려면 아이디어가 훌륭한 제품이 되게 하도록 외부로부터 발명 자금을 탄탄하게 뒷받침받아야 한다. 따라서 벤처 캐피털의 유치는 필수적이다. 우선 벤처 캐피털을 통해 제품의 제대로 된 제작 및 실험은 물론 필요한 기술이나 인력을 확보할 수 있어 혼자하는 것보다 조기에 실패의 위험성을 줄여가면서 좋은 제품을 만들어 낼 수 있다.

2016년 3월 딥옵틱스(Deep Optics)는 옴니포컬스(Omnifocals) 프로젝트를 위해 시리즈 A펀딩 단계에서 400만 달러를 유치하는데 성공했다. 그래서 이들은 자동조절 안경 개발을 위한 날개를 달게 되었다. 이들처럼 우리의 인공지능 안경(AIG) 프로젝트를 성공으로 이끌려면 AIG의 개발을 위한 자금이 필요하다.

1.2 벤처 캐피털 유치의 단계

우선 딥옵틱스가 시리즈 A 라운드에서 4백만 달러를 유치했다고 했는데 이것은 어떤 의미인가? 이의 이해를 위해 벤처 캐피털 유치의 단계를 공부해 보자.

시리즈 A, B, C는 미국 캘리포니아주의 샌프란시스코 인근의 IT벤처업체들이 초기 벤처자금을 유치할 때 사용한 전형적인 방식으로 새로 출발하는 벤처회사가 제품개발이나 사업수행 등에 따라 자금을 유치하는 진행 단계별 구분이다. 따라서 각 라운드 별로 참여하는 투자자나 자금유치의 목적 등이 다르다.

벤처회사가 자금을 유치하는 라운드는 종자 라운드(Seed capital phase)로부터 시작하여 시리즈 A로 진행하고 시리즈 B를 지나 마지막 분류 단계인 시리즈 C라운드로 분류한다. 또한 이런 라운드를 위한 준비 라운드는 자금유치 성공을 위한 핵심 단계일 것이다.

각 라운드 별로 조금 더 자세하게 살펴보자.

1.2.1. 준비 라운드

자금유치를 위한 준비 라운드에서는 개발하고자 하는 제품의 사양, 기능, 차별화된 경쟁력, 시장성, 실패 가능성이나 리스크, 시장 규모, 판매 및 마케팅 계획 등이 현실적이며 합리적으로 준비되어야 한다. 또한 투자자들이 투자를 함으로 인해 무엇을 얻어갈 수 있는지 제대로 설명되어야 한다. 즉 투자자가 자신의 제품개발에 투자하는데 확신을 가지도록 제대로 된 사업 계획서를 만들어야 한다.

미국 소비지니스 행정청(U.S. Small Business Administration)에 따르면, 사업계획서에는 전체 요약, 회사 소개, 시장 분석, 조직 및 관리, 제품이나 서비스, 마케팅과 판매, 자금유치, 재정 계획이 필수적으로 포함되어야 하며 부가할 것이 있으면 첨부해야 한다. 이를 기초로 벤처자금유치를 위한 사업계획서는 어떻게 작성해야 하는가에 대해 각 항목별로 생각한 것을 간략히 다음과 같이 적어 보았다.

전체 요약(Executive summaries)

개발하고자 하는 제품은 무엇인지, 개발되는 제품의 경쟁력은 있는지, 왜 제품을 개발하는지, 어디에다 누구에게 팔 것인지, 개발되면 3년에서 5년 기간까지 얼마만큼 팔고 수익은 얼마나 낼 수 있는지, 개발비용은 얼마나 필요하며 어떻게 필요한 자금을 유치해야 하는지, 그리고 투자자에게는 어떤 이익을 줄 것인가에 대한 간단하고 명료한 요약이 있어야 한다.

회사 소개(Company description)

회사의 설립 목적, 임원진, 제품, 실적, 계획 등을 서술한다.

시장 분석(Market analysis)

SWOT(장단점, 기회와 위협) 분석을 포함한 동일한 제품의 시장 내 경쟁자에 대한 분석, 소비자에 대한 분석, 기술의 전개 등이 들어간다. 시장 수요와 공급 수치가 완벽하지는 않지만 어느 정도 설득력이 있는 객관적 자료의 제시가 중요하다.

조직과 관리(Organization and management)

제품개발 및 향후 판매를 단계 별로 나누어 회사의 조직과 관리를 어떻게 할 것인지를 서술한다.

개발하고자 하는 제품 (Poducts)

AIG 개발을 위한 자금유치에 가장 중요한 부분이다. 개발할 제품의 사양과 기능 뿐만 아니라, 개발하고자 하는 AIG에 필요한 요소 기술과 이들의 현실적 확보 및 개발 가능성, 목표 사용자의 호감도와 구매 가능성, 경쟁 제품이 있다면 이에 대한 비교 분석, 개발 일정 등이 상세하게 서술되어야 한다. 사진이나 동영상 등 시각적 보조자료들이 첨부되면 더욱 효과를 높일 수 있다.

자금유치(Funding request)

소요 자금은 얼마이며 어떻게 얼마만큼의 자금을 유치해야 하는지를 서술한다. 여기에는 지분 형태로 투자를 받을 것인지 아니면 채권 형태로 받을 것인지에 대한 언급 등 언제, 어떠한 방식으로 투자자가 자금의 회수나 이익의 배분을 받을 것인지 상세하게 서술되어야 한다.

재정 계획(Financial projection)

제품개발 기간 동안 소요될 자금을 항목별, 기간별로 나누어 숫자로 표시한다. 제품개발 기간은 짧을수록 좋을 것이고 길어도 3년을 넘지 않은 것이 좋을 것 같다. 왜냐하면 돈이 들어가는 기간이 너무 길면 투자자는 회수를 생각하기에 투자기간이 긴 제품은 투자 우선순위 대상에서 배제할 가능성이 크기 때문이다.

제품개발 기간과 관련하여 딥옵틱스의 대표인 야리 하다드(Yariv Haddad)가 여전히 해결해야 할 점이 있고 판매장에 진열하는데는 최소 2년이 소요될 것이다라고 제품개발에 대해 언급한 적이 있다. 이를 보아 유추하건데, 옴니포컬스도 시리즈 A라운드에서 유치받을 때 2년 정도 기간의 개발로 제품을 상용화 할 수 있을 것으로 예상한다고 이야기한 것 같다.

첨부(Appendix)

여기에는 개발 참여자에 대한 소개서, 관련 면허나 허가사항 등 투자자가 투자결정에 도움이 될 부가적인 정보를 별첨하는 부분이다.

1.2.2. 종자 펀딩 라운드(Seed for the startup)

종자 펀딩 라운드는 제품의 프로토타입(prototype) 개발과 판매시장을 파악하기 위한 초기 조사를 위한 펀드 유치 단계이다. 제품은 어떠해야 하며 누가 이 제품을 구매하고 사용할 것인지를 알아내고 이러한 일들을 위해 일할 사람을 뽑고 팀을 구성하며 투자자에게 보여 줄 프로토타입을 만드는 데 사용될 돈을 마련하는 단계이다.

이 단계에서는 보통 5십만 달러에서 많게는 2백만 달러까지 투자된다고 한다. 다른 단계보다 제품의 개념이 쉽게 투자자들의 마음 속에 명확히 들어가지 않을 수 있고 시장성은 물론이고 개발 가능성도 불투명한 단계이기에 투자 받기가 쉽지 않은 단계이다. 그래서 모험을 좋아하는 투자자들 외에는 투자를 꺼려한다. 여기에는 엔젤 투자자들(angel investors) 그룹이 있다.

2012년 4월에 출시된 시력조절 안경인 아이쥬스터스도 영국의 윌레미즌 겔드롭(Willemijn Geldrop) 등 엔젤 투자자들로부터 자금 지원을 받아 발명하였다.

1.2.3. 시리즈 A 펀딩 라운드(Series A Funding Round)

시리즈 A 펀드 라운드는 종자 펀딩 라운드의 바로 다음 단계로 프로토타입을 개발한 때로부터 제품 출시 직전까지 받는 투자자금을 유치하는 기간을 말한다. 이 단계에는 프로토타입을 제시할 수 있는 단계이다. 제품을 스케치한 모형 수준의 제품인 프로토타입의 제품을 제시함으로써 투자자의 확신을 높일 수 있는 단계이다. 또한 개발될 제품이 장기적으로 수익을 어떻게 창출할 것인지에 대한 합리적인 계획이 투자 유치에 있어 중요한 위치에 있다.

통상 2백만에서 5백만 달러의 투자가 이루어지고 있으며 전통적인 벤처 투자자인 시코이아(Sequoia), 벤치마크(Benchmark), 그레이록(Greylock), 엑셀(Accel) 등이 이 라운드에서 주요한 투자자들이다.

1.2.4. 시리즈 B 펀딩 라운드(Series B Funding Round)

제품개발 이후의 단계이다. 개발된 제품을 시장에서 잘 팔리게 하고 이에 대한 지원을 강화하기 위해 유치하는 라운드이다. 여기에서 유치되는 자금은 판매, 광고, 기술, 지원 부분을 더욱 보강하는데 사용되는데, 보통 7백 만에서 천만 달러 정도의 투자가 이루어진다. 이 라운드에서는 시리즈 A 펀딩 라운드와 마찬가지로 시코이아 캐피털(Sequoia Capital) 등이 주요 투자자이다.

1.2.5. 시리즈 C 펀딩 라운드(Series C Funding Round)

조직 내 확대에 머물지 않고 기술력이나 판매력을 적극 확장을 위해 다른 회사를 합병, 흡수하기 위해 투자를 유치하는 라운드이다. 이 라운드의 투자는 다른 라운드에 비해 투자자들의 투자 리스크가 최소화된다. 왜냐하면 이미 투자 대상이 되는 회사의 제품이나 운영, 판매능력 등이 상당 부분 알려져 있어 업계로부터 그 회사의 신뢰성이 높은 상태이기 때문이다.

이 라운드의 주요 투자자로서 헤지펀드 투자자, 투자은행, 사설 에쿼티 회사 등이 있다.

지금까지 설명한 라운드에 대한 개념을 바탕으로 스타트업의 자금 확보와 관련하여 미국의 전국과학재단이 어떻게 지원을 하는지에 대해 살펴보자.

미국에는 과학의 발전을 위한 펀드를 제공하는 기관으로 전국 과학재단(NSF: National Science Foundation)이 있다. NSF는 기초과학의 연구를 위해 교육기관에 지원하는 전체 연방 자금 중 25% 정도를 차지하고 있다. 매년 약 4만 건의 제안을 받으며 이중 만천 건 정도 제안이 받아들여져 이들에게 자금이 지원되고 있다.

자금이 지원되는 프로그램은 특별 프로그램과 일반 프로그램으로 나누어 공시하고 있다. 일반 프로그램은 생물학, 컴퓨터 및 정보학, 교육, 엔지니어링, 학문 간 비경계 연구, 환경 연구와 교육, 지구 과학, 통합 활동, 국제 과학과 엔지니어링, 수학과 물리학, 사회-행태-경제과학 프로그램으로 나뉜다. 특별 프로그램은 대학생, 대학원생, 박사후 과정, 초중고 교사를 위한 프로그램과 소비지니스 프로그램, 군 제대자를 위한 프로그램 및 광범위한 참여를 위한 프로그램으로 나뉜다.

이렇게 분류된 프로그램에 속하는 프로젝트를 NSF는 공시하고 그 공시된 바에 따라 제안을 하는 구조로 되어 있다. 따라서 NSF가 공시하지 않는 프로젝트의 제안은 기본적으로 NSF로부터 지원받을 수 없다.

NSF를 통한 펀딩을 위한 절차는 3단계로 대분한다.

처음 단계는 제안을 준비하고 제출하는 단계이다. 제안을 제출하면 90일 이내에 제안을 접수했다고 통보를 받는다. 제안은 NSF가 제시하는 방식대로 작성해서 제출해야 한다. 방식대로 작성이 안된 경우는 반송한다.

두번째 단계는 제안을 검토하는 단계이다. 6개월 이내에 검토를 완료한다. NSF 기준에 따라 해당 분야에 정통한 검토자를 선정하고 제안 지원 여부를 판단한다. 제안의 지적인 이점(intellectual merit) 및 파급효과의 범위, 그리고 외부 검토자의 분석과 평가라는 두가지 잣대로 평가를 한다. 이러한 평가를 통해 제안에 대한 펀드 지원 여부가 결정된다.

마지막 단계는 펀드 지원 결정에 따른 후속 조처이다. 제안에 대한 비즈니스, 재정적, 정책적 적용에 대해 검토를 하고 펀드를 제공한다.

AIG의 전력공급 확보를 위해 관심있어 하는 유비쿼너스 에너지의 클리어뷰 파워 기술개발 프로젝트도 NSF의 자금 지원을 받아 진행하고 있는 프로젝트이다.

2013년 1월 NSF는 룬트에게 투명한 포토볼타익스(photovoltaics)연구를 위해 409,800달러의 자금을 지원했다. 그뒤 룬트가 클리어뷰 파워 기술개발을 위해 설립한 유비쿼터스 에너지와 미시간 주립대학(Michigan State Unversity)의 공동연구를 위해 NSF의 소비지니스 기술 이전 보조금 프로그램에 따라 2013년 6월 22만 5천 달러의 지원을 추가로 받았다. 2014년 4월에는 시리즈 A펀딩으로 5백 8십만 달러의 펀드를 확보하였다. 또한 NSF의 소비지니스 혁신 연구 보조금 프로그램으로부터 2014년 8월 75만 달러를 보조 받았으며 2016년 5월 15만 달러의 지원을 받았다.

02

아이디어의 보호: 특허출원

함께 생각해 보자

- 아이디어의 특허출원이 필요한 이유는 무엇인가?
- 한국과 미국에서 특허출원 방법과 절차는 어떠한가?
- 시력조절 안경과 관련된 특허로 어떠한 기술이 등록되어 있는가?
- 시력조절 안경과 관련된 주요 특허분쟁 사례는 어떠한 것이 있는가?

열심히 노력하여 자신이 번뜩이는 아이디어를 생각해 놓았는데, 뒤에 가서 다른 사람이 자신의 아이디어라고 하면 기분이 어떨까? 닭 쫓던 개입장이 되고 허탈할 뿐만 아니라 자신의 아이디어가 도용당했을 수도 있다고 생각하니 화가 머리꼭지까지 날 수 있을 것이다. 경제적 손실도 만만하지 않을 것이다. 그래서 아이디어가 보호를 가치가 있다고 생각, 즉, 상품화할 가치가 있다고 생각되면 즉시 특허를 신청하는 것이 좋을 것 같다.

2.1. 우리나라에서의 특허출원

특허청 사이트인 www.kipo.og.kr을 방문하면 자세한 정보가 나와 있다. 중요한 부분만 스케치하면 특허출원 절차는 8단계로 나누어 설명하고 있다.

1단계: 선행 기술 조사
자신이 짜낸 아이디어를 다른 사람이 먼저 생각해내고 특허를 출원했는지 여부를 알아봐야 한다. 특허청 홈페이지를 이용하면 파악이 가능하다.

2단계: 출원인 코드 부여 신청
자신의 아이디어가 새롭고 다른 누구도 특허출원을 하지 않았다면 특허청에 출원을 하기 위한 사전 조처로 출원인 코드 부여를 신청하고 코드를 부여받아야 한다.

3단계: 출원서 작성
부여된 코드를 기록하여 출원서를 작성한다.

4단계: 제출 서류 준비
기술에 대한 설명 요약서와 도면을 준비한다.

5단계: 수수료 납부

6단계: 출원 공개
출원된 서류는 출원일로부터 18개월이 지나면 자동 공개된다. 이 점은 미국도 동일하다.

7단계: 심사 청구 및 심사
특허출원에 대한 심사 청구 기간은 출원일로부터 5년이다.

8단계: 등록비 납부

2.2. 미국에서의 특허출원

미국에서의 특허출원은 미국 특허청(USTOP: the U.S. patent and trademark office)이 담당하며 그 홈페이지는 www.uspto.gov이다. 여기서 설명하는 특허출원의 단계는 8단계이다.

1단계: 보호받고자 하는 지적 재산권의 종류를 결정한다. 지적 재산권에는 특허권, 상표권, 저작권 등이 있다. 자동조절 안경의 기술에 대한 것이라면 당연히 특허권을 신청해야 한다.

2단계: 특허 받을 자격이 있는지 파악한다. 여기에는 그 기술이 작동되는 것이며 새롭거나 기존의 방식과는 중요한 차이가 나야 한다. 그리고 다른 사람이 동일한 기술을 미리 특허신청하지 않았어야 한다.

3단계: 어떤 종류의 특허가 필요한지 결정해야 한다. 유틸리티 특허와 디자인 특허, 이렇게 2종류의 특허와 특허 진행임을 나타내는 특허 펜딩(pending)이 있다.

- 유틸리티 특허(utility patent): 특허 발명가의 동의없이 다른 사람이 그 발명 기술이나 제품을 만들거나 판매, 사용 또는 수입하는 것을 금지하는 것을 수여하는 특허이다.
- 디자인 특허(design patent): 기능이 아니라 제조되는 제품의 독특한 외관을 보호하는 특허이다.
- 특허 펜딩(patent paending): 미 특허국에 남들보다 먼저 신청했다는 것을 알리기 위한 목적에서 활용된다. 신청인은 자신의 특허

가 펜딩되어 있음을 알리기 위해 곧바로 자신의 제품에 '특허 펜딩'이라는 레이블을 부착할 수 있다.

4단계: 신청할 준비를 하는 단계이다.

5단계: 최초의 신청서를 제출하는 단계이다.

6단계: 검사인(examier)의 검사를 받는다.

7단계: 승인단계이다.

8단계: 특허를 유지한다.

기업이나 개인은 특허의 등록을 통해 자신의 아이디어나 기술을 보호하기 위해 안간힘을 다 쓰고 있는 것 같다. 이는 삼성이나 소니의 스마트 콘택트렌즈 특허신청에서 보는 것과 같이 아직 현실과는 다소 동떨어진 아이디어도 특허등록을 하려는 것을 보면 얼마나 자신들의 노력을 보호하려는지 감이 갈 것이다.

조절 안경과 관련하여 등록된 특허로 1997년 11월 US5684637로 등록된 조니 플로이드(Jonnie Floyd)의 '다초점 유수 압축 렌즈', 2014년 7월 US877408로 등록된 스테펀 커틴의 슈퍼포커스 '조절 커넥트'와 US2014020433으로 등록된 픽셀옵틱스의 '조절 가능한 전자 활성 광학 시스템과 사용자'와 US8783861로 등록된 '전자 안경테의 디자인'(이는 당초 로날드 블룸: Ronald Blum 외 3인이 디자인하였으나 픽셀옵틱스에 특허를 양도함) 그리고 2015년 3월 US8967797로 등록된 스테펀의 '조절 가능한 초점 안경' 등이 있다.

2.3 시력조절 안경과 관련한 주요 특허분쟁 사례

최근의 시력조절 안경과 관련한 주요 특허분쟁 사례로 슈퍼포커스와 애들렌즈 케이스, 픽셀옵틱스와 오프소닉 케이스를 간단하게 살펴보자.

2.3.1 슈퍼포커스 대 애들렌즈 및 렌즈크래프터스

(SuperFocus v. Adlens and Lenscrafters, US district. Mass. 2015)

애들렌즈와 안경체인인 렌즈크래프터스가 자신의 특허를 침해했다고 슈퍼포커스의 발명가인 스테펀 커틴이 제기한 소송이다. 2015년 1월 9일 메사추세츠 연방 법원에 제기(접수 번호 1:14-cv-14189-LTS)하여 2016년 11월 현재 진행되고 있는 소송이다. 문제의 특허는 2014년 4월 29일 미특허청에 특허 번호 08708487로 등록된 '각 눈에 개별적으로 작용하는 조정 가능한 안경(Adjustable Focus Eyeglasses with eye-by-eye actuation)'이다. 애들렌즈가 스테펀의 이 특허 내용을 침해하여 제조한 '커스텀포커스(CustomFocuss)'나 '애들렌즈포커스(AdlensFocuss)'를 렌즈크래프터스의 전국 체인을 통해 판매하였다고 스테펀은 주장하고 있다. 이에 반해 렌즈크래프터스는 자신의 모 기업은 룩소티카(Luxottica)이기에 자신이 아니라 룩소티카를 고소해야 한다면서 피고 적격성을 부인하고 있다. 또한 애들렌즈는 커스텀포커스나 애들렌즈포커스를 제조해서 판매를 했지만 슈퍼포커스가 특허를 취득하기 전에 출시된 것이기에 스테펀의 특허를 침해하지 않았다고 주장하고 있다.

2.3.2 픽셀옵틱스 및 E-비전 대 오프소닉과 버멜 (PixelOptics and E-Vision v. Ophthonix and Bermel, US district. Virg. 2008)

오프소닉과 버멜이 자신의 특허를 침해했다고 픽셀옵틱스 및 E-비전이 제기한 소송이다. 2007년 10월 17일 버지니아 연방법원에 제기(접수번호 1:07-cv-01044)하여 2008년 3월 21일 쌍방 합의에 의해 취하한 소송이다. 해당 특허는 2가지이다. 그 하나는 2005년 7월 19일에 특허번호 6918670으로 등록된 '전자 활성 렌즈를 사용한 시력 교정을 위한 시스템, 장치, 그리고 방법(System, Apparatus, and Method for Correcting Vision using an Electro-Active Lens)'이며 다른 하나는 2007년 6월 26일에 특허번호 7234809로 등록된 '비통상적 굴절 에러를 교정하는 안경 렌즈(Ophthalmic Spectacle Lens for Correcting Non-Conventional Refractive Error)'이다. E-비전은 두 특허의 소유자이고 픽셀옵틱스는 그 두 특허의 독점적 사용을 면허받은 업체이다. 이들이 주장하는 바는 오프소닉과 버멜이 자신의 특허를 사용하여 아이존(iZon)이란 안경 렌즈를 만들고 판매했으며 오프소닉은 다른 사람들로 하여금 자신들의 특허를 침해하도록 적극적으로 유도했다는 것이었다. 또한, 오프소닉은 아이존을 포함하여 안경 렌즈를 제조하는데 사용되는 Z-뷰 수차계(Z-View aberrometer)를 안경사, 안과의사 등 전문가들에게 제공하여 자신들의 피해가 확대되었다고 주장하였다. 이 소송은 2008년 3월 21일 합의로 취하되었는데 오프소닉과 버멜이 합의한 내용을 이행하지 않으면 동일한 이유로 소송을 다시 제기할 수 있는 조건(dismiss without prejudice)으로 취하되었다.

03
법적 고려

함께 생각해 보자

- 우리나라와 미국의 안경제도에 있어 차이나는 점은 무엇인가?
- 미국에서 AIG1을 판매한다면 법적인 측면에서 어떠한 점을 고려해야 하나?
- 제조물 책임이란 무엇이며 어떠한 경우에 제조자가 책임을 지게 되는가?
- 제품보증을 제공할 때 법적으로 고려해야 할 점은 무엇인가?

인공지능 안경이 발명된 후에 판매시 고려해야 할 법적 사항들이 있다. 한국과 미국에 있어 중요한 몇가지만 살펴보자.

우리나라의 경우 안경원에 들러 안경만 구입하면 될 뿐 특별히 안과 의사의 처방이 필요한 것은 아니지만 미국의 경우 기본적으로 안경은 안과 의사나 검안사의 안경 처방이 있어야 안경을 구입할 수 있다.

미국의 경우 1980년경부터 처방 없이 구입할 수 있는 OTC 독서용 안경판매가 허용되었다. 하지만 아직 주 별로 도수에 따라 처방을 필요로 하는 규정이 있다. 독서용 안경판매에서 처방 렌즈, 비처방 렌즈와 관련하여, 미네소타 주는 +3.25 디옵터 이상 굴절력 안경이나 OTC 이중 초점 안경은 처방 없이 판매할 수 없고, 뉴욕 주는 +2.75 디옵터 이상 굴절력 안경이나 OTC 이중 초점 안경은 처방 없이 판매할 수 없으며, 로드 아일랜드 주는 +2.50 디옵터 이상 굴절력 안경이나 OTC 이중 초점 안경은 처방 없이 판매할 수 없다

수십 년 전 안과 의사나 검안사는 자신이 만든 시력처방을 소비자에게 넘겨주지 않았다. 그래서 거의 강제적으로 이들이 운영하는 안경원에서 구입할 수밖에 없었다. 이런 관행 때문에 소비자들은 불만이 많았다. 이런 불만을 자주 접한 연방무역위원회(FTC: Federal Trade Commission)는 이런 불공정한 영업의 소지를 없애기 위해 1977년 16 CFR 456.1안경1(eyeglasses 1)이라는 안경처방공개규정(the spectacle prescription release rule)을 제정하고 시행에 들어갔다. 이 덕분에 이제 자신의 시력처방이나 처방 안경이 있으면 미국 어느 곳에서나 또는 인터넷으로 쉽게 저렴한 가격에 안경을 구입할 수 있게 되었다.

25년 뒤인 2002년 동일한 사유로 FTC는 콘택트렌즈 처방을 공개하도록 하는 콘택트렌즈 소비자를 위한 공정법(the fairness to contact lens consumer's act)을 발의하여 시행에 들어갔다. 하지만 콘택트렌즈의 경우 시력처방을 6개월만 유효한 것으로 하고 시력처방을 발급한 곳에 대한 규명이 있어야 구입할 수 있게 되어 있어 여전히 소비자들의 불만이 높다. 이 부분도 시간이 지나면 해소되리라 추측해 본다.

또한, 미국의 경우 안경의 인터넷 판매는 자유롭지만 우리나라의 경우 법으로 금지되어 있다. 이렇게 국가별로 법적인 규제가 틀린다.

일반적으로 법에 위반되는 줄 모르고 그런 행위를 했다고 해봤자 그 행위를 봐주지 않는다. 즉, 법의 무지로 인한 위반에 대해서는 일반적으로 면책을 허용하지 않는 것이 대륙법계의 한국이나 보통법계의 미국이나 이는 공통된 판례 입장이다. 법에 정한대로 고스란히 위반에 대한 대가를 치루어야 한다. 따라서, 그 나라의 법을 아는 것은 우환(識字憂患)이 아니라 사업을 성공으로 이끄는 힘(Knowledge is power)이다.

계속해서 AIG 개발 및 판매와 관련하여 고려해야 할 법적 이슈는 제조물 책임과 품질보증 책임이다.

제조물에 대한 법적 책임의 검토

단순한 안경이 아닌 전자제품과 광학기기가 만난 복합 제품으로서의 인공지능 안경을 개발하여 판매할 때 법적인 면에서 반드시 고려해야 할 점이 있다. 바로 제조물 책임이다.

우리나라는 2000년 1월 12일 법률 제6109호로 제조물 책임법을 제정하고 2002년 7월 1일부터 시행에 들어갔다. 2013년 5월 22일에 일부 개정되었는데, 그 주요한 내용을 추려보도록 하자.

1. 어떤 손해를 배상하는가?

제조물 결함으로 인해 생명, 신체 또는 재산에 손해를 끼친 경우 그 손해를 배상한다. 그러나, 배상의 원인이 된 제품 자체의 손해는 배상에서 제외된다(제3조 제1항).

2. 누가 배상하는가?

제조업자(제3조 제1항)

3. 제조업자란?

제조물의 제조·가공 또는 수입을 업으로 하는 자(제2조)

4. 소멸 시효: 3년 (제7조)

5. 무과실 책임, 피해 증명과 면책 요건

제조물 책임은 일종의 무과실 책임으로 피해자가 그 제품을 사용하였고 사용으로 인해 피해를 입었다고만 증명하면 손해배상을 받도록 되어 있다. 단, 제조회사가 해당 제조물을 공급한 당시의 과학·기술 수준으로는 결함의 존재를 발견할 수 없었다는 사실이나 제조물의 결함이 제조업자가 해당 제조물을 공급한 당시의 법령에서 정하는 기준을 준수함으로써 발생하였다는 사실 등을 증명할 경우 손해배상에서 면제된다(제4조 제1항).

다음으로 미국의 경우는 어떠한지 알아 보도록 하자.

제품의 결함에 대한 피해는 과실(negligence), 엄격 책임(strict liability), 보증 계약(warranty) 등을 근거해서 배상을 청구할 수 있다. 하지만 근래에 와서 법원은 과실이나 보증에 의한 손해배상을 따지지 않고 제조자에게 엄격 책임, 즉 제조물 무과실 책임이 있는지 여부를 막바로 심판하는 경향이 있다.

미국도 우리나라의 제조물 책임법과 같은 맥락에 서 있다. 아마 2000년 우리나라에 제조물 책임법을 도입할 때 미국법에서 기본적 내용을 가져온 것 같다.

미국의 법은 법원의 판결이 모여 제정법과 같은 원칙이 된 보통법(common law)과 연방법 및 주법이란 제정법으로 구성되어 있다. 제조물 책임법은 연방법에서 규정하지 않았고 각 주의 의회에서 제정한 주법과 법원의 판결에 의한 보통법에서 찾을 수 있다. 또한 미국이 50개 주로 구성되어 있기에 기본 골격은 같아도 주마다 규정이 약간씩 다르다. 그래서 제조물 책임이 있는지 없는지를 가름하기 위해 제정법은 아니나 그 적용 모델로서 '책임법의 재서술(Restatement Torts)'이란 규범을 많이 참조한다.

미국에서 제조물 책임을 파악할 때 고려하는 주요한 변수는 다음과 같다.

- 제조자의 개념에는 누가 포함되는가?
- 제조물 책임이 적용되는 상품
- 제조물 책임의 유형
- 제조물 무과실 책임이 적용될 수 있는 요건은?
- 누가 보상을 받을 수 있는가?
- 피해자가 증명해야 하는 사실은?
- 피해 보상의 범위는?
- 제조자가 면책이나 책임의 경감을 받기 위해 주장할 수 있는 것은?
- 제조물 무과실 책임의 소멸 시효

하나씩 살펴 보도록 하자.

1. 제조자의 개념에는 누가 포함되는가?

제조자에 대한 개념의 핵심은 제품 상업화의 흐름(stream of product commerce)이다. 제품 상업화의 흐름에는 상품의 제조업자와 모든 유통업자를 포함(Alvarez v. Felker Manufacturing, CA, 1964)한다. 유통업자는 중간상이나 소매상 모두를 지칭한다. 그러나 개인이나 원래 해당제품을 업으로 하지 않는 중고 물품을 1회성으로 파는 유통상의 경우는 해당되지 않는다.

2. 제조물 책임이 적용되는 상품

신제품, 신제품과 같다(like new)고 광고하는 제품, 그리고 임대한(leased) 물품은 적용되고 중고물품은 해당되지 아니한다.

3. 제조물 책임의 유형

기본적으로 우리나라의 제조물 책임법과 같이 분류하고 있다. 제3차 책임법의 재서술(Restatements of Torts, 3rd)을 보면 디자인 결함, 제조 결함, 그리고 부적절한 사용 설명서 및 경고의 부재, 이렇게 3가지로 분류하고 있다.

3.1 제조 결함

제조 결함이란 제조상의 오류로 인해 제조자가 의도하고 광고한 상태가 아닌 제품을 소비자에게 판매한 경우에 발견된 결함이다. AIG1을 구입했는데 AIG1의 부품 하나를 빠뜨린 채 조립된 경우가 제조 결함의 예이다.

3.2 디자인 결함

디자인 결함이란 제조자가 의도한 대로 제품은 만들어져 판매되었으나 소비자가 사용법대로 사용해도 제품 자체에 내재된 위험을 배제할 수 없는 결함이다. 어떤 AIG1이 시력 추적방법으로 류AIG1과 같은 오뚝이 밸런스나 피팅 센서에 의하지 않고 적외선 각막 반사 방식을 사용하였는 데, 이로 인해 각막이나 망막의 손상이란 위험이 내재된 경우가 디자인 결함의 예이다.

디자인 결함 여부를 알아 보기 위해 위험–효용 분석(risk–utility test)과 소비자 기대 이론(consumer expectation test)을 이용한다.

위험–효용 분석은 제품의 디자인에 내재된 위험과 제품의 효용성을 저울질하여 제품의 효용성이 내재된 위험보다 적을 경우 그 제조물의 디자인에 결함이 있다고 결론을 내린다(Philip v. Kimwood Machine Co., OR, 1974). 이 분석에서 고려하는 변수로서 피해의 발생 빈도나 심각성, 해당 디자인의 위험이 명백한 지에 대한 여부, 가격 조정에 의한 손실의 분산 가능성, 그리고 합리적으로 대체 가능한 디자인이 있는지 여부 등이 있다.

소비자 기대 이론은 해당제품의 합리적인 소비자가 기대하는 대로 그 디자인 하에서 사용법대로 사용시 제품이 안전하게 기능하는지를 따진다(Toney v. Kawasaki Heavy Industries, Ltd., 5th Circle, 1992).

3.3 부적절하거나 누락된 사용 설명서 및 경고

이를 마케팅 결함이라고 부르는 경우도 있는데, 사용설명서, 경고나 레이블(label)이 없거나 있더라도 부적절하게 제공된 경우의 결함이다. 제품의 사용상 위험이 사용자에게 명백하게 드러나지 않을 경우 부적절한 경고는 제품의 결함이 된다(Benedi v. McNeil, 4th Circle, 1995). AIG1의 사용 도중 렌즈에 금이 가서 액상 크리스털이 흘러 나올 경우 사용을 중단하라는 경고가 없어 액상 크리스털이나 렌즈 부스러기가 눈에 들어가 눈의 손상을 가져온 경우는 경고 결함에 해당한다.

4. 제조물 무과실 책임이 적용될 수 있는 요건은?

제품의 디자인, 제조 및 경고 결함이 비정상적으로 위험하였고, 사용법대로 그 제품을 사용하는 중에 그 결함 때문에 손해를 입었으며, 제품은 최초의 구입 상태로부터 실질적으로 개조하지 않은 경우에 무과실 책임을 적용한다.

4.1 비정상적인 위험이란? 제2차 책임법의 재서술의 520조(Restatement of Torts, 2nd, § 520)에는 비정상적으로 위험한 행동을 판단하는 요소로 다음 6가지를 들고 있다.

- 사람, 토지나 타인의 동산에 해를 끼칠 높은 가능성
- 발생시 손해의 심각성
- 합리적인 주의를 하더라도 위험을 제거할 수 없음
- 해당 활동이 통상의 사용이 아님
- 행동의 장소가 부적절
- 공동체의 가치 대비 위험 가능성

4.2 판매 후 개조의 합리적 예견

만약 최초 구입 상태로부터 위험하게 개조한 경우이지만 구입자가 개조할 것이라고 합리적으로 예견되었던 경우라면 제조물 책임을 지게될 수도 있다(Liriano v. Hobart Corp., NY, 1998).

5. 누가 보상을 받을 수 있나?

지금은 제품결함으로 인해 피해를 본 사람은 누구나 소송제기를 할 수 있다(Codling v. Paglia, NY, 1973). 하지만 그 이전에는 직접 물품 구입자나 그 가족 등 제조사와 물품 구입으로 인한 인적관계(privity)

가 있는 한정된 사람만 피해배상을 인정하는 태도를 보인 경우도 있었다. 지금은 제조물 책임에서 인적 연관관계를 주장하는 재판구역(jurisdiction)은 없다고 한다.

6. 피해자가 증명해야 하는 사실은?

기본적으로 그 제품이 결함이 있고 그 결함으로 피해를 보았다는 것을 증명하면 된다. 1969년 빵굽는 쟁반(baking plate)의 폭발로 인해 피해배상에 관한 커와 코닝 유리(Kerr v. Corning Glass Works)의 판결에서 제조물 책임(엄격 책임) 하에서 피해를 배상받기 위한 다음의 4가지 요건을 제시하였다.

- 피해
- 피해는 제품에 의해 발생
- 제품의 결함에 의한 피해
- 제품의 결함은 판매 시부터 존재

7. 피해 보상의 범위는?

제조물의 결함으로 입은 재산상, 신체적 피해를 모두 보상받을 수 있다. 여기에는 금전적인 손해로 나타낸 고통(pain and suffering), 병원비, 상실된 소득 등이 포함되나 해당 제품 자체의 손해나 순수한 경제적 손실(pure economic loss)은 보상되지 아니한다. 순수한 경제적 손실이란 신체나 재산의 물리적 손해가 발생하지 않은 재정적인 피해를 말한다. 자동차의 브레이크 결함으로 사고가 나서 고속도로가 막힌 경우 사고의 당사자는 아니나 그 사고로 인해 약속시간 내에 목적지에 도달하지 못하여 입은 손해는 순수한 경제적 손실의 한 예이다.

8. 제조자가 면책이나 책임의 경감을 받기 위해 주장할 수 있는 것은?

다음과 같다.

- 사용자가 제품을 실질적으로 변경하였고 이 때문에 입은 손해
- 사용자가 지극히 불합리하게 제품을 사용한 경우(McDevitt v. Standard Oil, 5th Cir. 1968)
- 위험을 알고서도 계속 사용한 경우
- 사용자의 상대적 과실(Rudisaile v. Hawk Aviation, Inc., NM, 1979)

9. 제조물 무과실 책임의 소멸 시효

주별로 다소 차이가 있다. 캘리포니아의 경우 신체 상해는 2년, 재산 피해는 3년의 법적 소멸 시효가 있으며, 미네소타의 경우 피해의 종류에 대한 구분없이 일률적으로 4년으로 규율하고 있다.

안경과 관련한 제조물 책임소송은 여러 문헌을 찾아 보았으나 단지 한 건만 찾아 볼 수 있었다. 이 사건은 안경 디자인상의 결함과 사용상 위험에 대한 경고 유무가 쟁점이었다. 그 내용을 조금 더 살펴보자.

브드로 대 잭 에커드(Boudreaux v. Jack Eckerd)

1982년 1월 19일 루이지애나 주의 탱지파호아 교구학교(Tangipahoa Parish School)의 체육시간이었다. 이 때 체육수업에 참가한 브드로는 이 학교의 10학년(고1) 학생이었고 1980년 8월에 제조자이면서 판매자인 잭 에커드 안경체인에서 안경사 리차드 로젠버그(Richard Rosenberg)로부터 구입한 안경을 착용하고 있었다. 그 안경 렌즈는 크라운 유리 렌즈이고 안경테는 금속테였다. 그 체육수업 시간 중에 배구경기가 있었고 브드로도 배구경기에 참가하였다. 배구경기 도중 상대방 선수와 브드로는 그들 사이로 떨어지는 배구공을 치기 위해 팔

을 높이 치켜 들고 공중으로 뛰어 오르며 공을 힘차게 쳤다. 이 순간 그들은 서로 심하게 충돌하였다. 이 충돌로 인해 브드로가 착용한 안경이 박살났고 유리 안경 렌즈 파편이 오른쪽 눈과 눈꺼풀에 심한 상처를 주었다. 이로 인해 브드로와 그의 부모는 잭 에커드 안경체인과 안경을 판매한 잭 에커드 안경체인의 종업원인 안경사 리차드를 상대로 손해배상 소송을 제기했다.

이에 잭 에커드 안경체인은 탱지파호아 학교 위원회(Tangipahoa School Board)를 상대로 학교도 이 사건에 책임을 분담해야 한다는 의미에서 제3자 소송(third-party action)을 제기한 다음 브드로 측과 배상 합의를 했다.

제3자 소송의 1심에서 학교 위원회는 책임없다고 판결을 받아 승소하자 1988년 9월 2일 1심 패소인인 잭 에커드 안경체인과 리차드는 항소를 제기한다. 이 소송에서의 쟁점은 제조자나 판매자가 구매자에게 사용상 올바른 경고를 하는데 있어 과실 여부, 제품의 결함 여부, 학교 측의 과실 여부, 그리고 분쟁 해결의 합리성이었다.

항소 재판부는 루이지애나 주의 이전 판례(Bloxom v. Bloxom, 1987)의 제조물 책임 관련한 경고 의무에 대한 내용을 인용하여 심판하였다. 즉, 그 내용은 "제품의 통상적인 사용과 관련하여 일반 사용자가 알지 못하거나 일반 사용자에게 명백하게 보여지지 않는 제품의 내재적인 위험에 관해 제조자는 이를 적절하게 경고해야 할 의무가 있다. 통상적인 사용이라함은 제품이 예정한 용도에 따른 사용, 원래 용도는 아니나 예상 가능한 다른 용도에 사용, 그리고 제품의 잘못된 사용도 포함한다"이다.

이 사례에서 안경을 낀 채로 체육시간에 배구경기에 참여하는 것은 안경의 통상적인 사용에 해당한다는 것을 잭 에커드 안경체인과 리차드는 인정하여 통상 사용의 이슈에 관해 이들은 이의를 제기하지 않았다.

다만 이들은 배구경기시 안경 착용은 명백하게 알 수 있는 사용상 위험이기에 자신들은 경고 책임이 없고, 또한 학교도 이 사건에 대해 책임이 있다는 주장을 하였다. 이에 대해 학교측은 잭 에커드 측이 체육시간에 배구를 할 때 안경 착용과 관련한 잠재적 위험에 대해 경고할 의무가 없다는 주장에 대해 이의를 제기했다.

여기에서 쟁점은 잭 에커드나 리차드가 브르도에게 배구경기를 할 때 안경 착용과 관련한 위험을 경고해야 하는 의무 여부와 배구경기를 하는 동안 안경을 착용하는 잠재적인 위험이 일반 사용자가 알거나 일반 사용자에게 명백하기에 경고할 의무가 없는지에 대한 여부였다.

재판정은 브르도가 크라운 유리 렌즈를 금속테에 탑재할 때 그리고 크라운 유리 렌즈가 긁힌 흠집이 있을 때 부서질 위험 가능성이 더욱 높다는 것을 경고 받은 적이 없었다는 사실을 변론을 통해 확인하였다. 그러고 나서 재판부는 잭 에커즈 측이 경고 의무가 없는지 여부와 학교가 이 사건에 책임이 있는지 여부를 중심으로 전반적인 사실(fact)을 배심원들이 다시 확인하도록 1심 판결을 파기하고 추가 심리를 통한 새로운 판결을 위해 1심 법원에 본 사건을 환송하였다.

그 뒤 1989년 2월 27일 루이지애나 연방법원에 브르도 대 잭 에커드(Boudreaux v. Jack Eckerd)란 사건명으로 판결이 열렸다. 하지만 그 내용은 공개되지 않아 어떤 판결이 있었는지 알 수가 없다.

제품보증의 법적 의미

우리나라에는 안경을 구입하면 보통 제품을 보증하는 경우가 더물다. 하지만 미국에서는 보통 1년간 제품보증을 한다. 안경테나 렌즈가 구입 후 고의성 없이 파손되어 구입한 안경원에 가서 이야기를 하면 제품보증기간이 남아 있는 경우 무상으로 교환내지 수리를 해준다. 인공지능 안경도 마찬가지일 것이다. 일반 안경보다 많은 부품, 복잡한 회로나 소프트웨어 프로그램이 있어 제품보증은 소비자나 안경원 및 제조자 입장에서 중요하다. 즉, AIG를 구입하는 사람은 일반 안경보다 고장이 날 확률이나 빈도가 높다고 생각하기에 제품보증은 AIG 구입시 이러한 우려를 경감시켜주는 역할을 할 것이고, AIG제조자는 보증으로 인한 판매 증가와 같은 긍정적 작용 뿐만 아니라 비용 증가도 고려할 것이다. 초기 품질불량률이 높아 반품이나 수리로 인해 비용이 수직 상승한다면 제품보증 기간을 축소하려고 할 것이고 품질불량률이 낮다고 확신이 들면 그 기간을 확대하여 제품의 판매를 늘리려고 할 것이다.

이러한 제품보증의 마케팅이나 관리적인 이유 외에 다음과 같은 법적 의미도 있다.

미국에서 제품보증은 계약의 일종으로 보고 있다. 따라서 제품보증의 위반은 계약의 위반으로 다룬다.

1. 제품보증의 종류

제품보증은 표현 보증(express warranty)과 암묵 보증(implicit warranty)으로 분류된다.

1.1 표현 보증

표현 보증은 제품의 판매자나 제조자가 구매자에게 제품을 판매할 때 언어, 행동 등을 통해 명시적으로 제품에 대해 보증하는 것을 말한다. 판매자가 구매자에게 약속을 하거나, 설명서에 보증 내용이 적혀 있거나, 전시한 모델이나 보여 준 샘플 등은 모두 표현 보증의 예이다(UCC 2-313).

1.2 암묵 보증

암묵 보증은 보증자가 명시적으로 언급하지 않은 법이 인정하는 보증이다. 여기서 법은 통일 상업 법전(UCC: Uniform Commercial Code)을 의미한다. 암묵 보증은 다시 상품성(merchantability)에 대한 암묵 보증과 특수용도 적합성(fitness for a particular purpose)에 대한 암묵 보증으로 구분된다.

1.2.1 상품성에 대한 암묵 보증(UCC 2-314)

예견 가능한 잘못된 사용을 포함하여 제품이 기능상 사용상 의도된 용도에 적합하다는 것을 암묵적으로 보증하는 것이다. 상품성을 따질 때는 올바른 포장이나 사용 설명서도 포함하여 판단한다.

AIG1을 구입했을 때 통상 AIG1의 품질 수준을 제공한다는 암묵적 약속이 AIG1의 상품성에 대한 암묵적 보증의 한 예이다.

상품성에 대한 보증과 관련한 실제 소송 사례를 하나 소개하고자 한다. 1997년 4월 어느 날, 노스캐롤나이나 주에 있는 렌즈크래프터스 안경체인에서 스코비(Scobee)가 안경을 구입했다. 스코비는 안경을 구입하여 착용하니 초점 조절이 안되어 시야가 흐릿하고 복시 현상이

나타나는 등 시야 손상으로 고통을 받았고 이로 인해 눈의 피로가 증가하였다고 주장했다. 기록으로 나와 있지는 않지만, 일반적으로 이와 유사한 소송 사례[27]를 유추해 보면, 아마 스코비는 먼저 렌즈크래프터스에 가서 이에 대한 손해배상을 요구했으나 렌즈크래프터스가 거절했던 것 같다. 2001년 9월 1일 노스캐롤나이나 주의 법원에 스코비는 렌즈크래프터스를 대상으로 소를 제기했다. 스코비는 소송을 제기하는 이유를 안과의사가 발행한 자신의 시력 처방대로 안경이 만들어지지 않았기에, 안경이 정확히 만들어져야 하고 의도된 용법에 따라 사용시 안전하게 쓸 수 있다는 상품성에 대한 암묵적 보증을 위반했다고 주장했다.

스코비의 주장에 대해 렌즈크래프터스 측은 스코비의 주장을 일축하며 책임이 없다고 반론을 제기했다. 보통 안경은 시력 처방에 따라 조제한 뒤 ANSI의 안전 규격이 허용하는 오차 범위 이내이면 품질에 문제 없는 것으로 간주한다. 문헌상으로 실제 렌즈크래프터스 측의

27_상품성에 대한 암묵적 보증의 위반을 포함한 제조물 책임소송의 극단적인 사례로 거론되고 있는 사례는 맥도날드 커피 사례(Liebeck v. McDonald, New Mexico, 1994)이다. 1992년 2월 27일 뉴멕시코 주의 앨버커키(Albuquerque)에 소재한 맥도날드 패스트푸트점에서 당시 79세인 스텔라 라이벡이란 할머니가 49센트를 주고 커피를 구입했다. 커피컵을 잡으려다 몸에 커피를 쏟아 3도 화상을 입었다. 이로 인해 병원에 8일 입원하고 향후 최소한 2년간 피부치료를 받아야 했다. 할머니는 맥도날드에게 치료비 등을 위해 20,000달러의 보상을 요구했으나 800달러 이상은 주지 못하겠다고 버텼다. 그러자 할머니는 소송을 제기했는데 1심 판사는 치료비 등을 포함한 보상(compensatory damage)으로 160,000달러와 징벌적 배상으로 480,000달러를 맥도날드는 할머니에게 지불해라고 평결을 내렸다. 그 뒤 맥도날드와 할머니는 배상액에 대해 서로 합의를 함으로써 이 사건은 종료되었다.
이 심판에서 화씨180도에서 190도(섭씨 82도에서 88도)로 제공되는 커피는 쏟거나 마시면 심한 화상을 입을 수 있기에 상품성에 대한 암묵적 보증을 위반하였다는 것을 맥도날드는 인정하였다.

안경사가 시력 처방대로 조제했는지, 아니면 적어도 ANSI 규정이 허용하는 오차 범위 내에서 조제했는지에 대해 파악할 수 없었다. 추측컨데, 렌즈 크래프터스가 책임이 없다고 주장하는 것을 볼 때, 적어도 안전 규격의 허용 오차 범위 내에서 조제한 것 같다. 그러나 무슨 이유인지 모르지만 정식 판결 전에 서로 합의를 하고 그 합의에 대해 법원으로부터 승인을 얻어 이 사건을 종료하였다. 렌즈크래프터스 측은 스코비에게 4,000달러를 지불하는 것으로 합의를 했다.

1.2.2 특수용도 적합성에 대한 암묵 보증(UCC 2-315)

구매자가 안경사에게 근시는 물론이고 난시도 자동 교정되는 안경을 달라고 했을 때 AIG1의 기능이나 사양에 대해 제대로 숙지하지 못한 안경사가 AIG1을 그 구매자에게 판매한 경우이다. 이는 난시 기능에 대해 그 안경사가 암묵적으로 구매자에게 보증을 한 것이 된다. 따라서 이 경우 AIG1은 구매자가 원하는 난시의 자동조절 기능이 없기에 그 안경사는 AIG1을 판매하자마자 특수용도 적합성에 대한 암묵 보증을 위반한 것이 된다.

2. 제품보증의 위반과 배상

제품보증의 위반은 계약의 위반으로 보고 있다. 왜냐하면 제품보증을 계약의 일종으로 해석하기 때문이다. 따라서 계약 위반에 따른 배상의 적용도 동일하게 적용한다.

제품보증 위반으로 인한 배상(Hadley v. Baxendale, England, 1854)은 위반으로 인해 자연적으로 발생한다고 합리적으로 여겨지는 손해의 배상 혹은 보증 계약시 각 당사자가 합리적으로 예견한 손해에 대한 배상이다.

3. 위반에 대한 면책이나 경감

사용자가 위험을 무릅쓰고 계속 사용(assumption of risk)하여 피해를 입었다면 제품보증에 대한 면책이나 경감을 제조자나 판매자는 주장할 수 있다. 하지만 다른 계약과 달리 보증 계약의 성질상 기여 과실(contributory negligence)은 주장할 수 없다.

4. 소멸 시효

제품보증 위반에 대한 소멸 시효는 UCC, 캘리포니아 및 미네소타 모두 4년이다.

04
유통 구조, 품질보증 및 애프터 서비스

함께 생각해 보자

- AIG1의 보급을 위해 유통정책은 어떠하여야 하는가?
- 유통을 기획할 때 고려해야 할 법적인 문제는 무엇이 있는가?
- 기존 시력조절 안경의 품질보증은 어떠한가?
- AIG1은 애프터 서비스를 고려해야 하는가?

4.1 유통

슈퍼포커스는 인터넷 판매만 했고 애들렌즈는 일반 안경원 및 인터넷을 이용해서 판매했다. 법적인 규제가 없다면 유통은 반드시 안경원만이 아닌 약국, 인터넷, 혹은 베스트바이 등의 전자 양판점도 이용해 볼만하다.

단, 한 지역 내에서 동일한 제품을 가지고 여러 유통에다 판다면 유통 간에 가격 경쟁의 심화 등 유통 마찰이 일어날 수 있다. 이를 방지하기 위해 안경테의 색상이나 렌즈 물질(예, 유통별로 폴리카보네이트 류 AIG1, 트라이벡스 류AIG, 또는1.74 플라스틱 류AIG1 등으로 구분하여 공급) 또는 비가격 차별(예, 서로 다른 안경 케이스나 보증 기간의 제공) 등의 차별을 통해 유통 마찰을 줄여 갈 수 있다.

또한 유통 시 법적인 장벽을 고려해야 한다. 우리나라는 안경이 의료기기로 분류되고 인터넷을 통해 판매할 수 없다. 그래서 만약 자동조절 시력 안경을 일반 상품으로 분류해서 등록해야 인터넷 판매가 가능할 것이다. 미국은 일반적으로 인터넷 판매가 가능하나 안과의사나 검안사의 시력처방이 필요한 경우가 있다.

독서용 안경판매에서 처방 렌즈, 비처방 렌즈와 관련된 예를 보면, 미네소타는 + 3.25 디옵터 이상 굴절력 안경이나 OTC 이중 초점 안경은 처방 없이 판매할 수 없고, 뉴욕 주는 + 2.75 디옵터 이상 굴절력 안경이나 OTC 이중 초점 안경은 처방 없이 판매할 수 없으며, 로드 아일랜드 주는 + 2.50 디옵터 이상 굴절력 안경이나 OTC 이중 초점 안경은 처방 없이 판매할 수 없다.

4.2 품질보증 기간

미국 내에서 보증은 중요한 역할을 한다. 현대와 기아 차가 미국 내에서 점유율이 획기적으로 높아진 이유 중의 하나는 보증이다. 현대차가 업계 최초로 보증기간을 10년으로 하였다. 많은 사람들이 현대는 망할지도 모른다고 했다. 하지만 역으로 품질이 더욱 좋아지고 시장 점유율은 더욱 올라갔다. 또한, 2008년 미국의 서브프라임 모기지 사태를 발단으로 세계 경제가 휘청거리는 시기였다. 기업이 어렵다 보니 해고당하는 실직자가 늘어나고 있었다. 이를 기회로 간파한 현대 자동차는 미국 내에서 '해고 재구매'란 조건을 제시함으로써 실업을 걱정하나 차가 필요하거나 교체해야 하는 소비층을 대폭 흡수하였다. 필자가 실제 눈으로 지켜 본 성공사례이다.

보통 안경원에서 안경을 구입할 때 제공하는 무상수리 보증기간은 보통 1년이다. 보통 교정용 안경은 반품이 허용되지 않으나, 조절용 안경은 30일 내에 무조건 반품을 허용하는 것이 일반적이다. 슈퍼포커스(SuperFocus)는 30일 무조건 반품 허용하고 1년의 보증기간을 제공했으며, 애들렌즈(Adlens)의 조절용 안경들도 동일한 보증을 허용한다. 엠파워(emPower)의 경우 이들과 동일하나 렌즈만 60일 보증하였다.

4.3 애프터 서비스

광학기기인 동시에 전자제품이기에 이에 대한 애프터 서비스를 어떻게 할 것인가를 반드시 고려해야 한다. 엠파워는 품질문제가 심각하였고 이에 대한 애프터 서비스 요구에 제대로 대응하지 못했기에 소비자들의 불만이 고조되었는데, 이러한 사실은 엠파워가 파트너인 아스펜과의 법정 다툼 및 사업 자체의 폐쇄에 큰 영향을 미쳤다고 생각한다.

삼성전자도 1970년대에서 1980년대까지는 OEM[28] 위주의 사업을

28_OEM(Original Equipment Manufacturer): 다른 제조사로부터 상품을 구입하여 자신의 브랜드로 판매하는 회사를 말한다. 여기에는 진성OEM(true OEM)과 상표OEM(private brand OEM))이 있다. 진성OEM은 구매회사가 제품을 개발하고 그 개발된 내역에

진행했기에 특별한 현지 유통이 필요하지 않았다. 하지만 미국 시장에서 자가 브랜드의 육성을 부르짖으면서 유통을 확대해 나갈 때 제일 먼저 부딪힌 문제 중의 하나가 애프터 서비스 이슈였다. 1990년대 초 삼성이 투박한 랩탑 컴퓨터를 팔아 거의 50%에 달하는 불량 반품을 경험한 적이 있었다. 기술과 경험 부족으로 결국 몇년 간 컴퓨터의 미국시장 수출은 중단하고 말았다. 2000년대 오면서 노트 PC를 센서란 이름으로 다시 판매하였는데 이미 제대로 구축된 가전 서비스 채널의 도움을 많아 받았다.

이렇듯 전자제품이기도 한 AIG1은 반드시 애프터 서비스에 대한 심각한 고려를 통해 소비자의 불만을 해소해야 제1세대 제품의 약점인 품질문제를 슬기롭게 극복할 수 있다.

따라 특정업체에게 생산을 하도록 하청하는 경우이다. 1980~90년대 삼성이 GE, RAC 등으로부터 전자레인지, 냉장고, 세탁기 등을 하청 생산하여 공급한 경우에 해당한다. 상표 OEM은 구매회사는 해당 제품의 개발에 전혀 기여한 바는 없고 단지 가격, 품질 등의 이유로 제조회사가 생산하고 있는 제품에 자신의 브랜드만 붙여 구매하는 경우이다. 예로 만약 이마트가 자신이 개발하거나 제조하지 않는 안경을 어떤 안경 제조업체로부터 단순히 제품 박스나 안경테에 이마트란 브랜드를 붙여 구매한다면 이는 상표 OEM이다.

05

발명과 창업을 위한 미국과 한국의 정부 지원 제도

함께 생각해 보자

- 발명이나 창업을 지원하기 위한 우리나라와 미국은 어떤 조직과 제도를 가지고 있는가?
- AIG 발명을 위해 필요한 행정적, 정책적 배려는 무엇이라 생각하는가?
- 미국의 소비지니스 개발 센터(SBC: small business development center)란 어떤 기관이고 어떤 역할을 담당하는가?
- 우리나라의 창조 경제 혁신 센터는 발명가를 위해 어떤 도움을 주는가?
- 창업보육센터는 발명을 위해 어떤 지원을 하는가?

앞에서 잠시 이야기하였지만 미국은 발명을 촉진하기 위한 지원 조직으로 전국과학재단을 두고 자금 등을 지원하고 있다. 이와는 별도로 대통령 직속으로 소비지니스 행정청을 두고 개인이나 소기업의 발명을 포함한 소비지니스의 활성화를 위해 노력하고 있다. 우리나라도 정부 차원에서 지원하고 있다. 우리나라와 미국이 발명이나 창업에 대한 행정적 지원을 어떻게 하는지 함께 살펴보자.

5.1 우리 나라의 주요 창업 지원 제도

발명을 포함한 창업을 지원하기 위해 여러 제도와 시도가 있었다. 하지만 대표적인 체계적인 지원을 위한 노력은 창조 경제 혁신 센터와 창업보육센터의 운영을 통해 가시화하고 있다.

5.1.1 창조 경제 혁신 센터

2015년 12월 22일 개정된 과학 기술 기본법에 근거한 이 법의 시행령(대통령령)에 그 명칭을 적시하여 설치 근거를 명확히 하였다.

과학 기술 기본법 시행령 제24조의 3 (기술 창업 활성화 지원 등 전담 기관의 지정)

미래창조과학부장관은 법 제16조의4제3항에 따라 다음 각 호의 어느 하나에 해당하는 기관을 같은 조 제1항의 시책을 지원하는 각 지역별 전담기관(이하 "창조경제혁신센터"라 한다)으로 지정할 수 있다. 이 경우 미래창조과학부장관은 해당 기관의 장 및 해당 기관이 소재하는 지역의 시 · 도지사와 협의를 거쳐야 한다.

1. 「공공기관 운영에 관한 법률」 제4조에 따른 공공기관, 기업을 회원으로 하는 협회 · 단체, 대학, 연구기관 등(이하 "공공기관등"이라 한다)에 소속되거나 부설된 기관
2. 제1호 외에 기술창업 활성화, 중소 · 벤처기업의 과학기술혁신 역량 강화 등을 목적으로 설립된 비영리법인

창조 경제 혁신 센터는 과학 기술 기본법 제16조의 4에 따른 창의적인 아이디어, 신기술, 과학기술 및 정보통신기술에 기반하여 문화 등 다양한 부문과의 융합을 촉진함으로써 기술창업을 활성화하고, 중소·벤처기업의 과학기술혁신 역량을 강화하는 시책을 종합적으로 지원하는 각 지역별 전담기관이다.

또한 정부는 센터의 운영이나 사업 수행을 위해 예산의 범위 내에서 비용의 일부 또는 전부를 출연 또는 보조할 수 있다.

과학 기술 기본법 제16조의 4(기술 창업 활성화 등)

① 정부는 창의적인 아이디어, 신기술, 과학기술 및 정보통신기술에 기반하여 문화 등 다양한 부문과의 융합을 촉진함으로써 기술창업을 활성화하고, 중소 · 벤처기업의 과학기술혁신 역량을 강화하기 위하여 필요한 시책을 세우고 추진하여야 한다.

③ 중앙행정기관의 장은 제1항의 시책을 지역에 효과적으로 정착시키기 위하여 관련 업무를 종합적으로 지원하는 전담기관을 각 지역별로 지정할 수 있다.

④ 정부와 지방자치단체는 예산의 범위에서 제3항에 따른 전담기관의 운영 및 사업 수행에 필요한 비용의 일부 또는 전부를 출연하거나 보조할 수 있다.

⑤ 제3항에 따른 전담기관의 지정 · 운영 등에 관하여 필요한 사항은 대통령령으로 정한다.

이 센터가 제공하는 주요 3대 서비스는 창업 지원, 중소기업 혁신 지원 및 청년 일자리 제공이다. 발명이나 창업과 관련하여 창조 경제 혁신 센터는 스타터업의 허브를 자처하고 발명가나 창업가를 위한 원스톱 서비스 제공, 센터 운영 프로그램 참여 기회 제공, 창업 상담 예약, 크라우딩 펀드, 그리고 이노 6+란 프로그램을 제공한다.

원스톱 서비스는 아이디어 사업화로부터 창업, 유통망 확보 및 마케팅 지원까지 전과정을 지원하는 서비스이다. 이 서비스에는 법률, 금융, 마케팅 등 창업과 관련한 정보도 컨설팅한다. 크라우딩 펀드는 온라인에 기반을 두고 중개인을 통해 일반 소액투자자로부터 창업 자금을 모을 수 있도록 도와주는 서비스이다. 이노 6+란 혁신(innovation)을 위해 도전하는 것을 권장하여 6개월간 지원하는 프로그램이다.

5.1.2 창업보육센터

1991년 11월 상공부(현재 산업통상자원부)의 '창업기업 보육센터의 설립 및 업무 운용 준칙'이 창업보육사업에 대한 시작이며 창업보육센터의 설립 근거라고 보고있다. 1992년 중소기업진흥공단이 처음으로 창업보육센터 사업자로 지정되었다.

현재의 창업보육센터는 중소기업 창업 지원법에 의해 지원을 받는다. 2000년 1월 21일 개정된 중소기업 창업 지원법(법률 제6194호) 제5조 제2항에 공식적으로 그 명칭이 등장하여 법적인 근거를 공고히 하였다.

중소기업 창업 지원법 제6조 (법률 제 134535호) 2016년 8월 1일 시행

제6조(창업보육센터사업자의 지정 등)

① 창업보육센터를 설립…하는 자로서 이 법에 따른 지원을 받으려는 자는 … 중소기업청장의 지정을 받아야 한다.

창업 지원법의 대상은 중소기업을 새로 설립하는 것을 창업이라고 정의(법 제2조)하고 있다.

제법 제2조(정의)

1. "창업"이란 중소기업을 새로 설립하는 것을 말한다.

따라서 창업으로 연결되지 않는 아이디어나 발명은 지원을 받기 어려울 것 같다. 산업통상자원부의 중소기업청이 창업보육센터의 관리 감독을 담당하고 있다.

현재 약 300개의 창업보육센터가 있다고 한다. 창업보육센터는 정부기관이나 지방자치단체는 물론이며 대학이나 기업도 법에 따라 설립할 수 있다.

성균관대학교의 창업보육센터가 제공하는 서비스는 기술 컨설팅, 홍보물이나 웹사이트 등 마케팅 지원, 경영, 재무, 회계 컨설팅, 디자인이나 시제품 제작지원, 사무기기 및 사무실 지원, 지적 재산권 및 인증 획득 지원, 그리고 각종 전시회 출품 지원 등이 있다.

중소기업 창업법에 따른 정부의 직접적 지원

중소기업 창업법은 이 법에 따른 창업보육센터를 통하지 않고 정부가 막바로 창업을 지원하는 방식도 택하는 2중적 지원 구조를 제시하고 있다.

정부가 직접적으로 창업을 지원하는 서비스를 보면, 정부가 창업정보를 직접 제공(제5조)하거나, 중소기업청 스스로 창업촉진사업을 추진(법 제4조의2)하거나, 지방자치단체가 지역특화사업을 지원(법 제4조의 4)하는 것이다. 부동산업이나 정보통신기술을 활용하지 않은 금융 및 보험업 그리고 대통령령이 정하는 업체는 지원대상에서 제외한다.

1. 중소기업청의 창업촉진사업의 추진: 법 제4조의2

① 중소기업청장은 중소기업의 창업을 촉진하고 창업자의 창업 성공률을 향상시키기 위하여 다음 … 사업을 추진하거나 필요한 시책을 수립·시행할 수 있다.

1. 유망한 예비 창업자(중소기업을 창업하려는 자를 말한다)의 발굴 육성 및 그에 대한 지원
2. 창업자의 우수한 아이디어 사업화에 대한 지원
3. 기업, 창업 관련 단체 등을 통한 예비 창업자 또는 창업자의 발굴·육성
4. 예비 창업자 또는 창업자의 해외진출 지원
5. 그 밖에 창업교육 및 창업 기반시설 확충 등 대통령령으로 정하는 사업

③ 중소기업청장은 … 사업을 추진하기 위하여 필요하다고 인정하는 경우에는 예산의 범위에서 대학, 연구기관, 공공기관, 창업 관련 단체, 중소기업 및 예비 창업자에게 해당 사업을 수행하는데에 드는 비용의 전부 또는 일부를 출연하거나 보조할 수 있다."

2. 지방자치단체 장의 지역특화산업 창업의 지원: 법 제4조의 4

② 지방자치단체의 장은 제1항에 따른 계획에 따라 해당 지방자치단체의 지역특화 산업의 기술과 경험을 보유한 예비 창업자 또는 창업자의 발굴·육성 및 그에 대한 지원 등의 사업을 추진할 수 있다.

3. 정부의 창업 정보 제공: 법 제5조

"정부는 창업자에 대하여 창업 및 중소기업의 성장과 발전에 필요한 자금, 인력, 기술, 판로, 입지 등에 관한 정보를 제공하기 위하여 필요한 시책을 강구하여야 한다."

이 법이 중소기업을 창업하기 이전 단계의 개발에도 적용되는지는 분명하지 않지만 정부의 정보 공개와 제공은 발명에 있어 아주 중요하다.

개발에는 리스크가 따른다. 개인의 입장에서 그 리스크는 아주 커서 감당하기 어려운 것이 현실이다. 사재를 모두 털어 개발했는데 안 팔리면 어떡하나, 법적으로 판매 못하게 된 제품이라면 어떡하나 등등… 그래서 우리는 주위에서 "사업하지 마라. 집안 망하는 꼴보려면 해라."라는 말을 종종 듣는다. 이는 사전에 정보가 부족하여 실패하는 경우가 많기 때문이다.

발명가가 정보의 쉬운 접근이 필요한 이유에 대한 한가지 예를 들어 보자. 필자가 가정용 소형 전자기기를 만들어 판매하는 대표와 렌즈와 믹스기를 이용한 쓰레기 분쇄 및 건조기에 대한 의견을 교환한 적이 있었다. 필자의 의견을 듣자마자 필자의 아이디어와는 많이 다르지만 쓰레기 분쇄기는 자신들이 개발 검토를 이미 해보았는데, 쓰레기를 분쇄하여 하수구로 보내지 못하도록 판매를 법적으로 아예 금

지시켜 놓았다고 했다. 이런고로 이 업체는 그 제품의 개발을 포기하였다고 했다. 이러한 사실을 모르고 필자가 사재를 털어 개발했다면, 틀림없이 필자는 신용불량자가 되었을 것이다.

따라서 개발에 관심이 있는 개인 누구나 개발에 따른 법적인 사항이나 필요한 정보를 문의하고 정확하고 신뢰성 있는 답을 관련 기관으로부터 제때에 얻을 수 있도록 정보의 공개나 질문에 대한 답의 회신 및 신뢰 의무를 더욱 강화하는 것이 필요하다. 따라서 정부의 정보제공 노력은 발명에 있어 아주 중요한 부분을 차지한다.

5.2 미국의 소비지니스 개발 센터

얼마 전 미네소타에서 자영업을 하려면 어떡해야 하는지 궁금해서 인근 도서관을 찾아가 보았다. 그 곳에서 『미네소타에서 시작하는 사업에 대한 가이드(A guide to starting a business in Minnesota)』란 책을 발견하였다. 그 책에는 사업의 아이디어에 대한 보호, 제품개발로 연결하기 위한 지원, 법률적 규제, 사업별 허가나 면허에 대한 설명, 재정적 지원을 받는 방법, 기업의 형태, 지원이나 인허가 담당 부서의 연락처 등 아주 자세하게 나와 있었다. 이 책은 미네소타주의 소 비지니스 개발 센터(SBDC: The Small Business Development Center)에서 매년 발간하는 책자였다. 너무나도 내용 구성이 잘되어 있어 한 때 번역하여 우리나라에 소개하려고 마음먹은 때가 있었다. 그래서 SBDC에 근무하는 저자들에게 번역해도 되는지 문의했으나 답이 없어 미래로 그 가능성을 연기하고 있다.

SBDC는 이 뿐만 아니다. 공짜로 발명이나 창업에 관한 컨설팅을 해주고 아주 낮은 비용으로 발명이나 창업에 대한 훈련을 시켜준다.

SBDC는 누가 설립하는가에 따라 각기 다른 지위를 가지고 있다. 설립 주체는 주정부일 수도 있고 대학일 수도 있으며 일반 기업일 수도 있다. 설립을 위해서 소비지니스 행정청(SBA: The Small Business Administration)의 허가를 받거나 계약을 해야 한다. 미국의 소규모 사업의 창업지원은 기본적으로 SBA가 담당하고 있다. SBA에 의해 SBDC 프로그램이 창출되어 운영되고 있다. SBA는 우리나라의 감사원처럼 대통령 직속의 독립 행정청이다. 그 만큼 소비지니스의 중요성을 미국은 인식하고 있다는 증거이다.

1953년 소비지니스법(The Small Business Act of 1953)에 의해 SBA가 탄생하였다. 그 뒤 법적인 뒷받침없는 SBA의 SBDC 프로그램이 진행되었다. 그러던 중 1958년 투자회사법(The Investment Company Act of 1985)의 입안시 그 프로그램의 지속성을 고려하여 그 법안에 SBDC의 법적 근거를 두도록 했다.

SBA 설립 근거와 행정청으로서의 지위

미 연방법 제15장 제633조 – 소비지니스 행정청

(a) 설립

… 정책을 수행하기 위해 SBA를 설치한다. SBA는 대통령의 일반적이고 직접적인 감독을 받는 독립 행정청이다.

SBDC는 SBA, 의회, 주정부, 기업이나 대학과 파트너 관계를 형성하여 소비지니스를 지원하고 기업가들의 도전을 자극한다. SBDC는 지역별로 선도 대학이나 주 경제개발 기관(이들을 호스팅 네트워크라 부른다)에 의해 추진된다. 2016년 10월 현재 미 전역에는 63개 호스팅 네트워크(hosting network)가 있다. 48개는 종합대학에 의해 호스팅이 되고 8개는 커뮤니티 대학에 의해, 나머지 7개는 주 정부(콜로라도, 일리노이, 인디애나, 미네소타, 몬태나, 오하이오, 그리고 웨스트 버지니아)에 의해 호스팅되고 있다. 이들 호스트 네트워크를 중심으로 약 1,000개의 서비스 전달 포인트(service delivery point)가 활약하고 있다.

SBDC의 설립 근거와 설립 주체 및 허가 기관

미연방법 제15장 제648조 - SBDC 프로그램 허가

(a) SBDC 설립 허가, 계약과 협력 동의

(1) SBA는 주정부나 지방정부, 금융기관, 제656조의 여성 개발 센터, 대학 등의 고등 교육기관 … 에게 SBDC 설립을 지원하도록 허가(계약, 협력 동의)권이 있다.

SBDC가 발명이나 창업을 위해 제공하는 서비스는 무료 컨설팅과 저비용 훈련, 맞춤형 사업계획 및 재정지원 패키지 제공, 자금대출 지원, 제조 및 수출입 지원, 정부 조달 참여기회 수여, 마케팅 지원, 법적 규제 컨설팅, 그리고 기술개발 원조이다.

미네소타의 SBC는 벤처 준비사업 서비스(pre-venture business service), 스타트업 사업 서비스(start-up business service), 그리고 기존 사업 서비스(established business service)로 나누어 소규모 사업의 창업이나 기존 영업의 활성화를 지원하고 있다. 아무나 쉽게 접근하도록 전화, 팩스, 이메일 및 주소를 공개하고 있다.

이들이 지원하는 서비스는 컨설팅, 소개, 스타터업 지원, 웹사이트 개발 지원, 세금 및 법률 지원, 사업 계획 마련 지원, 재정 지원, 훈련 그리고 마케팅 지원까지 한다.

재정 지원은 창업자가 이용 가능한 자본 및 자금 대여 패키지를 제공하여 준다. SBC와 전략적 파트너 관계에 있는 기관이나 기업과 연계되는 사업이라고 판단되면 사업의 추진과 성공을 위해 그들에게 소개해 주는 서비스도 한다.

미네소타 SBC가 제공하는 것은 앞에 말한 것 뿐만 아니다. 미네소타 SBC와 연계한 미네소타 주립대학(University of Minnesota)은 창업을 위한 사람에게 무료로 수년간 전화, 사무실 및 비서 서비스를 무료로 제공한다. 물론 관련 서류를 제출하고 심사에 통과해야 한다. 만약 이 혜택을 받는다면 혜택받은 후 일정 기간 사업체의 주소지를 타 주나 지역으로 옮길 수 없다는 부담이 있다.

필자가 수년 전 위스콘신 주립대학이 호스트하는 SBDC와 접촉한 경험을 나누고자 한다. 미국 위스콘신 주의 비즈니스 담당 부처 산하에서 운영하는 SBDC였다. 위스콘신대 SBDC는 발명과 창업을 돕기 위해 '투윈포트 발명가 및 사업가 클럽(The Twinports Inventor and Entrepreneur Club)'을 조직했다. 평소 발명에 관심이 있었던 필자는 이러한 클럽이 있다는 소문을 듣고 그 클럽에 잠시 회원으로 가입한 적이 있었다. 서로 만나 이야기를 나누다 보면 개발 아이디어를 얻거나 개발 아이디어를 현실화할 수 있을 것이라는 기대 때문이었다.

위스콘신 주립대학 슈피리어 캠퍼스 내의 교회에서 매달 만남이 이루어졌다. 만날 때마다 사업가, 상법 전문 변호사, 발명가 등이 나와 발명과 관련한 강의를 먼저 진행하고, 그 뒤의 순서로, 각자가 준비한 아이디어를 나누었다. 필자가 가입하여 활동한 기간 중에 '파자마그램'이란 제품을 개발하여 판매에 히트를 친 발명가도 있었다. 그는 이 클럽을 통해 개발한 아이디어의 법적, 금융적 지원을 받고 중국의 생산업체를 소개받아 쉽게 자신의 아이디어를 개발 및 판매로 연결할 수 있었다.

미국 SBDC 전체의 2015년 한 해 동안 이루어낸 실적을 보면, 196,320의 비즈니스를 컨설팅했고, 275,724명의 기업가를 훈련시켰으며, 약 10만 개의 일자리를 창출하였다. 그리고 SBDC를 통해 약 49억 달러의 자금이 조달되었다. 일반 창업은 35%인 반면 SBDC의 자문을 받고 창업한 경우는 65%였다. SBDC 자문 창업기업은 전국 평균 매출 증가보다 약 4배인 연간 17%의 성장률을 보였다.

SBDC의 도움을 받은 사람이 SBDC의 홈페이지에 간략히 자신의 이용 수기를 언급한 글을 볼 수 있었다.

"SBDC는 아주 사려 깊어 꼭 필요한 정보를 제때에 제공해 주었다."

"내가 이전에 알지 못했던 자원들을 이용할 수 있도록 알려 주었다."

"대출 받는데 도움을 주어 나의 꿈인 공장을 설립할 수 있었다."

"정부기관을 접촉하는 느낌을 받을 수 없었다. 마치 기업을 접촉하는 느낌을 받았다."

"경험이 부족한 나에게 창업의 전반에 관한 의사결정을 제대로 하도록 처음부터 끝까지 도움을 주었다."

필자가 SBC를 접촉한 경험을 예로 들어 보고자 한다.

아직도 사업성이나 자금이 마련되지 않아 실현되고 있지 않지만 수년 전에 미국에 안경대학을 설립하려고 계획한 적이 있다. 아무런 정보도 없는지라 미네소타와 플로리다 커뮤니티 대학의 보건학장이나 행정이사를 만나거나 전화, 이메일로 프레젠테이션 및 제안을 하여 학과를 설치해보고자 노력을 해보았다. 하지만 여러 가지 사정으로 인해 무산되고 말았다.

그 뒤, 독자적으로 안경대학을 설립해 보고자 꿈을 꾸었다. 디자인이나 소재 및 제품개발에 중점을 둔 특화된 안경대학을 설립하고 싶었다. 돈이 없지만 아이디어만 충분하면 원군을 얻고 현실화되리라 생각했기 때문이었다.

제일 먼저, 미네소타 주의 SBC의 웹사이트에 접속해서 담당자 연락처를 알아내고 알고 싶은 사항을 문의해 봤다. 보낸 후 몇 시간 후에 답장이 왔다. 그 답장 속에는 관련 법규, 인허가 담당자, 주요한 제출 서류, 인허가에 소요되는 비용 정보 등이 포함되어 어떻게 진행해야 되는가에 대한 전체적 윤곽을 알려 주었다. 또한 미네소타에서 사업을 시작하는 것에 대한 전반적인 설명을 하는 책자도 도서관에 가서 빌려 볼 수 있다고 알려 줄 뿐만 아니라 SBC 사무실을 방문하면 한 부를 무료로 주겠다고 했다. 너무 고마웠다. SBC가 준 가이드 라인이나 정보를 통해 사업성을 분석해 보니 혼자의 힘으로는 가능성이 없어 보였다. 비싼 교육 본드를 먼저 구입해야 하고 시설을 갖추어 인증도 받아야 하는 등 기본 자본이 제법 소요되기에 몇몇 업체와 합작 설립도 추진해 보았지만 허탕만 쳤다. 그래서 사업성이나 뜻있는 기

표 7-1 창조 경제 혁신 센터, 창업 보육 센터 및 소비지니스 개발 센터 비교

	우리나라		미국
지원 주체	창조 경제 혁신 센터	창업보육센터	소비지니스 개발 센터 (SBDC: Small Business Development Center)
감독 기관	미래 창조 과학부	산업 통상 자원부 중소기업청	대통령 직속 독립 정부기관인 소비지니스 행정청
설립 주체	미래 창조 과학부	대학, 기업, 정부기관이나 지방자치단체	주정부, 대학이나 기업
산하 조직	17개 시도 지부	약 300개	약 1,000개
설치 근거	2015. 12. 22 개정 과학 기술 기본법 (법률 제13578호) 제16조의 4	2000년 1월 21일 개정 중소기업 창업 지원법 (법률 제6194호)의 제5조 제2항	• SBA 설치 근거: 1953년 소비지니스법(The Small Business Act of 1953) • SBDC 존속 근거: 1958년 소비지니스투자법(The Small Business Investment Act of 1958)
2016년 10월 적용 조항	과학 기술 기본법 제16조의 4 및 시행력 제24조의 3	중소기업 창업 지원법 제6조 (법률 제 134535호) 및 시행령 제6조	• 15 U.S. Code § 633 (a) - SBA 설치 근거 • 15 U.S. Code § 648 - SBDC 프로그램 근거
주요 역할	• 창업 지원 • 중소기업 혁신 지원 • 청년 일자리 확대	중소기업 창업 지원	• 창업 지원 • 소비지니스 활성화 지원

	우리나라		미국
창업 지원 내용	• 원스톱 서비스 – 아이디어의 개발에 의한 상품의 법률, 지식, 재산, 금융, 판매 등 전과정에 걸친 지원 • 센터운영 프로 그램 참여 기회 • 창업 상담 예약 • 크라우딩 펀딩 • 이노 6+(6개월 챌린지 프로그램)	• 기술 컨설팅 • 홍보물이나 웹사이트 지원 • 경영, 회계 컨설팅 • 시제품 제작 지원 • 사무 기기 및 사무실 지원 • 지적 재산권 및 인증 획득 지원 • 각종 전시회 출품 지원	• 무료 컨설팅과 저비용 훈련 • 맞춤형 사업계획 및 재정 지원 패키지 제공 • 자금 대출 지원 • 제조 및 수출입 지원 • 정부 조달 참여 기회 수여 • 마케팅 지원 • 법적 규제 컨설팅 • 기술개발 원조
홈페이지	https://ccei.creativekorea.or.kr	www.bi.go.kr	www.sba.gov (SBA) http://americassbdc.org(SBDC)
제공언어	한국어, 영어 및 중국어	한국어	영어, 스페인어 및 수화(Sign Language)

관의 지원이 있었으면 계속 진행했겠지만 하루하루 살기도 빠듯한 입장이라 때가 올 때까지 그 교육사업을 접어 두고 있다. 류AIG1이 성공하면 가능하리라는 꿈을 꾸면서…

〈표 7-1〉은 앞에서 설명한 것을 토대로 창조 경제혁신 센터, 창업 보육센터 및 소비지니스 개발 센터를 요약하여 비교한 것이다. 전체를 이해하는데 도움이 되기를 바란다.

필자가 본서의 제목을 『자동 시력조절 안경』으로 하여 다루는 내용을 축소할 것인가, 아니면 『인공지능 안경』으로 하여 보다 진보된 내용으로 전개할 것인가를 가지고 잠깐 고민한 적이 있다. 『인공지능 안경』으로 제목을 정한 이유는 안경제품의 개발 방향은 단순한 자동화 정도에 그치는 것이 아니라, 본서에서 꿈꾸듯이, 안경 스스로가 착용자의 시력 상태를 파악하여 시력 처방을 계산하고 이를 렌즈 굴절력에 적용하여 착용자가 필요로 하는 최적의 시력인 20/20 시력으로 자연스럽게 조절해주는 것을 기본으로 하고, 더 나아가서 기존 안경으로 해결하지 못했던 눈의 시력 조절 문제—로우비전, 맹인, 구조적 시력 장애 등—를 인공 지능적인 방법—스스로 내외부와 커뮤니케이션에 의한 실시간 상황 인식과 파악, 스스로 학습과 계산에 의한 솔루션 마련, 그리고 스스로 과업 수행—으로 해결하도록 전개되어야 한다고 생각하기 때문이다.

최고 품격의 인공지능 안경으로 가는 길은 필자가 제시하는 방법만이 아닐 것이다.

지리산의 최고봉인 천왕봉(1915m)을 올라가는 코스는 몇 개인가?

45km에 이르는 주능선을 따라 정상을 향해 가는 코스는 쌍계사, 뱀사골, 피아골 직전 마을 등 열여덟 가지 정도 된다고 한다.

인공지능 안경의 현실화로 가는 길도 필자가 제시한 류AIG1만 있는 것도 아니라 천왕봉에 이르는 18개 코스보다 훨씬 많은 길(방식)이 있으리라 생각된다. 인공지능 안경 개발에는 류AIG1의 접근법도 있고 카메라 자동 초점 조절식의 접근법 등 여러 접근법이 있다. 또한 아예 하드웨어 접근법인 AIG의 개발이 아닌 영양소나 약물 접근법으로 시력을 자동 교정하는 방법도 있을 것이다.

많은 방식 중에서 어떤 방식을 선택할 것인지를 결정하는 것은 개발자의 목표, 개발 및 사회적 경제성, 기술적 용이성, 소비자의 필요나 원함 등의 변수가 좌우할 것이다.

필자의 생각으로는 시장에서 최종 승자는 고기능, 다기능에 있는 제품이라기 보다는 소비자가 가지고 싶어하고 좋아하는 제품이어야 한다.

예전 삼성전자가 비디오를 개발할 때 다기능을 넣어 고가로 판매를 했으나 예상과는 달리 판매가 저조해서 단순 기능, 저가로 전환하여 비디오를 출시하자 목표치 이상으로 많이 판매되었다는 에피소드가 있다. 소비자가 꼭 필요한 기능만 넣어 가격 거품도 없애자 소비자의 반응이 좋았던 것이다.

인공지능 안경의 개발도 소비자가 구매하고 싶고 좋아하는 제품이어야 한다.

실제 인공지능 안경을 개발할 때, 필자의 아이디어는 우리가 처한 개발 상황이나 가능 기술에 따라 조정되고 다듬어져야 할 것이다. 본 졸고에서 필자는 안경 착용자의 불편함을 개선하기 위해 그리고 소비자의 필요를 충족하기 위해 수동조절 안경이 개발되었고, 그 후 자동조절 안경의 시도가 경주되고 있다는 것을 알렸다. 이들을 조사한 결과를 바탕으로 앞으로의 인공지능 안경이 어떠한가에 대해 필자의 아이디어를 설명하였으며 제1세대 인공 지능 안경의 발명을 위한 실제 적용 가능한 상품 기획 수준의 사양과 기능을 제시하였다.

필자가 소개한 류AIG1이나 AIGN은 많은 가설 위에 전개된 것이다. 그 제품을 창조하기 위해서는 구성 부품들의 개발이 선행되어야 한다. 기술적인 해결 과제도 만만치 않으리라 생각된다. 필자가 제시하는 아이디어는 새로운 분야에 대한 여러분의 인식 확대와 발명심의 자극제로 이용해 주길 바란다.

『인공지능 안경』은 이를 읽는 독자에게 발명에 대한 새로운 영감을 제공하고 발명심을 자극하여 명품의 인공지능 안경이 발명하는 계기가 되기를 기대하면서 본서를 맺는다.

인공지능 안경

2017년 3월 10일 초판 발행

저 자 류 영 환
발행인 윤 진 영
발행처 도서출판 대학서림

(03076) 서울시 종로구 혜화로 2길 8
전 화_ 02) 763-1220, 744-2812
팩 스_ 02) 744-1210
등록번호_ 제1-0088호

정 가 25,000원

ISBN 978-89-6940-156-4 93510
www.daihaks.com